序

鈴鹿医療科学大学　学長　豊 田 長 康

　鈴鹿医療科学大学の教育の理念は「知性と人間性を兼ね備えた医療・福祉スペシャリストの育成」であり、その実現のために学生諸君が修得するべき目標として次の5つがある。

1　高度な知識と技能を修得する。
2　幅広い教養を身につける。
3　思いやりの心を育む。
4　高い倫理観を持つ。
5　チーム医療に貢献する。

　「医療人底力教育」は、この基盤となる「底力」を初年次に身につけていただくことを目的とし、「医療人として社会で自立するための底力となる汎用的技能、態度、常識、健全な心と体を備えている」と評価されれば、単位を取得できる。

　本教科書は学生要覧カリキュラム表「医療人底力教育」の中の授業科目「いのちの倫理学」、「医療の倫理学」、「医学の基礎入門」、「臨床医学への招待」、「医療・福祉の変遷と制度」、「人々の生活と医療」、「多職種連携の基礎」に対応しており、4部7章で構成されている。

　各担当の先生には、それぞれの講義の内容を、1テーマごとに読み切りという形で、最新の内容を、簡潔に、しかもわかりやすくまとめていただいた。保健・医療・福祉分野を目指す学生諸君に必要な基礎知識の最重要ポイントを押さえつつ、全体を見渡せる良質の教科書に仕上がっていると自負する。

　この教科書は、さまざまな専門家の先生に執筆していただいており、特に倫理などの分野では見解が分かれる部分もあるかもしれない。学生諸君は、この教科書を元にして、疑問点を放置せずに自分で調べ、学生どうしで議論し、そして、先生方とも話し合い、ここで取り上げたテーマをさらに掘り下げていただきたい。いろいろな立場の人とコミュニケーションを取り、議論を深めることによってこそ、自分自身で思考し、表現し、判断する「底力」が身につく。そして、それこそが大学で学ぶ上でもっとも大切なことである。

　尚、この教科書の姉妹編である「医療人の底力実践」は、医療人底力教育の中の実践的授業のために編集された。合わせて学習してほしい。

第4版 改訂出版にあたって

医療人底力教育センター長　福　田　八寿絵

　本書は、医療人、医療福祉の専門職を目指す皆さんが、共通に必要となる倫理観と基礎知識を身につけることを目的としている。チーム医療や地域包括ケアにおいて多職種の連携協力を行うためには、社会保障制度、解剖学、生理学、病態学に関わる知識、多職種連携システムに関わる各職種の知識など、それぞれの専門分野の知識とつながる幅広い知識が求められ、医療・福祉・介護の共通言語ともいえる基盤的知識と資質が必要となる。

　医療福祉の基盤となる知識や倫理観を持たない状態での議論では患者中心の医療の実現や現代の高度化する医療に適切に対応することはできない。そこで鈴鹿医療科学大学では各学部における専門科目を深く学ぶ前に、その土台となる基盤知識や倫理観を学ぶ「医療人底力教育」科目が配置されている。また、カリキュラムを柔軟化する目的でセメスター制度をとっているのも本学の特徴である。

　本書は、本学の医療人底力教育の座学授業に対応しており、「いのちの倫理学」、「医療の倫理学」「医学の基礎入門」、「臨床医学への招待」、「医療・福祉の変遷と制度」、「人々の生活と医療」、「多職種連携の基礎」の7章から構成されている。今回の改定にあたり、各専門分野の教員による執筆のご協力を得てデータや内容を更新するとともに、記載する情報・データ・知識を厳選し、イラストや図表を取り入れ、初年次の学生にとってもわかり易いように編集した。各講のページの欄外には、追加情報として参考文献や補足の説明がなされているので、理解を深めてほしい。本書は、初年次のみならず、2年次以降にも十分に役立つ内容となっているので何度も読み返し、活用していただければ幸いである。

　本書及び姉妹書である「医療人の底力実践」第4版は、本学の医療人教育が医療福祉の総合大学としての強みを生かし、医療人としての人間力の育成、医療人として必要とされる技能、知識、態度、論理的思考能力、課題解決能力の育成を目指し独自に設計された教育プログラムであること及びその趣旨と内容をご理解いただけるよう工夫を行った。それぞれの授業内容の目的や位置づけ、相互の関連を明確化し、系統立てた全体像を俯瞰できるような構成となっている。各授業を別々のものとしてとらえるのではなく、関連づけて学んでほしい。

　本書が本学の学生、本学の教育に関わる教職員のみならず、全国の医療系大学で医療人教育に携わる教育者や学生の皆さんにも参考にしていただければ幸いである。

目　次

第1部
いのちと医療の倫理学

第1章　いのちの倫理学

1講　人の命と生命倫理—生命倫理には正解がない—

　「倫理」[1]という言葉を辞書で調べると「人として守り行うべき道。善悪・正邪の判断において普遍的な規準となるもの」と書かれている。似た言葉に「道徳」があるが、「道徳」は個人レベル、「倫理」はより社会レベルの概念とされる。善悪の判断が人や国よって一致しておれば問題は生じないが、現実にはジレンマが生じ、人や国により大きく判断が異なる場合がある。

① 個人的な経験

　産婦人科医であった私の30年以上前の経験である。当時、超音波診断装置が開発され、子宮内の胎児異常が見つかるようになり、妊婦のAさんの胎児が水頭症[2]と診断された。重度の障害が残る可能性を知らされた本人とご家族の悲嘆は大きく、私はAさんのご両親から胎児を処置できないか懇願された。しかし、母体保護法という法律によって人工妊娠中絶のできる時期（当時は妊娠24週未満、現在は妊娠22週未満）を過ぎており、法的にできないことを説明した。

　胎児の頭部は、脳室内の液体が増え続けて次第に大きくなり分娩時に産道を通過することは不可能と判断された。もし、経腟分娩を選択する場合は胎児の脳室内の液体を除去しつつ頭部を小さくして分娩をしなければならず、胎児の生命に危険が及ぶ。胎児の安全のためには帝王切開[3]をしなければならない。

　しかし、帝王切開という母体に傷をつける行為を本人の承諾を得ずに強行することは原則としてできない。Aさんとご家族のご希望は、当初は経腟分娩であった。

　私は胎児にとって安全な帝王切開を選択するべきであると、本人とご家族を説得した。この間、Aさんとご家族は激しい心の葛藤を経験されたものと想像する。そして、最終的に帝王切開の同意書にサインをいただき、帝王切開により胎児は無事出生した。

　ところで、もしAさんとご家族が帝王切開の同意書にどうしてもサインをされなかった場合、いったいどうすればよかったのだろうか？　医療専門職を目指す皆さんは、倫理的判断の難しい事例に直面することを念頭におき、これからの「いのちと医療の倫理学」の授業を受けていただきたい。

② トロッコ問題[4]と倫理的ジレンマ

　トロッコが暴走し、このままでは、線路の作業をしている5人の労働者が命を失う。しかし、引き込み線があってあなたがポイントを切り替えれば5人の命が助かる。ただし、引き込み線にも1人の作業員がおり、その命が失われる（図1）。この場合、5人の命を救うためにポイントを切り替えることは倫理的に許されるだろうか？

　今度は、トロッコが暴走し5人の作業員の命が奪われようとしている点では同じであるが、歩道橋が間にあって、その上に大男が立っており、すぐ隣にあなたがいる。5人を救う唯一の方法は、あなたが男を線路に突き落とすことである（図2）。この場合、5人の命を救うために、男を突き落とすことは倫理的に許され

1)「倫理」「倫理学」「道徳」の英語について
「倫理」にあたる英語はethicまたはethicsで、「道徳」にあたる英語はmoralである。ethicは"ある集団の存続に影響を及ぼす一群の道徳原理"といった意味で使われる。たとえば、Puritan ethic（清教徒の道徳原理）など。ethicsは"ある集団にふさわしい行動規範"といった意味で使われ、しばしば専門家集団によって作られる。たとえばmedical ethicsは、医師・看護師などの医療専門職が守るべき行動規範を指す。この場合英文法では複数扱いとなる。ethicsにはもう一つ別の意味があり、「倫理学」という学問分野を意味する。この場合は英文法で単数扱いとなる。「倫理学」は「道徳哲学」（moral philosophy）とも言われる。

2) 水頭症
脳脊髄液が脳の中心にある脳室という空間に余分に溜まった状態のこと。脳室を満たしている脳脊髄液の産生過剰、吸収障害、通過障害のいずれかの異常によっておこり、種々の脳障害を生じる。合併奇形や器質的脳障害のない単純性水頭症では、適切な時期の治療により50〜70%程度に正常な知能発達を期待できるが、奇形や脳障害に合併する水頭症の予後は、脳損傷の程度によってさまざまである。胎児では頭蓋骨が癒合していないため、水頭症がおこるとしばしば頭部が異常に大きくなり、分娩時に産道を通過できなくなる。

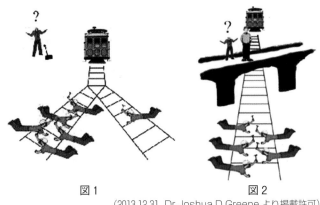

図1　　　　　　　　図2
(2013.12.31. Dr.Joshua.D.Greene より掲載許可)

３）帝王切開
妊婦の皮膚および子宮を切開して児を娩出させる外科手術

４）トロッコ問題
英語ではトロリー問題（Trolley problem）という。哲学者フィリッパ・フット（Philippa Foot,1920-2010）によって提起された倫理学の思考実験である。彼女の生涯の簡単な紹介がThe New York Times のサイトに記載されている。(http://www.nytimes.com/2010/10/10/us/10foot.html?_r＝0）

５）二重過程理論
dual-process theoryの訳語。二重プロセス理論、あるいは二重処理説とも訳される。Joshua.D.Greene のホームページ（http://www.wjh.harvard.edu/˜jgreene/）に説明がある。

６）功利主義
一人ひとりの利益・幸福を平等に重みづけて足し合わせた「みんなの利益・幸福」の総量（効用、功利性、公益性）を最大にすること（最大多数の最大幸福）がよいと考える倫理学説でベンサム（1748-1832）によって提唱された。

７）背外側前頭前皮質（dorsolateral prefrontal cortex）は認知機能や推論、遂行機能を司る脳の部位。

８）腹内側前頭前皮質（ventromedial prefrontal cortex）は感情や社会的感情の正常な発露を司る脳の部位。

９）スティーブン・ロー著、中山　元訳「考える力をつける哲学問題集」ちくま文芸文庫、2013

るだろうか？

　５人の命を救うために１人の命を犠牲にするということでは、二つのケースとも同じであるが、必ずしも答えが一致するとは限らない。この説明として、グリーンは倫理判断の二重過程理論[5]を提唱している。

　１つは功利主義[6]の考え方、つまり、最大多数の命を救うことがより良いと判断する脳のシステムである。このような判断は理性的であり、脳の背外側前頭前皮質[7]が司っていると考えられる。一方、腹内側前頭前皮質[8]は感情を司っており、理性的判断に否定的な反応を引き起こす場合がある。この２つの過程の葛藤の結果、人それぞれの倫理的判断が下される。

③ 人や国により異なる倫理判断

　体外受精などの生殖医療について、日本産科婦人科学会は1983年の"「体外受精・胚移植」に関する見解"では、法的に婚姻関係のある夫婦に限定していた。しかし、2014年に事実婚カップルへの対外受精を認めた。日本で事実婚カップルの体外受精の容認が遅れたのは、多くのヨーロッパ諸国の婚外子率が50％前後であるのに、日本は２％程度しかないという社会的背景が関係していると考えられる。

　また、我が国の人工妊娠中絶は、母体保護法にもとづいて実施されているが、「妊娠の継続または分娩が身体的または経済的理由により母体の健康を著しく害するおそれがある場合」や「暴行若しくは脅迫によってまたは抵抗若しくは拒絶することができない間に姦淫されて妊娠したもの」に限られ、胎児異常は適応として明記されていない。一方欧米諸国のほとんどでは、妊娠初期の人工妊娠中絶は母親の意思によって可能であり、胎児異常も適応として明記されている。なお、日本の場合、母親が風疹等に感染して胎児異常が高頻度に生じうる場合に、母体保護法指定医師が、母親が心配のあまりその健康を著しく害するおそれがあると判断した場合には人工妊娠中絶の適応になるという裁判所の判断がある。

　妊娠初期の出生前検査によって、ダウン症などの染色体異常児のリスクが高い場合に人工妊娠中絶を行うことは欧米では容認されているが、日本人には、ダブルスタンダードであるとして批判する人も多い。これに対し容認派であるアメリカの哲学者スティーブン・ロー[9]は「ダウン症候群の子供が生まれないように、妊娠の際に葉酸を摂取しようと努力する母親が間違っていると言うのと同じように不合理だ。」と反論している。

（豊田長康）

2 講　倫理学と生命倫理学の基礎
―倫理学、生命倫理学とは何か―

　Ethics は日本語では倫理と訳されている。本講では倫理、エシックスとはどのようなものか、法と倫理の区別、倫理学の分類について概説する。また、医療福祉の専門職にとってなぜ、倫理観が求められるのか、生命倫理学、医療倫理学とはどのようなものか考えてみよう。

　根拠に基づく医療（evidence based medicine）とともに合理的な理由に基づく倫理的判断の必要性についても触れておこう。

1　倫理、エシックスとは、何か

　倫理学は哲学の 1 分野であり、道徳哲学として捉えられることもある。エシックスとは、古代ギリシャ語の ēthikós エートス「性格、道徳的性質」を意味する語根の ēthos（ ἦθος ）に由来する[1]。「倫理」という言葉は「一般に『道徳』と同じ意味で使用されており、特定の伝統、グループの道徳的原則を意味する」とされる[2]。つまり、ある社会集団において共有される社会的習慣や価値が倫理を生み出しているといえる。日本語の倫理という言葉のうち、倫とは、社会秩序や人と人との間、仲間という意味を持ち、理とはルール、ということから、倫理とは社会秩序を保つための協働社会における規範という意味を持つ。したがって、時代や社会、科学技術の進歩に伴い変化する倫理について体系的に論理的に考察することが倫理学であるといえる。

　倫理学の目的は、倫理的な問題について合理的に筋道を立てて考えることにある。

2　法と倫理との相違

　法とは、社会、国家による強制力を伴い、制度によって設けられた外的規範であり、制度、社会の秩序、安定性を維持するために画一的かつ固定的な性格を有する。法は、紛争解決のルールとしての機能と行為規範、例えば患者の個人情報は保護しなければならないという行動規範としての機能も有する。

　一方、倫理は、個人の内的な意思を取り上げて規制を行うものであり、行為者の自発性、自律が重視される。また、他者との関係性が大きな意味をもつ。

　法と倫理の関係では、法が市民・社会に受け入れられ、守られるには道徳的・倫理的に裏付けられている必要がある[3]。また、倫理が実際に実行されるためには法による実行力を持たせることが求められる場合もある。医療に関わる倫理問題の解決に法として規定すべきかあるいは倫理綱領、ガイドラインとして規制すべきかという問題も生じる。例えば国内で実施できない代理母による出産を海外で実施することに対し、倫理的な課題についてどのような対策をすべきなのか倫理綱領や規範意識の向上を目指すなど国際社会として考えていくことが求められている。また倫理的規範のみならず各国で法的な規制をする必要があるか否かについても検討することも重要である。

1）池辺寧　ハイデガーの根源的倫理学―人間の本質としてのエートス―奈良看護紀要　2012年

2）赤林朗　入門　医療倫理　勁草書房　2020年

3）法と倫理の関係については森岡恭彦　医の倫理と法　南江堂　2010年などがある。

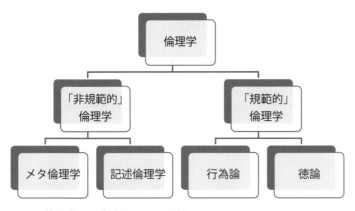

図1　倫理学の研究分野による分類
出典：奈良雅敏　第2章　倫理理論　入門医療倫理　勁草書房　2021　p.29をもとに作成

③ 倫理学の分類

⑴研究領域による分類

　倫理学は図1に示すように研究領域により、規範倫理学、非規範倫理学に分類される[4]。

A. 規範倫理学 Normative ethics

　規範倫理学とは、ある倫理的問題について、何が正しいか、どう行動すべきかについて実践的な行動指針を示し、理論的に正当化することを目標とするものである。

　つまり、さまざまな倫理的問題や倫理的ジレンマに対して、何が正しく、何が誤っているのか倫理的な判断基準を検討し、いかに行為すべきか人間の行動規範を提示する学問領域を規範倫理学という。

B. 非規範的倫理学　非規範的倫理学は、合理的に考えるツール、判断基準を提供するものではない。非規範的倫理学は、さらに①メタ倫理学と、②記述倫理学に分類される。

① メタ倫理学　meta-ethics

　メタ倫理学は、何が正しくて何が間違っているかについて、私たちがどのように理解し、知っているか、何を意味するかを問う哲学的倫理学の一分野である。たとえば、「何が正しくて何が間違っているのか、について確実な知識を持つことは可能なのか」ということを問うのがメタ倫理的な問題である。

② 記述倫理学

　記述倫理学は、倫理のありようを記述的に研究するもので人類学、社会学、歴史学などが行う研究手法と類似している。

⑵応用分野による分類　応用倫理学

　倫理学は、科学技術の進歩　社会の変化により生じた倫理に関わる問題を検討する学問領域であるため、その応用・適応分野によって、生命倫理学、医療倫理学、職業倫理学、ビジネス倫理学、環境倫理学、情報倫理学、メデイア倫理学、研究倫理学などに分類することができる。

4）奈良雅敏　倫理理論　入門倫理学　赤林朗　児玉聡編　勁草書房　2021年

④　生命倫理学と医療倫理学

　バイオエシックス（bioethics）はもともとギリシャ語で生命・いのちをあらわす bio と倫理を表す ethike の2つの言葉を合わせた合成語である。日本では生命倫理学と訳され、生命科学（ライフサイエンス）や医療技術が発展したことによりもたらされた社会的倫理的問題を学際的に考察する応用倫理学の分野の1つである。生命倫理百科事典では、生命倫理を「学際的状況において様々な倫理学的方法論を用いて行う、生命科学と保健医療の道徳的諸次元—道徳的展望、意思決定、行為、政策を含む—に関する体系的研究」と定義している[5]。**生命倫理学**は、医学、薬学、看護学、福祉学など医療福祉に関わる学問領域とともに法学、哲学・倫理学、社会学、人類学など多角的視点から捉える必要のある分野であるといえる[6]。

　一方、**医療倫理学**は、医療に関わる倫理的課題を扱う専門職としての臨床的決断や判断の在り方、社会政策、医療従事者が持つべき規範に関わる学問分野である。医療福祉に関わる専門職は生命科学の発展による技術を医療福祉分野に倫理的にいかに活用すべきかあるいは制限すべきかを考え、また臨床における倫理的問題に対応するために医療倫理や生命倫理について理解することが求められる。医の倫理は医師の倫理としての専門職倫理として発展してきた。世界医師会を代表とする医の倫理綱領[7]、薬剤師の倫理綱領、看護師の倫理綱領など各専門職としての倫理がそれぞれ規定されている。医の倫理の端緒は医療の神に対する医師としての使命を誓うという「ヒポクラテスの誓い」である。現在は医師のパターナリズム、父権主義的考えであると批判されるものの患者の治療のために害と不利益をもたらさないという点で現在の医療専門職の倫理観につながる点もある。医療倫理学は、医療職と患者、社会がより良い関係を築くため、医師の倫理に限定されるのではなく、医療職の社会的倫理的責任、社会に対する役割を自己規律するものであるといえる。

⑤　生命倫理の対象領域

　生命の取り扱い、生命の操作に関する倫理的問題、遺伝子操作、エンハンスメントの問題など生命の始まりと終わりの段階に関する倫理的課題、生殖医療、出生前診断、着床前診断、妊娠中絶の問題、臓器移植や延命処置などをめぐる諸問題、研究における倫理、医療資源の配分、医療経済に関する倫理的課題を取り扱う。生命倫理の取り扱う範囲は多岐にわたり、患者、医療者間のみならず、多角的な視点で考えることが重要になる。

（福田八寿絵）

5）生命倫理百科事典翻訳刊行委員会編　生命倫理百科事典　丸善出版　2007年

6）霜田求編　霜田求　福田八寿絵　他　テキストブック生命倫理　法律文化社　2021年

7）世界医師会　医の倫理マニュアル　日本医事日報社　2016年

Memo

3講　倫理の理論的枠組と生命倫理の形成過程

生命倫理や医療倫理をより深く考えるためのツール、手がかりとなる倫理理論（規範理論）について概観する。医療や生命科学の分野において倫理的ジレンマに直面した場合にどのように行為すべきか、判断や行為の妥当性の検討や正当化が可能か否かを考える手がかりとなる倫理理論についてみてみよう。また、医療倫理や生命倫理がどのように形成されてきたのかその形成過程とその発展について考えてみよう。

1）赤林朗、児玉聡編　入門・倫理学　勁草書房　2018年
今井道夫　生命倫理学入門　産業図書出版　2017年

2）伊勢田哲治、樫則章、生命倫理と功利主義、ナカニシヤ出版、2006年

3）大庭健　現代倫理学辞典　弘文堂　2006年

4）ジェレミー・ベンサム（1748〜1832）は、イギリスの法学者であり、倫理学者。快楽を量的に計算し、最大の人が最大の量の快楽を得られる行為が最も道徳的であるという功利計算という考え方を提案。

5）ジョン・スチュアート・ミル（1806〜1873）は快楽を質的に捉えることの重要性を主張。

6）エマニュエル・カント（1724〜1804）は人間中心の道徳、道徳律を提唱。

1　行為論・目的論（teleology）

行為論には帰結主義と義務論とに2分類される。以下それぞれの特質について説明する[1]。

(1)帰結主義（consequentialism）[2]

目的論とは、倫理的な価値判断をする場合に判断の基準をある行為の動機ではなく、その行為を行ったことにより生じた結果に基づき判断しようとする理論的立場である。したがって帰結主義、目的論の観点からみると道徳的に正しい行動とは、良い結果をもたらす選択であるといえる。ある行為の善、つまり善い結果とは、人々に幸福をもたらすものであり、悪、悪い結果とは、人々に苦痛をもたらすものであるととらえる考え方が帰結主義と呼ばれる。

この帰結主義の代表的な理論が以下に示す功利主義である。

功利主義[3]

幸福が特定の個人であるとすれば利己主義となるため、特定の個人ではなく、より多くの人々に幸福をもたらさなければならないという考え方が功利主義の考え方であり、最大多数の最大幸福をもたらすという考え方である。

功利主義は、人々に幸福をもたらす結果を重視するが、幸福の内容によって分類される。苦痛を避け、快楽を得ることが本質的内容とする「快楽主義的功利主義」、自己を完成させること、知識を得ること、社会への貢献など快楽以外のものを幸福の本質的内容とする「非快楽主義的功利主義」という。

また、最大多数の最大幸福を積極的に目指そうとする立場を「積極的功利主義」というのに対し、「苦痛を避けること」のほうに重点を置き、「最大多数の最小不幸」を追求する立場を「消極的功利主義」という。

さらに一つ一つの行為のもたらす行為の結果をそれぞれ個別に判定する立場を「行為功利主義」と呼び、初めから行為の結果からもたらす価値全体に基づき「最大多数の最大幸福」をもたらす原則を決めておき、これを規則として行為する場合「規則功利主義」と呼ぶ。

ジェレミー・ベンサム[4]とジョン・スチュアート・ミル[5]はこの功利主義の支持者である。

(2)義務論

義務論は、行為を導いている指針に対する態度、行為の原因となっている動機によって善悪を判断する理論的立場である。義務論の立場は、医療従事者などの職業倫理的な規則の遵守義務に基づくものやカトリックの教義のような宗教的な伝統に基づくもの、患者の権利宣言などの権利論に基づくものなどがあるが、ある種の道徳的な原理にしたがうことを重視し、従うことを義務として行為の指針としている。

カントの義務論[6]によれば、行為が義務に適っているということと義務に基づ

いてなされていることは区別されなければならないとされる。義務に基づいてなされた行為こそが道徳性であるとカントの義務論では捉える。例えば人に親切であれという道徳法則に従っていても純粋に義務として行っている行為は道徳的であるが、見返りを求めた行為は道徳的行為とはいえないと考えられる。

ロールズ[7]の義務論は正義論として発展してきた。ロールズは、社会の中で人々が抱いている人生設計や幸福観を前提とし、社会生活を送る上で必要なものを公平に分配することが正義であるとした。

② 徳論 徳倫理学[8]

徳倫理学とは、アリストテレスが提唱したもので義務論や帰結主義とは異なり、快の最大化というような原理を設定しない立場である。アリストテレスは倫理的徳を勇気、節制、正義の３つに分類している。個々の状況に即し、多角的な観点から考慮し、妥当なふるまい、行動を習慣として身につける行為者の性質、特徴を徳と呼ぶ。したがって徳倫理学は行為に焦点を当てるのではなく、行為者の性格、性質、徳に焦点を当て、行為者が徳を有しているか否かを評価するという立場である。人間は徳を積むことでよりよい状態になるという考えに基づく。徳倫理学は、行為を対象としているのではなく、行為者の中にある徳、道徳的価値から行為の正しさを考えるものである。

③ 理論的枠組みの適用と課題

理論的枠組みの適用について真実告知（病名の告知）を例として功利主義（帰結主義）、義務論、徳倫理という観点から考えてみよう。

例えば、相手が未成年の患者で小児がんに罹患しているとする。義務論の観点から医療従事者は嘘をついてはいけない。真実を告知しないといけないと考えられる。一方で患者の QOL を考えると帰結主義的観点から真実告知を行わない方がよい場合も出てくる。徳倫理は良い医療者としての行為という観点から実践せよというものであり、状況に応じて告知すべきか否かを考慮することができる。ただし、現実の場面での倫理的判断基準は示されていない。このように１つの理論の適用で倫理的問題が解決できない場合もある。したがって各理論の特性を踏まえ、いくつかの理論を用いて考え、多様な観点から検討することで患者にとって最善の選択肢を考える手掛かりにしてほしい。

④ 医療倫理、生命倫理の形成過程と発展と課題

1953年の DNA の２重らせん構造の発見以降、生命科学の著しい進歩で医療技術の高度化と多様化が進展した。生殖補助医療、移植医療、遺伝子治療技術が進歩し、生命の人為的操作が可能となった。生命への技術の介入をどこまで認めてよいのか、認めるとするといかなる場合にどの程度まで認められるのかといった問題に直面することになった。また、アメリカで1950年代から始まった公民権運動は人権運動となり、1970年代には消費者運動へと発展していき、医療の在り方に対する意識も変化していった。患者の人権の尊重とともに患者の意思決定の尊重が重要であるという社会的な認識が生まれた。さらに慢性疾患の増加と救急処置が一般化したことで延命措置にかかわる倫理的課題についても考える必要性が生じてきたのである。今後、限られた医療財源をどのように配分するか、新たな技術が生み出された場合、新たに解決しなければならない倫理的課題も生じうる。技術の利活用とともに個人や家族、社会に対する影響を考慮した対応が求められる。

（福田八寿絵）

7）ジョン・ボードリー・ロールズ（1921～2002）アメリカの政治哲学、倫理学者。人間が守るべき正義の根拠と正当性について理論を打ち立てた。

8）ダニエル・C・ラッセル、立花幸司監訳 徳倫理学、春秋社、2015年

4講　人のいのちはいつ始まるの？─生物学からみた命の始まり─

君のいのちはいつから始まったのだろうか？　君も母親から生まれた。そしてひとりの人間として人生をここまで歩んできた。君が一つの生命として始まったのはいつだろうか。ひとりの人間としての固有の存在になったのはどの時点からだろうか。母親の体から離れた瞬間だろうか、それとも母親の体内で胎児としての形ができたときだろうか？　この授業では生物学的観点から考えてみたい。まず君という人間がどのようにして出来てきたのかを知ることから始めよう。

1）　世の中男と女がいるのはなぜだろうか？男女が交わり、卵子と精子が受精することで、次世代の遺伝子の組み合わせすなわち雑種を作り、遺伝子の多様性を生み出している。ではなぜ多様性が大事か。均一な集団と多様な幅広い集団では多様な集団の方が強いからである。環境変化に適応し進化して生存競争に勝って生き残ることができる。

2）遺伝子が人の形質（形や性質）の大部分を決めているのは確かであるが、環境や教育などが無関係ではないとされている。遺伝子が何％を決めているのかはまだ明らかにされてはいない。

3）ヒトの形質を決めるのが遺伝子であるが、それがどのように発現するか。遺伝子 DNA から RNA に転写がおこり、さらにタンパク質に翻訳される過程をセントラルドグマと言い、すべての生物に共通である。

① 母親や父親の卵子や精子はどのようにしてできたか？

　ヒトの体を作っている体細胞の染色体は46本あり相同染色体が 2 本ずつ23対の組になっている（図 1 ）。卵巣や精巣の中で体細胞である卵原細胞や精原細胞が**減数分裂**を行って、染色体23本の卵子や精子（配偶子）が出来る（図 2 ）。減数分裂の時、この各組の染色体が別々の細胞に分かれるが、その分かれ方が組ごとにランダムに起こる。結果としてできる卵子や精子の染色体の組合せは、2 の23乗（2^{23}＝約840万）種類できることになる。同じ母親の卵子でもまた同じ父親の精子でも膨大な種類がある。個々の卵子と精子はその中の一つとしてそれぞれ固有の染色体で構成されている。

② 君は膨大な兄弟姉妹の可能性の中から選ばれて生まれた。

　膨大な種類の卵子と精子の中から一つずつが合体して受精卵が出来る。どの精子とどの卵子が受精するかで子供の染色体構成は違う。同じ両親から生まれ得る子供の種類は理論上 $2^{23} \times 2^{23}$（約70兆）というとてつもなく大きな数になる。君もこの膨大な可能性の中から選ばれて生まれてきたことになる。もし君の受精卵ができるとき、たまたま別の精子が受精したとしたら君ではなく君の兄弟姉妹の誰かが生まれていたであろう（図 3 ）。性染色体の組み合わせにより男か女かも決まる[1]。君が生まれたのはほとんど奇跡に近い。自分の実在自体が不思議に思えてくるに違いない。

③ 人間としての固有の在り様を決めるのは染色体にある遺伝情報である。

　どのような人間になるのか、性別・姿形・能力・性格などのヒトの在り様のほとんどすべてが遺伝情報によって決められる[2]。遺伝情報は DNA という分子の中に暗号化されて入っている。DNA は細胞核の中の染色体にあってその情報は「転写」「翻訳」されてタンパク質として発現する[3]。受精卵の染色体の組み合わ

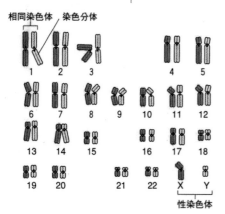

図1　ヒトの体細胞染色体（生命科学・南山堂より改変）

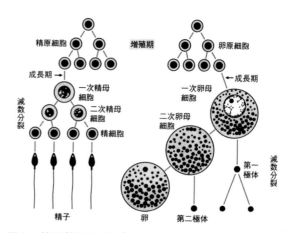

図2　精子卵子のでき方　　　　　（生命科学・南山堂より）

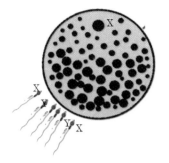

図3　卵子と精子の出会い（受精）
（生命科学・南山堂より改変）

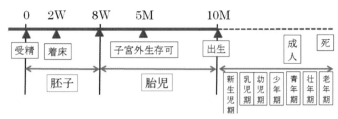

図4　ヒトの一生（受精から出生そして死まで）
（鎮西原図）

せは受精の時、卵子と精子の染色体が合体して確定される。すなわち**受精によって遺伝情報が確定**し、その受精卵の固有の存在としての個性 identity が決まるのである。配偶子はあくまでも親の細胞であるのに対して受精卵は親の細胞とは明らかに違う新しい細胞である。

④　ヒトのいのちはいつ始まるか。

受精卵はそのままでは生きられない。受精から出生までにはいくつかの重要なポイントがある。受精卵の母親子宮への**着床（妊娠）**、ほとんどの組織器官の原形が出来る妊娠 8 週、子宮外生存が可能とされる妊娠 5 月、そして**誕生(出生)**等々である（図4）。心臓の原形が脈動をし始める時とか細かく見ればきりがない。生まれてからでも一人では生きられない[4]。この間のどこがヒトのいのちの始まりだろうか？　上述のような生物学的な過程を考えて、固有の遺伝子構成が決まり、遺伝の情報が確定しそのヒトの固有の有り様が決まる受精の瞬間は、ひとりの人間の始まりとしては最も合理的な根拠のある瞬間の一つである、とする考えは広く受け入れられてはいる。しかし異論はある。受精卵にも子としての相続権はあるのか、法律家は否というかもしれない。その他、宗教家、婦人科医師、哲学者、等々立場によって違った答えを出すかも知れない。「受精がいのちの始り」は一つの考えであり、生物学者である私の意見でもある。

⑤　いのちの始まりは生殖医療の倫理と深く関わる。

受精卵が卵割し生長し始めた胚子あるいは胎児を人工的に流産させるのが中絶である。受精卵がいのちの始まりということにすると、**人工妊娠中絶は殺人**ということにならないか。**体外受精**でできた受精卵は生命か？　排卵誘導剤により卵子を採取し、シャーレの中で人工的に精子と受精して沢山の受精卵を作る。その中の 1 つが母親の子宮に戻される。残りの受精卵は捨てられる、これは殺人ではないのか。現代の生殖医療は急速に発達している。ここには上のような倫理的な問題がある。医療技術の発達スピードに社会の理解の統一が追いついて行かないのが現状である。

⑥　君自身はどう思うか。自分で考え自分の意見を持とう。

受精卵を独立した「いのち」とすると人工妊娠中絶も体外受精の技術も殺人を犯すことになってしまう、だからいのちの始まりは受精よりもっと後の時点であるはずだ[5]。と、もし考える人がいるとすれば、それは論理の逆転である。いのちの始まりが決まればそれ以後がいのちであり、一人の人である。その時点前はともかく、それ以後は一人のヒトとして扱うことが求められることになろう。いのちの始り、中々難しい問題である、答えがないかもしれない。君はどう思うか、自分でしっかり考えてみてほしい。

（鎮西康雄）

4）動物としての人を「ヒト」といい、社会的存在としての人を「人間」ということがある。ヒトの母親から生まれれば、ヒトの遺伝子を持った動物としてのヒト（Homo sapiens）にはなれるが、そのまま人間になれるわけではない。しつけや教育を受け人間社会という環境に生きて初めて人間になれる（図4）。

5）講義を聞いた後でさえ、「いのちの始まりはいつか」と聞くとこのように答える学生が少なからずいる。

5 講　いのちの終わり—人の死とは何か—

　生命あるものにとって確実かつ必然の「死」。それは常に忌まわしく、避けるべき悪しきもの、生命を奪いとる不幸な出来事——こうした〈否定すべきもの〉として死を簡単に片づけていいのだろうか。「死なないこと」＝「不死」は必ずしも人間を幸せに導くとは限らない[1]。死は、人間の「生」に意味と価値を与える。と同時に死は、はるか遠い昔の祖先から引き継いだ、永遠なるものとしての「いのち」を次世代に譲るという尊い犠牲、祝福されるべきものではないのか。こうも言えるかもしれない。「生」と「死」は決して対立概念ではない。生の反対語は「死」ではなく、非存在「生まれて来なかった」ことである。「死」を含むものとして「生」のあり方全体を根底から捉え直すとき、そこに初めて、人間における「生」の真実があらわになる、と。

1）英国作家スウィフトの風刺小説『ガリバー旅行記』（1726年）に登場するラクナグ国の不死人間 Struldbrugg（ストラルドブラグ）の残酷な悲劇。

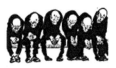

2）オーストリアの精神分析学者フロイト「快感原則の彼岸」1920年。フロイトは生物には「生の本能（エロス）」と同時に「無生物〈物質〉に還ろうとする本能」すなわち「死の本能（Thanatos タナトス）」という二つの本能があると考えた。

3）東大教授（宗教学）・岸本英夫『死を見つめる心：ガンとたたかった十年間』講談社、1964年

4）アメリカの哲学者アラスデア・マッキンタイア『依存的な理性的動物』高島和哉訳、法政大学出版局 2018年

5）フランスの哲学者・物理学者パスカル『パンセ』松浪信三郎訳、河出書房新社、1965年

6）『古事記』（上つ巻）

7）フランスの歴史家フィリップ・アリエス『死を前にした人間』成瀬駒男訳、みすず書房、1990年

8）フランスの哲学者ウラジミール・ジャンケレヴィッチ『死』仲沢紀雄訳、みすず書房、1978年

1　死とは何か

　死は生物学的には、生命の遮断・消滅であり生物固有の現象である。医学的には「三徴候死」①呼吸の停止②心臓の停止③瞳孔散大（対光反射の消失）で判断される。生物からあらゆる可能性を切断する死は、〈確実性〉〈一回性〉〈不可逆性〉〈交代不可性〉〈物質回帰性〉[2]などの特徴を持つ。

　死は、私たち人間に対し激しい衝撃と痛み、深い悲しみや絶望感、恐怖・孤独・煩悶など深甚かつ痛烈な感情を呼び起こす。死とはこの世のあらゆるもの・愛する人々と再び会うことのない永遠のつらく悲しい「別れ」である[3]。死がもたらすこうした感情にホモ・サピエンス（Homo sapiens 知性あるヒト）特有の資質を見ることができる。知性あるがゆえの精神的な傷つきやすさ（vulnerability）を付与され、人と人との間柄に生きることを運命づけられた「依存的な理性的動物（Dependent rational animals）」[4]であるとはいえ、万物の霊長（Lord of all creation）たる人間にとり、死は単なる個体生命の遮断・消滅ではない。

2　現代人の死

　現代世界は、二種類の「死」を持つ。日本では従来の「心臓死（cardiac death）」に加え、1997年10月「臓器移植法」の成立に伴い脳幹を含む全脳の機能が不可逆的に停止した状態「脳死（brain death）」を認める。日本では臓器提供に関する意思表示をする人の割合は欧米諸国に比べつねに低水準にとどまる。脳死（臓器提供）には日本国民の強い抵抗感がある。日本と欧米諸国との間に横たわる生と死に対する考え方の違いがその背景にあると考えられる。

　欧米における「生／死」観念は、基本的にはデカルト的な生死二元論である。精神と物体、自己と他者、生と死というようにそれぞれは分断・対立する。パスカルは言う。「われわれを瞬間ごとに脅かしている死は、遠からずして、永遠の滅亡または永遠の不幸という恐るべき必然性のなかに、いや応なしにわれわれを投げ込むであろう」[5]。死は恐怖・嫌悪・絶望・永遠の不幸・突発的暴力である。私たち日本人一般の死認識とはだいぶ異なる。日本の場合、生者は死後しばらくこの世にとどまり、愛する家族を「草葉の陰」から見守り、お盆には家族のもとへ戻る。日本神話の創造神イザナギが死んだ妻イザナミを追い、この世とあの世（黄泉の国）を往復した[6]ように、死と生は分断・対立でなく一体的・連続的に考えられている。

　しかし現代日本においては、欧米的な世界観・死生観の浸透を背景に死の価値は生に対して著しく低められることになった。死は汚れたものとして忌避されタブー視される。死の「隠蔽」化である[7]。若さ志向と長寿礼賛の一方で、親族らが寄り合って死者（故人）を偲ぶ法事は都市化や核家族化などにより減少傾向に

あり、高齢者の多くは自宅でなく病院や老人施設で亡くなる。間近に死を体験する機会も、日本古来の「看取りの文化」も消えつつある。死と生を分断的に捉えるデカルト的パラダイム（Cartesian paradigm）が支配する現代社会の中で、死は私たちに対し、嫌悪し忌避すべきもの、生の「敵」として現れているように見える。

③ 死の直視、ここに生まれるもの

　自分が死ぬ存在であることを理解し、他者の死を悲しむことのできる人間は「死者を埋葬する唯一の動物」とされる。生命あるものに必ず付随する「死」を考えることは、より良き「生」を考えることに通じる。

　死を区別し「大きな死」「小さな死」と呼ぶことがある。前者は〈自分の死〉である。後者は日常で出会う様々な〈喪失感・挫折感・絶望感・悲しみ〉などの体験を指す。「小さな死」はいずれ必ずやってくる自分の死の「予告」であって、これらは「死への準備」「死への予備教育」となる[8]。一方で日常に経験する「小さな死」と誰もが直面する最後の「大きな死」——私たちに対し〈否定的なもの〉として働くこれらの「死」から目をそらさず直視し真正面から向き合うことで人間のたましいは向上し成長すると考えたのがヘーゲル（ドイツの哲学者、1770-1831）である。

　「死ほど恐るべきものはなく、その死を固定するには最大級の力が要求される。死を避け、荒廃から身を清く保つ生命ではなく、死に耐え、死のなかでおのれを維持する生命こそが精神の生命である。精神は絶対の分裂に身を置くからこそ真理を獲得するのだ。精神が力を発揮するのは、まさしく否定的なものを直視し、そのもとにとどまるからなのだ。そこにとどまるなかから、否定的なものを存在へと逆転させる魔力が生まれるのである」[9]。

　誰もが必ず直面する大・小の「死」＝〈否定的なもの〉から顔をそむけ、逃げてはいけない。これと真正面から向き合う覚悟——英国の女性歌手アデルは私たちを破壊するものに対しては「踏みとどまって立ち向かうのよ（Stand and Face）と高らかに歌った[10]——を決めたとき、そこに摩訶不思議な逆転現象〈魔力 ZauberKraft〉が生じる。死は生へと反転し、新たな生の装いのなかに死は包摂される。私たちの生は、「死」という否定項が入ることで、のっぺらぼうの生から、奥深い豊かな「生」に変貌するというのだ。

④ 人間における死の意味

　私たち人間に激しい悲しみと痛みを与えずにはおかない死。しかし私たちが永遠の「いのち」を授けられ、決して〈死なない〉存在であったなら、そこには果たして夢や希望、愛といった価値あるものが存在しうるだろうか？　死という限界——生の区切り——があって初めて、いのちの価値を知り、他者を愛し、自他の「生」を心から愛（いと）おしむことができる。永遠の生命は、逆に「いのち」の歓びを消失させ[11]、あるいは「呪い」となって私たち人間を絶望させることだろう[12]。

　生物はプログラムされた細胞死アポトーシス（apoptosis）によって生命の連続性を与えられている[13]ように、死は単に〈否定的なもの〉として単独でこの世界に存在しているのではない。私たち人間は地球に生命が誕生した時から数えて約38億歳——宇宙誕生から計算すると138億歳、地球誕生からは46億歳——という途方もなく永い「いのち」を生きてきた。私たちの生と死は、遠い過去から無限の未来へリレーされる生命連鎖性（Generativity）[14]の中に営まれている。老いて生を閉じる私たちの死は、「将来世代」すなわち次に続く「新たないのち」への祝福と考えるべきだろう。

(大橋健二)

9）ヘーゲル『精神現象学』長谷川宏訳、作品社、1998年

10）アデルが2012年に書き下ろした英国映画007主題曲「sky-fall」（第85回アカデミー賞歌曲賞）。全世界の滅亡（天の落下 skyfall）に対し「We will stand tall ／ Face it all together（私たちは踏みとどまって気高く立ち、一緒にこれに立ち向かうのよ）」と歌った。

11）海外でも広く読まれている有名な絵本『百万回生きたねこ』（佐野洋子作・画、講談社、1977年）。100万回死んでもすぐ100万回生き返る「決して死なない」雄ネコは、愛する他者の存在を介し真の「生」の歓びを知ったことで、初めて「死」を素直に受け入れる。二度と生き返ることはなかった。

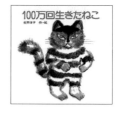

12）フランスの女性作家シモーヌ・ド・ボーヴォワールの小説『人はすべて死ぬ』1946年。永遠の生命を与えられた649歳の「不死に呪われた」主人公フォスカが語る絶望「わたしの眼には、いまだかつて涙のあったためしはなく、わたしの心には、いまだかつて焔のもえたことがなかった。どこにもいず、過去も持たず、未来も持たず、現在も持たない一人の男なのだ。一人の異邦人、一人の死者にすぎない」

13）田沼靖一『ヒトはどうして死ぬのか：死の遺伝子の謎』幻冬舎新書、2010年

14）アメリカの精神分析学者エリク・エリクソンが generate（子を生む）と generation（世代）を合体させた造語。「生殖性」「世代継承性」などと訳出されることが多いが、生命の連続という点で「生命連続性」「生命連鎖性」という訳語がふさわしいと考える。

6 講　医療と人権 出生にかかわる人権問題を事例に

　医療福祉の専門職として医療がどのように人権問題とかかわっているのかについて理解しておく必要がある。そこでまず、人と見なされること、人格についての議論を考えてみよう。人権を考えるとき、個人と家族、社会など多角的観点から人権をとらえる必要がある。本稿では、出生に関わる人権の問題に焦点を当て、医療を取り巻く人権について理解を深めてほしい。

1）大滝恭弘、福田八寿絵　他　生命倫理　生に関する問題　医療と社会　入門　ムイスリ出版　2018年

2）NIPT の状況については厚生科学審議会科学技術部会 NIPT 等の出生前検査に関する専門委員会、NIPT 等の出生前検査に関する専門委員会報告書　2021年　参照

　出生前検査については、妊婦及びそのパートナーが、出生前に胎児の疾患の有無等を把握することで、子宮内での治療、あるいは出生後の早期の治療につなげることができる。また、緊急搬送や母子分離を回避することができ、妊婦等が、生まれてくる子どもの疾患を早期に受容し、疾患や障害に詳しい専門家やピアによる寄り添った支援を受けながら、出生後の生活の準備を行うことができるという意義がある。一方、出生前検査の検査結果を理由として人工妊娠中絶を行うことは、疾患やそれに伴う障害のある胎児の出生を排除することになり、ひいては障害のある者の生きる権利や生命、尊厳を尊重すべきとするノーマライゼーションの理念に反するとの懸念がある。

① 出生前診断（prenatal Diagnosis）の目的と技術

　出生前診断は、出生前に胎児の健康状態、発育、先天性異常の有無などを調べる診断のことである。出生前診断を行うことで医療や療育のサポートを行うことが可能となる。主な検査は以下の通りである[1]。

①羊水検査

　妊娠15週以降に子宮内穿刺を行い、採取した羊水中に存在する胎児由来の検体を用い、胎児の染色体数的異常、構造異常、遺伝子異常、子宮内感染等を検査する確定診断。穿刺をすることで 1/300 〜 1/500 の確率で流産に至るリスクを伴う侵襲的な検査

②絨毛検査

　妊娠11〜14週に子宮内穿刺を行い、採取した絨毛組織を用い、胎児の染色体数的異常、構造異常、遺伝子異常等を検査する確定的検査である。穿刺に伴い、約 1/100 の確率で流産に至るリスクを伴う侵襲的検査といえる。

③母体血清マーカー検査

　妊娠15週〜 20週の妊婦から採取した血液を用い、血中の α−フェトプロテイン、hCG、エストリオール、インヒビン A などの物質が21トリソミー（ダウン症候群）などの胎児でそれぞれが増減することを利用して、胎児が21トリソミー、18トリソミー、神経管閉鎖障害等の疾患を有する確率を年齢等も加味して算出する非確定的検査である。

④超音波エコー（画像）検査

　お腹の中の赤ちゃんに超音波エコーを使って先天性異常がないかを調べる検査。通常の妊婦検診で診ている胎児の成長や羊水の量などとは別に、心臓や脳、消化管などの主要臓器の異常の有無や、四肢の形態異常の有無などを調べる。また、NT 検査、つまり首の後ろのむくみの有無を調べてダウン症候群の疑いがあるかについても調べることができる。

⑤ NIPT[2]（無侵襲的出生前遺伝学的検査）

　妊娠 9 〜10週頃以降の妊婦から血液を採取して母体由来の DNA 断片とともに胎児由来の DNA を分析することで各染色体に由来する DNA, 断片の量の際を算出し、胎児の染色体数的異常の検出を行う遺伝学的検査である。

　NIPT は現在、胎児の13,18,21トリソミーとしての染色体数的異常を把握するものであり、対象疾患は拡大する可能性がある。胎児の兄弟的異常や合併症の有無、症状の程度、予後や治療方針の判断を導くものではない。

表1　人工妊娠中絶の件数の推移と年齢別人工妊娠中絶件数

（単位：件）　　　　　　　　　　　　　　　　　　　　　　　　　　　　　　　　各年度

| | 平成28年度
(2016) | 29年度
('17) | 30年度
('18) | 令和元年度
('19) | 2年度
('20) | 対前年度 | |
						増減数	増減率(%)
総　　数	168,015	164,621	161,741	156,430	141,433	△14,997	△9.6
20歳未満	14,666	14,128	13,588	12,678	10,309	△2,369	△18.7
15歳未満	220	218	190	186	127	△59	△31.7
15歳	619	518	475	398	284	△114	△28.6
16歳	1,452	1,421	1,356	1,214	947	△267	△22.0
17歳	2,517	2,335	2,217	2,155	1,636	△519	△24.1
18歳	3,747	3,523	3,434	3,285	2,723	△562	△17.1
19歳	6,111	6,113	5,916	5,440	4,592	△848	△15.6
20〜24歳	38,561	39,270	40,408	39,805	35,434	△4,371	△11.0
25〜29歳	33,050	32,222	31,437	31,392	28,622	△2,770	△8.8
30〜34歳	34,256	33,082	31,481	29,402	26,555	△2,847	△9.7
35〜39歳	30,307	29,641	28,887	28,131	25,993	△2,138	△7.6
40〜44歳	15,782	14,876	14,508	13,589	13,187	△402	△3.0
45〜49歳	1,352	1,363	1,388	1,399	1,319	△80	△5.7
50歳以上	14	11	13	11	10	△1	△9.1
不　　詳	27	28	31	23	4	△19	△82.6

厚生労働省、衛生報告　概況　統計　令和2年度　より引用

② 命の選別、いつ人として扱われるべきか（パーソン論）

　出生前診断において倫理的な課題として挙げられるのが、現状で胎児に重篤な先天異常が発見された場合に中絶が実施されることも多い点にある。日本の母体保護法では「身体的または経済的な理由により母体の健康を著しく害する恐れがある」という条文があり、この解釈によって中絶が実質上容認されているが、このような選択的中絶について考えてみよう。権利の主体としての胎児はどのように扱われるべきであろうか。胎児に道徳的な地位を持つ人格を有するといえるのかという点にある。この議論はパーソン論[3]と呼ばれる。人格の主たる特性として下記の5つを挙げられる。①意識、苦痛を感じる能力　②理性　③自主的な行動　④コミュニケーション能力　⑤自己意識を持つことである。一方で理性と自己意識をもっていることが人格であり、人として取り扱われる存在であるとすれば重篤で意識障害のある患者、重度な認知症患者、重篤な精神疾患を有する患者を社会の構成員として認められないのか。出生前診断と人工妊娠中絶は、障害者の権利を侵害することにつながるのか、社会が障害者の人権にかかわる問題につながるのかについて考える必要がある。自己決定に基づく妊婦の出生前診断と選択的人工妊娠中絶が内なる優生思想を生み出すという指摘について社会前提で考えることも重要である。

3）マイケルトゥォーリー、メアリ・A. ウォレンなどがパーソン論の論者である。
森芳周　人工妊娠中絶と出生前診断、着床前診断　テキストブック生命倫理　法律文化社 2022年

③ 女性のリプロダクティブヘルスライツと胎児の生まれる権利

　WHO によれば女性のリプロダクティブヘルスライツを以下のように定義している[4]。このリプロダクティブヘルスライツとしての女性の権利は、すべてのカップルと個人が、出産する子どもの人数、間隔、時期を、自由に責任を持って決断することができる権利、そしてそのための情報と手段を持つ権利、およびできうるだけ最高水準の性と生殖の健康を手に入れる権利を認めることにかかわっている。またこの権利にはすべての人が差別と強制と暴力をうけることなく生殖に関して自己決定をする権利も含まれる。

4）World Health Organization, Sexual and reproductive health and rights https://www.who.int/newsroom/events/detail/2022/10/16/default-calendar/sexual-and-reproductive-health-and-rights-at-the-world-health-summit-2022

女性の避妊の権利についてWHOや国際婦人連合は、緊急避妊薬は意図しない妊娠のリスクを抱えたすべての女性の権利として必要な人へのアクセス権を求めるべきであると勧告しており、世界90か国以上で緊急避妊薬が薬局で市販されている。

ところで女性は生殖に関する決定権を有することは、人工妊娠中絶をする権利を有していると捉えることができるのであろうか。人工妊娠中絶に関する忍容性、受容性は国によって異なっている。この中絶論争には胎児は人であるのか、道徳的地位を有するのか否かによって判断が分かれる。中絶を反対する立場では、受精の瞬間から胎児は人間であると主張する。中絶容認派は境界線を帯同初感、子宮外生存可能性の獲得と誕生を挙げている。この生存可能性について争われた判決としてロウ対ウェイト判決がある[5]。

4 こうのとりのゆりかごと出自を知る権利、子どもの権利

日本においては優生保護法によって人工妊娠中絶が規制されている。ただし、望まない妊娠をした場合、子供の養育環境を整えられないことも起こりうる。親が育てられない子どもを匿名で預かる「こうのとりのゆりかご」[6]、いわゆる「赤ちゃんポスト」が熊本市内の民間病院に設置された。この赤ちゃんポストには肯定的な意見と否定的な意見が存在する。子どもの出自を知る権利と親の匿名性の問題、この制度が赤ちゃんの命を救うという側面とともに子どもの養育を放棄する親を助長させるのではないかという批判もある。

5 人の出生にかかわる人権、倫理的課題

出走前診断により、選択的秀絶にかかわる心理問題やリプロダクティブヘルスライツの観点から女性の権利、生む権利とともに生まない権利についても自己決定権として捉えられるようになってきている。一方で胎児、子どもの権利についても保護する必要がある。人間の命の尊重、人権の保護という観点から女性の権利、胎児、子どもの権利、障害のある人の権利について医療や福祉、社会としてどのような制度設計が望ましいのか考えていく必要がある。

(福田八寿絵)

5）アメリカで中絶の合法化について1973年に争われた裁判で連邦最高裁判所は女性の中絶決定権はプライバシー権の一部とし、妊娠期間を3期に分け、胎児の体外での生存可能性が生じるまでの時期は合法とした。

6）熊本市要保護児童対策地域協議会 こうのとりのゆりかご専門部会、「こうのとりのゆりかご」第5期検証報告書、2021年

Memo

7講　遺伝子操作と遺伝子治療

　遺伝子操作とは、生物の持つ遺伝子を人工的に組み換えたり、大腸菌や動物細胞などの宿主細胞に他種生物の遺伝子を導入して増殖させたりする技術を指す。遺伝子操作技術は、基礎研究だけでなく、医療や農業などで広く応用されている。医療の分野では、病気の原因遺伝子の解明や診断、治療薬の開発などに不可欠な技術である。また、病気の原因となる遺伝子を修復し、組織や臓器を再生する遺伝子・細胞治療にも用いられている。

1　遺伝子操作とは。

　遺伝子操作の基本は組換え DNA 技術である。この技術は異種の動植物の細胞内の特定の遺伝子 DNA を取り出し、試験管内で酵素などを用いて切断し、人為的につなぎ換えるなど、遺伝子 DNA に人工的な操作を加えて、その構造や機能を解析したり、目的の遺伝子 DNA を大量に増やして細胞内でタンパク質を生産させたり、さらに、遺伝子 DNA を特定の細胞や組織に導入して元の生物の機能を変えたりする手法である。

(1)遺伝子操作はどのように応用されているか。

　現在、世界の食糧不足を回避するため、先進国では遺伝子操作によって収穫量が多く害虫や乾燥に強い大豆やトウモロコシ、小麦、ジャガイモなどを大量に生産している。また、インターフェロン、ヒト成長ホルモン、インスリン、エリスロポエチンなどの他、癌やリウマチ、感染症などを治療する抗体などの遺伝子組換え医薬品が多数開発され、様々な病気の治療に用いられている。遺伝子解析の進歩は目覚ましく、臨床検査における微生物の同定や病気の診断にも広く用いられている。また、病気の原因遺伝子を予見する出生前診断などの進歩も著しく、その応用については倫理的社会問題にもなっている。遺伝子治療も進んでおり、各種の癌、免疫不全症、遺伝性神経変性疾患、血友病 B などの治療が試みられている。予防医療においても、いまだ治療薬や予防薬が無く、年間一億人以上が感染する出血性熱帯病を起こすデング熱ウイルスを媒介する熱帯シマカを遺伝子操作で駆除する計画が進んでいる。これは遺伝子操作で精子をつくらない牡のシマカを大量に作り、野生の牝のシマカと交配させ、牝が受精卵を産めないようにして蚊を駆除するというものである。このように、遺伝子操作は様々な形で人間の生活に応用されている。さらに、山中伸弥博士らによって創られた人工多能性幹細胞（iPS 細胞）は、個々の難病患者に由来する細胞に遺伝子操作を行った後に患者に戻して病気を治療したり、難病の原因解明や新しい治療薬の開発を可能にするものとして期待されている。

(2)遺伝子操作はどのように行うか。

　遺伝子操作の基本である組換え DNA 技術では、1）目的の細胞からの遺伝子 DNA の抽出と精製、2）制限酵素[1]による DNA の断片化、3）電気泳動法を用いた DNA 断片の精製、4）DNA 断片のプラスミド[2]やベクター[3]への組入れ、5）DNA 組入れプラスミドやベクターの増殖、6）DNA 組入れプラスミドやベクターの細菌や細胞、組織への導入、7）細菌や細胞を増殖させて目的の

1）制限酵素 Restriction enzyme：4 ～ 8塩基対の特定の塩基配列を認識して2本鎖 DNA を切断する核酸分解酵素。制限の名前は、酵素の本来の機能として、細胞内に細菌やファージが侵入することを制限することに由来する。

2）プラスミド Plasmid：細菌や酵母の細胞質内に存在し、染色体 DNA とは別に自律的に複製する環状 DNA 分子。細菌同士の接合や抗生物質に対する耐性を宿主にもたらす作用がある。遺伝子組換え操作では DNA 断片を細菌内に導入し増加させる目的で用いられる。

3）ベクター Vector：ベクターとはラテン語で「運び屋」の意味。遺伝子組換え操作では、外来 DNA を宿主細胞内に導入し複製させる役割をもつウイルス由来 DNA が用いられる。挿入する DNA 断片の大きさや挿入の目的によって、様々な特徴をもつベクターが使われる。薬剤耐性遺伝子をもつプラスミドは遺伝子導入細胞の確認とクローニングに用いられる。

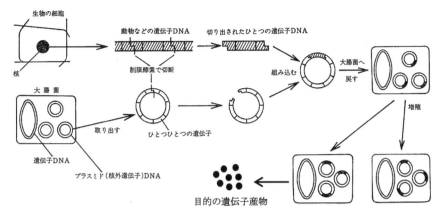

図1　遺伝子組換え DNA 技術の模式図（文科省の資料から）

DNA やその DNA に由来するタンパク質の大量生産、などの操作を行う。

　図1に生物の細胞内の遺伝子 DNA 断片を取り出し、増加させるプロセスを示す。

　組換え DNA を作製する際には、遺伝子から DNA を切りだす制限酵素、DNA 断片を運ぶプラスミドやベクター、DNA 断片とベクターを連結する DNA リガーゼ[4]と呼ばれる酵素、不安定な mRNA を構造相補的で安定な cDNA に変換する DNA ポリメラーゼ[5]などが用いられる。組換え DNA 操作を行うには、組換え DNA 実験指針を理解するとともに、遺伝子取扱いに関する安全性と倫理に関する規則を遵守する必要がある。

② 遺伝子治療とは。

　遺伝子治療には、正常な遺伝子を導入して異常な遺伝子を修復する方法（体内遺伝子治療）と、正常な遺伝子を導入した白血球などの細胞を患者に投与して病気を治療する方法（体外遺伝子治療）がある（図2）。患者の細胞や組織などの体細胞を対象とした治療に限定されており、子孫に影響を与える生殖細胞系列への遺伝子操作は禁止されている。

4）DNA リ ガ ー ゼ DNA li-gase：DNA 鎖の末端同士をつなぐ酵素。生体内では DNA の複製や修復に関与しており、組換え DNA の作成に不可欠である。

5）DNA ポリメラーゼ DNA polymerase：1本鎖の核酸を鋳型として、それに相補的な塩基配列を持つ DNA 鎖を合成する酵素。DNA を鋳型として DNA を合成する DNA 依存性 DNA ポリメラーゼは、DNA の複製や修復に重要な役割を担う。一方、RNA を鋳型として DNA を合成する RNA 依存性 DNA ポリメラーゼには不安定な mRNA を安定な DNA に変換する逆転写酵素がある。

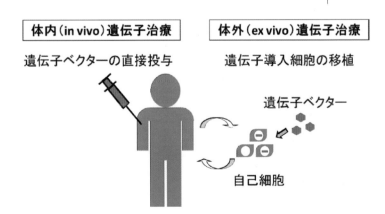

図2　遺伝子治療の基本的方法
島田 隆（PMD 科学委員会における遺伝子治療の現状と課題）から引用

(1)どのような病気に遺伝子治療が行われているか。

　　様々な難病に試みられており、治療が有効であった疾患と効果の一例を紹介する。

①悪性腫瘍（癌）：（RV[6]を用いた免疫細胞治療）T cell 受容体悪性黒色腫や滑膜肉腫の治療で著効。

②ADA 欠損症（免疫不全症）：（RV を用いた造血幹細胞治療）100人以上で治療効果あり。

③X 連鎖免疫不全症：（RV を用いた造血幹細胞治療）20人中17人で有効、5 人に白血病発生（4 人完全寛解、1 人死亡）。

④副腎白質ジストロフィー：（LV[7]を用いた造血幹細胞治療）5 人で進行阻止。

⑤レーバー先天性黒内障：（AAV[8]の網膜下投与）12人全員で光感受性の改善。

⑥血友病 B：（AAV の静脈内投与）60人中55人で凝固因子の予防投与が不要、5 人で投与回数が減少。

⑦βサラセミア：（LV を用いた造血幹細胞治療）5 人で輸血不要、骨髄細胞のクローン増殖。

⑧慢性リンパ性白血病：キメラ型抗原受容体を用いた治療で著効。

(2)iPS 細胞[9]を用いた疾患特異的な細胞遺伝子治療法とは。

　　iPS 細胞療法とは患者自身から採取した皮膚等の細胞に特定の遺伝子を導入して人工多能性細胞（iPS 細胞）を樹立し、この細胞の異常な遺伝子を修復して正常な細胞に戻した後に、目的の組織細胞に分化誘導し、患者に移植するという技術である（図 3）。iPS 細胞は病気の原因解明や治療薬の開発、遺伝子治療の基礎研究などの発展につながると期待されている。加齢黄斑変性症と呼ばれる網膜疾患への臨床試験や iPS 血小板の臨床試験が進められている。

3　遺伝子操作には常に倫理的問題が伴う。

　　遺伝子組み換え作物が広く普及しているにも関わらず、依然としてその人体機能への影響（免疫異常・アレルギー・発癌など）や自然生態系への悪影響などの倫理的問題が懸念されている。また、ヒトの遺伝子診断技術の著しい発展に伴い、

側注

6）RV: Retroviral vector

7）LV: Lentiviral vector

8）AAV: Adeno-associated viral vector

9）iPS 細胞（induced pluripotent stem cells、人工多能性幹細胞）とは、体細胞に3 - 4 種類の遺伝子（Oct 3 / 4，Sox 2，Klf 4，(c-Myc)）を人工的に導入して、ES 細胞（embryonic stem cells、胚性幹細胞）のように様々な細胞に分化できる分化万能性（pluripotency）と、分裂増殖しても分化万能性を維持できる自己複製能を持たせた細胞のことである。2006年、京都大学の山中伸弥教授らによってマウス線維芽細胞（皮膚細胞）から初めて作られ、この業績により、2012年、山中伸弥教授にノーベル生理学・医学賞が授与された。

10）ゲノム編集はゲノム内の狙った遺伝子を壊したり他の遺伝子に置き換えたりする技術。従来のウイルスベクターなどを用いる技術では、遺伝子を追加できても壊すことはできず、どこに組み込まれるか解らなかったが、人工酵素を用いるゲノム編集技術によりこれらの問題が解消された。

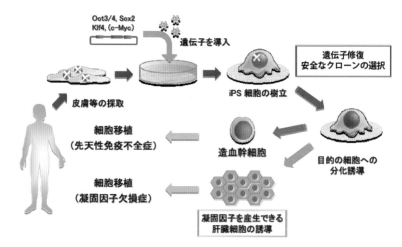

図 3　iPS 細胞を用いた疾患特異的な細胞遺伝子治療法の例
（中内啓光：ヒト iPS 細胞等を用いた次世代遺伝子・細胞療法の開発研究拠点整備事業：(http://www.lifescience.mext.go.jp/download/sr 2 /sr 2 - 4 .pdf) から引用。）

個人差別、出生前診断による男女の産み分けや病因遺伝子保有胎児の中絶、精子と卵子の遺伝子診断に基づく好みの形質や能力を持った「デザイナーベビー」の誕生（図4）など、様々な社会的倫理的問題が生じている。「デザイナーベビー」とは、例えば、青い目で背が高く足が速い、知能指数が高く、乳癌や肺癌などの発生リスクが低い子どもが欲しいなど、親が望む形質をもつようにデザインされた赤ちゃんのことで、利用者と精子や卵子の提供者の遺伝情報を解析して、望み通りの子どもが生まれる確度を予測するシステムである。この技術を開発した企業は、唾液に含まれるDNAの遺伝子配列の違い（SNP）を分析して、各種の癌、アルツハイマー病、糖尿病など約120の病気リスクの他、目の色や筋肉のタイプなど計250項目を判定する事業を展開しようとした。価格は99ドル（約1万円）で、利用者は50カ国以上、日本人を含め数100万人に及んだ。これに対して、科学者から「倫理的に大きな問題がある」と批判が起き、米国食品医薬品局（FDA）は、もし遺伝子診断の判定に誤りがあれば、利用者が不適切な治療を受けかねないとして警告し販売は中止になった。他方、このデザイナーベビーの作成技術は、集中力や記憶力があり、穏やかで気が散りにくい性格が必要な盲導犬の生産などに応用されている。

近年、「ゲノム編集[10]」（図5）と呼ばれる、ゲノム内の特定の遺伝子を壊したり別の遺伝子に置き換えたりする新しい技術が開発され、人に有益な作物の生産に応用されている。また癌をはじめとする様々な疾患に対する遺伝子治療に応用されつつある。しかし、この技術は、ヒト受精卵の遺伝子改変も可能にする技術であるため、ヒト受精卵を対象とする研究は倫理的に問題があり、厳しく制限されている。

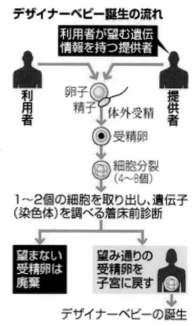

図4　デザイナーベビーの誕生の流れ
朝日新聞（2013年10月20日）から引用

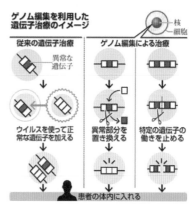

図5　従来の遺伝子治療とゲノム編集による治療の比較
朝日新聞（2016年8月25日）から引用

4　遺伝子操作は組換え実験指針、安全性と倫理規定に沿って行わねばならない。

組換えDNA技術は、基礎生物学をはじめ、医学、薬学、農学など幅広い分野で活用されている技術である。しかし、これによって、これまで自然界に存在しなかった遺伝子をもつ新しい生命体がつくられる危険性があり、実験の遂行には慎重な対応が必要である。組換えDNA実験にかかわる安全性を確保するために、我が国では1979年に「組換えDNA実験指針」が制定され、また、2000年には遺伝子組換え生物の越境移動を防止する目的で、「生物の多様性に関する条約のバイオセーフティに関するカルタヘナ議定書」が採択された。さらに、2004年には従来の「組換えDNA実験指針」に代わり、「遺伝子組換え生物等の使用等の規制による生物の多様性の確保に関する法律」が制定された。現在では、この法律に沿って組換えDNA実験が行われ、悪質な違反には懲役刑が科せられる。また、医学研究の暴走を阻止するため、医学研究者が自らを規制する倫理規範として「ヘルシンキ宣言」が採択された。現在、人を対象とする研究に対しては、文部科学省・厚生労働省・経済産業省から「人を対象とする生命科学・医学系研究に関する倫理指針（令和3年制定・令和4年改正）」が交付され、研究の科学的合理性と倫理、説明責任、個人情報の管理、研究の質と透明性の確保など厳しく規定され、実践されている。

（鈴木宏治）

第1部
いのちと医療の倫理学

第2章　医療の倫理学

1 講　生殖医療とその倫理的問題

　現在、体外受精により誕生する子供は全出生児の約 6 ％にまで至っている。1978年にヒト体外受精─胚移植による初めての児の誕生から40年が経過し、これまで様々な技術が開発されるとともに、多くの夫婦に幸せをもたらしてきた反面、多くの問題も提起されるようになってきた。ここでは、生殖医療の現状と問題点について考えてみよう。

① 生殖補助医療（ART：assisted reproductive technology）の実際

⑴人工授精

　男性の精液を遠心分離・調整の処理を行うことで、雑菌などを取り除き運動能力の高い精子を濃縮し、女性の子宮内に注入する方法である。主に精子の少ない男性の場合、膣内射精の困難な場合や性交障害の夫婦に行われる。

⑵体外受精─胚移植

　排卵誘発剤[1]を使用して育った卵胞を針で吸引し、卵胞内の卵子を採卵する。採取した卵子は精子と合わせて受精させ、受精卵となる。その後、出来る限り体内に近い環境に調整した培養液内で育て、育った胚[2]の中で最も質の良いものから子宮内に移植していく方法である（図 1）。移植した胚が着床[3]すれば、妊娠が成立する。採取した多くの卵子から良いものを選別出来る上に、着床前までに起こる問題に直接介入出来るため、高い妊娠率が期待出来る。

　卵巣への刺激は、連日の注射をすることで多くの卵子を育てる刺激周期法と、本来その月経周期に育つ卵子を育てて採卵する低刺激周期法がある。加齢などで卵巣機能が低下している方には、低刺激周期での採卵を選択することが多い。

⑶一般体外受精・顕微授精

　受精には、一定数の精子を卵子に振りかけて自然に受精を待つ一般体外受精と、運動能力の高い精子を一匹卵子の中に直接針で挿入する顕微授精がある。精子の数が非常に少ない場合や、精子がうまく卵子に入り込めない受精障害の時に顕微授精は適応になる。

1 ）卵胞刺激ホルモン製剤や抗エストロゲン剤など様々な注射や内服薬など、本来 1 個しか育たない卵子を数多く発育させる薬剤

2 ）精子と卵子を合わせ受精した卵を受精卵というが、卵割（卵の細胞分裂）が始まると「胚」という名前で呼ばれるようになる。一般的に、多細胞生物の個体発生過程の早期の諸段階のこと。

3 ）胚が分割して胚盤胞の状態になり、子宮内膜上皮と接着し、胚全体が内膜に覆われる一連の過程。

② 体外受精における問題点

　体外受精の技術の進歩で、以前は妊娠することが出来なかった夫婦にも子を授かる機会が増えてきた。体外受精により誕生した児の奇形などの異常は自然妊娠と変わらないが、長期の予後については今後の検討が待たれている。その中で、遺伝子異常（AZF 遺伝子）による精子の数が少ない男性は、男の子が生まれれば同じ遺伝子異常を引き継ぐ可能性は高い（100％）。そのため、将来同じ悩みを負う可能性がある。

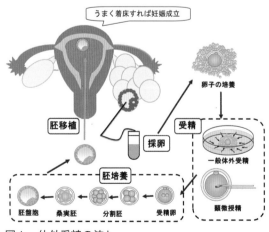

図 1　体外受精の流れ

③　精子・卵子・胚の提供について[4]

4）「生殖補助医療技術に関する専門委員会」報告書

　子供が欲しいと願う夫婦に対して、その夫婦に精子や卵子が全く無い場合に、第３者からの精子・卵子・胚の提供を受ける方法がある。日本では、実費負担分を除く金銭のやり取りは認められていない。

　近年、自分の出自を知る権利が取り沙汰されており、海外では提供者の情報を本人が希望すれば開示される国は徐々に増えてきているが、日本では基本的に匿名で、特別な場合を除き、認められていない。

⑴精子提供

　精液・精巣中に全く精子がいない場合は、妊娠は不可能である。その場合に、第３者からの精子提供を受けての人工授精・体外受精を実施する選択肢がある。

⑵卵子提供

　化学療法や早発閉経などで、若くても卵巣中の卵子が枯渇し、他の方法では妊娠が出来ない場合に限り、第３者からの卵子提供を受けて妊娠する選択肢がある。海外では、高齢患者に対しては比較的よく実施されている治療法であるが、日本ではあまり行われておらず、金銭の授受による卵子提供も認められていない。高齢が理由の卵子提供は日本では難しいため、卵子提供の認められている国で体外受精を実施する場合もある。

代理母

　日本では、受精卵を他人の子宮に移植をし、出産する代理出産は認められていない。これは、10か月という非常に長期間大きなリスクを代理母に負わせるためである。

④　着床前診断

　着床前に胚の染色体（遺伝子）を検査し、異常のある胚を子宮に移植しないことで、子供が重度の遺伝性疾患[5]に罹患することを回避したり、胚の異常による流産を回避するために実施される。日本では、「反復する体外受精・胚移植の不成功もしくは反復する流産の既往」があれば PGT-A（着床前染色体数検査）が、夫婦どちらかに染色体構造異常がある場合には PGT-SR（着床前染色体構造異常検査）が認められている。また、筋ジストロフィーなどの次世代に遺伝する確率の高く、現代医療で治療が困難な疾患については、PGT-M（着床前単一遺伝子検査）が適応になる。近年は、胚盤胞生検で採取した細胞を次世代シークエンサーを用いて検査するため、正診率は高く、流産の回避には一定の効果が認められている。現在、保険適応外の治療になるため、自費診療で実施されているが、将来的には保険適応になる可能性がある。

5）デュシェンヌ型筋ジストロフィー、筋強直性ジストロフィー、Leigh 脳症、副腎白質ジストロフィー、オルニチントランスカルバミラーゼ欠損症が現在認められている。

⑤　卵子・卵巣組織凍結について

　がん治療の中で化学療法や放射線療法は性腺毒性が強く、若年者へのがん治療により卵巣機能が極度に低下する場合がある。そのため、がん治療前に精子、卵子もしくは卵巣組織を凍結保存しておく技術がある。本治療は、がんの診断を受けた上で治療に入る前の非常に短い期間に意思決定をしなければならない。また、がんの治療前に侵襲的な処置を行う必要がある。本治療は自費診療になるため、がん治療前に大きな患者負担となるため、諦める患者も見られたが、2021年４月より公的助成金が拠出されることになり、患者負担は大きく軽減されることになった。

（前沢忠志）

2講　脳死と臓器移植

　医学・医療の進歩により、生命を維持するための重要臓器が障害を受け機能喪失に陥った際、それに代わる治療法には人工臓器を使用した治療と臓器移植とがある。そのうち臓器移植は免疫学や外科学などが高度に進歩した現代医学の成果の一つともいえる治療法である。現在行われている臓器移植は"同種移植"であるが、同じヒトからの臓器提供が絶対条件となっている。特に心臓移植は機能的には正常な心臓を提供者〔ドナー〕から提供されなければ臓器受容者（レシピエント）に移植されても機能することができないため、全く元気な心臓をもつ脳死患者からの臓器提供が必要となる。ここでは脳死患者からの心臓移植を想定し、この問題に絡む倫理上の問題点について解説する。

① 心臓移植にはなぜ脳死患者からの臓器提供が必要か

　臓器移植によって移植された臓器がレシピエントの体内で機能を維持するには、ドナーから提供される時にその臓器の機能が十分保たれていなければならない。正常の臓器が常温で血流が停止した場合、機能が失われるまでの時間を温阻血時間というが、重要臓器の温阻血時間は（表1）に示す。その結果血流が停止してからドナーから臓器を取り出しレシピエントに急いで移植手術をしても、ほとんどの重要臓器はその間に障害を受けるため、レシピエントに移植されたとしても機能を維持することはできない。そこで心臓移植を成功させるためには第一にいかに新鮮な心臓をドナーから提供を受け、手早くレシピエントに移植するかがカギになる。その結果心臓移植では従来の心臓死からの移植は成り立たず、脳死患者からの臓器提供が必要条件となる。

表1　各臓器の非可逆的温阻血障害発生時間

脳	3 ～ 6分
肺	16 ～ 30分
心・心肺	30 ～ 40分
腎・肝	80 ～ 100分
皮膚・角膜	6 時間

② 心臓死と脳死

　人間の死の判定は、従来から人間の生命現象の担い手として中心的な役割を演じている肺・心臓および脳の機能が不可逆的停止を確認して死の判定を行ってきた。すなわち呼吸停止、心拍停止および瞳孔散大と対光反射消失（死の三徴候）を確認した後、死亡と判断されてきたのである。

　しかし、近年医療技術を支える人工呼吸器など生命維持装置が急速に進歩してきたことにより脳が死んだ状態でも呼吸や血液循環など、脳以外の身体部分の機能を人為的に生前に近い状態で（通常は 3 ～ 7日くらい）維持することができるようになった。こうなると脳が死に陥り回復することのない人間を、長期間にわたって医療行為を行い高額の医療費を使うことの是非や死者をあたかも生きているかのように見せかけた状態に置き続けることの是非が問われるようになった。それに加えて、わが国では脳死という概念がなかったため、脳死者からの臓器移植が受けられないために海外諸国に出向いて臓器移植を受ける人が多く出るようになり、諸外国から臓器泥棒といわれるようになったこともあり、わが国でも脳死判定法を含めて脳死からの臓器を取り出すことの是非について宗教学者・法律学者・社会学者を含めて議論がなされた結果、脳の死を人間の個体死とする脳死下臓器移植法が1997年に制定された。

③ 脳死とは

　脳は大別して三つの部分、即ち大脳、小脳および脳幹から成り立っている（図1）。

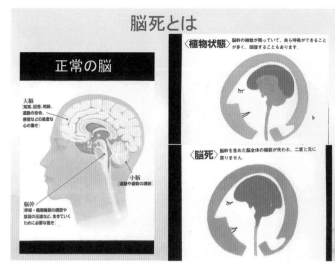
図1

表2　わが国の脳死判定基準

（1）深昏睡
（2）自発呼吸の消失
（3）瞳孔固定（瞳孔径は左右とも4mm以上）
（4）脳幹反射の消失
　（a）対光反射の消失
　（b）角膜反射の消失
　（c）毛様脊髄反射の消失
　（d）眼球頭反射の消失（人形の目現象）
　（e）前庭反射の消失
　（f）咽頭反射の消失
　（g）咳反射の消失
（5）平坦脳波
（6）時間経過
（1）～（5）の条件が満たされた後、6時間経過をみて変化がないことを確認する

大脳は、運動・感覚をつかさどる中枢であるとともに記憶や思考などの精神機能の中枢でもある。小脳は運動調節の中枢で、体の平衡と円滑な動きをつかさどっている。脳幹は生命維持に必要な呼吸や循環など体の臓器の作用を正常に保つ中枢である。この大脳、小脳および脳幹の三者の機能が正常に働くことによって、われわれは人間として正常な生命活動が営まれることになる。

そこで脳の死とは「それらすべての脳の機能が不可逆的に喪失した状態」をいうのである。大脳の機能がすべて失われていても、脳幹部の機能が残っておれば脳幹反射や自発呼吸の能力が維持されることになり、このような状態を「植物状態」という。即ち全脳の死を個体死とするのが脳死である。

4　脳死判定

脳の死を簡単に判断できるのだろうか。回答は「ノー」である。臓器移植を行っている世界の多くの国においても、脳死判定基準は必ずしも一致しているものではない。即ち、米国は全脳死をもって、英国は脳幹死をもって脳死としているため、その判定基準は若干異なりがある。

わが国においては、1992年「臨時脳死及び臓器移植調査会」、1985年「厚生省脳死に関する研究班」（竹内一夫班長）がまとめた「脳死判定基準」が尊重され、国会に答申され、1994年臓器移植法案が国会で審議された結果、それが日本の脳死判定基準（表2）とされた。しかし、この判定基準には、1）6歳未満の小児2）脳死と類似した状態になる急性薬物中毒、低体温、代謝・内分泌障害患者について脳死判定はできないとされている。

その結果、1997年わが国の臓器移植法案が国会で成立し、脳死患者からの臓器移植が開始されたが、小児の脳死判定ができなかったため2010年までは小児の心臓移植ができなかったのである。

5　脳死臓器移植法案と臓器移植

臓器移植を前提に脳死からの臓器移植に関する法律は1997年6月に成立し、10

月より施行された。しかし、この法律の最も厳しい条件になったのは、ドナー予定者の生前の意思表示と家族の承認が必要条件とされていた。そのため脳死患者になった患者家族が臓器提供を希望しても、脳死患者本人の意思表示（ドナーカード所持）がないと臓器提供を受けることができなかった。その結果、脳死患者からの臓器移植症例数は少なく、実効性のない法律との批判があった。そこで、2010年7月に法案が改正されて、現在では生前の意思が不明確でも家族が承認すれば臓器提供ができるようになり、また15歳未満のドナーからの臓器提供も可能になった。

⑥　移植ネットワークと移植コーディネーター

わが国で臓器提供を待つ人は約14,000人であり、そのうち移植を受けられる人は400人にも満たない。従って善意で提供された臓器を無駄なく効率的に、しかも平等に移植される必要がある。そこで（社）日本臓器移植ネットワークが設立され、全国を東日本・中日本・西日本支部の三地区に分け、移植コーディネーターが24時間対応して臓器提供の意思のある患者さんとの交渉およびその臓器が最適のレシピエントに移植されるまでの橋渡し、および移植施設や医療機関などと連携して移植がスムーズに行われるために中立公平な立場で司令塔の役割を担う機関として体制を整備されている。

移植コーディネーターとは臓器移植・組織移植・骨髄移植などにおいてドナーとレシピエントの間の調整する医療専門職で、各県の腎バンク等で臓器移植の普及啓蒙活動も併せて行っている。

⑦　臓器移植と種類

移植には提供者（ドナー）と受容者（レシピエント）の関係で1）自家移植　2）同系移植　3）同種移植　4）異種移植　があるが、現在行われている移植は人から人への同種移植が主流である。一方、移植には自家移植以外の臓器を移植すると免疫反応が生じるが、それによる拒絶反応の強さは同系→同種→異種の順に強くなる。折角移植された臓器がレシピエントの体の中で長く機能を維持するためには拒絶反応のチェックと拒絶反応を抑える免疫抑制剤の適正な使用が必要になってくる。近年、ステロイド・サイクロスポリンＡのほか多くの優れた免疫抑制薬が使用可能になり、移植後の予後は良くなってきた。

また、わが国で行われている臓器移植は（表3）の各臓器について行われている。この中で肺・肝臓・腎臓は元気なドナーの臓器の一部を取り出して移植する生体臓器移植が行われている。生体臓器移植のドナーは特に肺および肝臓はレシピエントの近親者が提供することが多いが、腎臓については近親者以外に東南アジアなど後進国の人の腎臓を目的に海外渡航移植を希望する患者が多いことは倫理上大きな問題として考えなければならない。

⑧　心臓移植について

心臓移植は脳死患者からの臓器提供が必要な代表的なものであり、臓器移植の際の医学的問題や倫理的・社会的問題について理解しやすいので、心臓移植を例にとり以下項目について、講義で詳しく解説する。
1）レシピエントの適応基準と絶対的適応除外条件について

表3　わが国で行われている臓器移植

心臓移植　心肺移植
肺臓移植
肝臓移植
膵・膵島移植
小腸移植
腎臓移植
皮膚移植　角膜移植

2）心臓移植適応決定の手順について
3）心臓移植レシピエントの医学的緊急度と適応患者選定について
4）心臓移植に伴う倫理的問題について
5）心臓移植に伴う社会的問題

〈参考資料〉
＊日本医師会　生命倫理懇談会（1990）「説明と同意についての報告」平成2年1月9日
＊日本心臓移植研究会（1990）「心臓移植のための指針」平成2年5月発行
＊日本胸部外科学会臓器移植問題特別委員会（1990）「臓器移植の社会的問題再考」―臨時脳死及び臓器移植に関する調査会に向けて―平成2年10月
＊NEW 外科学（改訂第3版）（2012）南江堂　「臓器移植」p163-191

⑨　臓器移植法案成立後のわが国における臓器移植の現況

　わが国における臓器移植医療は、世界の先進国に比べて現在でも遅れをとっている状態である。それは決して医療技術が遅れているのではなくて、移植医療に対する社会環境が整ってきていないことが最大の原因のように思われる。

　1997年臓器移植法案が制定されて脳死下で初めて臓器提供者が出て以来、昨年末までの総数は796例で、その年次別推移は（図2）に示す如くである。2010年臓器移植法案が改正されてからは、臓器提供者は少し増加傾向にはあるが、（図3）に示す如く移植希望登録者数から見ると極めて少ない状況にあるのが現状である。一方、脳死患者さんから貴重な臓器提供の恩恵を受けられ、これまでに移植手術を受けられた患者さんの5年生存率は、心臓・心肺同時移植が92.8%、肺・心肺同時移植が73.5%、膵臓・膵腎同時移植が93.0%、肝・肝腎同時移植が83.7%、小腸移植が74.6%、腎臓移植が91.3%となっており、この5年生存率は世界でも最も優れた成績といえる。

　この様に脳死下の臓器移植は先進国を含め、臓器提供者は十分でなく移植医療を今後発展させるためには世界の人々が移植医療について理解を深めることが求められている。

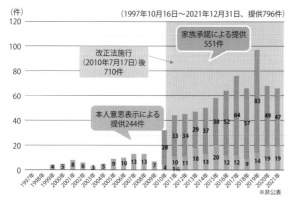

図2　わが国における臓器提供件数
（https://www.jotnw.or.jp/explanation/07/07/）

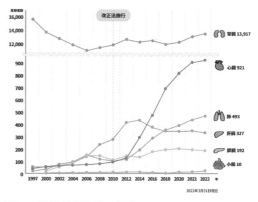

図3　移植希望者数の推移
（https://www.jotnw.or.jp/explanation/07/04/）

⑩　おわりに

　我々の体の重要臓器が機能を維持できなくなったときの治療を代替医療というが、これにはこれまで述べた移植医療と人工臓器を用いた医療がある。心臓や腎臓など重要臓器に対する人工臓器による医療は比較的短期間の治療までは可能であるが、長期の人工臓器での医療には問題があり、完全に人工臓器での生命延長には今後さらに精密な人工臓器の開発研究が必要になる。それまでは移植医療が当分重要な役割をもつことより、われわれも興味を持って勉強すべきであると考える。

（矢田　公）

3 講　終末期医療の課題—リビング・ウイル、アドバンス・ケア・プランニング、延命治療、尊厳死

　重症の脳の病気の進行期、あるいは高齢者の終末期には、動いたり話したりすることは勿論のこと、自力で食物を飲み込むことや呼吸することもできなくなる時期を迎える。最期の迎え方には、個人と国民の人生観、宗教、死生観が大きく影響する。欧米では、高齢者の場合、自力で摂食しなくなった時が寿命だとして自然死を選ぶ考えが一般的であるのに対して、日本では胃ろう（瘻）に代表される延命治療を施されることが多く、意思疎通もなく寝たきり状態で人工的に生存している高齢者が多い。しかし、近年は自分らしい最期を迎えたいという希望が増え、リビングウイルや事前指示を実践し、尊厳死や平穏死を求める動きも強くなった。これらの内容を理解し、具体的に考えてみる。

1)　終末期とは「病気の末期、あるいは高齢のために、自力では生きることが困難となった不治で回復不能な状態」のことで、生命維持の処置を講じなければ比較的短期間で死に至ることが予測される状態。

2)　延命処置. 病気を治す医療処置ではなくて、回復しないことや死が避けられないことが明らかなものに対して、生命を延ばすことを目的に行われる処置。癌末期や終末期高齢者の人工的栄養補給や人工呼吸器使用など。

3)　胃ろう（胃瘻、PEG）. 腹壁と胃の壁に穴を開けてトンネルを作ったもの（図1）。ここに管を通して、水分栄養補給に使用される。使用しないときは、注入口はボタンで閉鎖されている。

4)QOL. Quality of life の略。患者の人間性の満足度を相対的に計る尺度で、「いのち（生命）の質」、「生活や健康状態の満足度」などと訳される。

5)　自然死、平穏死. 回復が望めず死が避けられない終末期において、苦痛を取り去るための緩和医療だけを受容し、望まない延命処置は受けることなく死を迎えること。「日本尊厳死協会」などは、リビングウイルに基づく平穏死を社会的・法的に認めることを要求している。

6)　安楽死. 回復が望めず死が避けられない終末期に、強い肉体的・精神的苦痛を持つ患者が積極的な死を望むときに、一定範囲内で医師がそれを手助けすること。

① 高齢者の終末期[1)]の迎え方。日本の延命治療と欧米の自然死

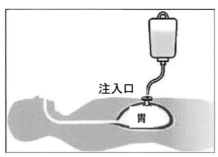

図1　胃ろう[3)]

　高齢者や認知症の末期には、徐々に衰弱が進み、意識がはっきりしない状態になって、自分では食べようとしない、あるいは飲み込もうとしない摂食困難状態になる。欧米のキリスト教圏では、このような時期が人生の最期という考えが普通で、特別の医療処置をすることなく、家族や友人、聖職者などに囲まれて静かに人生の最期を迎えるのが一般的である。これとは対照的に、日本では自分で摂食できなくなると延命処置[2)]が講じられ、点滴、あるいは胃ろう[3)]（図1）から胃に挿入した管を通じて、水分や栄養を補給することが一般化しており、慢性疾患対応病棟や特別養護老人ホームには、意識がないままに寝たきり状態で管をつけられた老人が多数収容されている。胃ろうは元々は口から摂食できない元気な小児や若人の栄養摂取の手段として開発されたものであるが、日本においては、嚥下の回復が将来にわたって見込めない寝たきり老人の延命目的に、長期にわたって使用されており、その数は25万人とも50万人に達するともいわれる。このような事態を招いた一因として、患者自身の終末期の迎え方の意思が明確でないために、本人の希望や QOL[4)] よりも、家族や医師の都合が優先されてしまうという実態がある。

② 終末期への備えとインフォームドコンセント

　欧米諸国では、終末期の患者の最期の迎え方、つまり治療の中止や自然死（平穏死）[5)]は、患者の権利として認められている。更に進んで、西欧の数か国と米国の数州では、患者の死を幇助する安楽死[6)]を認めているところすらある。対照的に、日本では、患者の希望を尊重することよりも家族や医師の都合が優先されることが少なくない。また、終末期の患者に医療処置を行わないことを、治療放棄とみなして許容しないという社会的風潮もある。高齢者の延命医療を中止した医師の行為をマスコミが殺人として取り上げた事件も、最期を自然に任せることを躊躇させる大きな要因になっている。

　米国では、高齢者が病院や老人施設に入るときには、本人と家族が施設側と十分に話し合って、事前指示書作成とその代理実行者を決めておくことが義務付け

られているという。これには、高齢者の健康状態や病気の予後について、患者本人が十分な説明を受けて理解している（インフォームドコンセント：IC）[7]ことが前提となっている。日本でも、ICを徹底したうえで、本人が事前指示書を作成し、本人が自分で判断できない状態になった時に代理実行者がそれを執行できる制度と社会的環境づくりが必要である。また、日本では宗教や死生観の影響もあって、死を忌むべきものとして避け、死について語る・相談するという習慣がなかった。しかし、平均年齢が80歳を超えて高齢人口が大きな割合を占め、医療内容や延命についても様々な選択肢が存在する現状を考えると、終末期と死について他人任せにせず、自らの希望を積極的に表明しておくべき時代に我々は生きているのである。

③ リビングウイルと事前指示書

　近年、日本でも、家族任せ・医師任せにすることなく、判断力と意識がしっかりしている時から、来るべき死に備えて、自分の意思を文書にして、家族や医療機関に伝えておくという考え方が広がってきている。高齢で、あるいは病気で、回復の見込みがないときに、どのように対処して欲しいか、延命処置をして生き続けたいのか、苦痛を除く緩和医療だけで積極的な延命治療はせずに自然死を望むのか、これを明確にして文書にし、家族や医師に伝えておく。このような文書は、リビングウイルとか事前指示書[8]と呼ばれる。具体的文例を次頁に掲げる。

④ アドバンス・ケア・プランニング（ACP）

　アドバンス・ケア・プランニング（Advance Care Planning：ACP）（事前医療・ケア計画[9]）とは、患者本人と家族が医療者や介護提供者などと一緒に、現在の医療や介護だけでなく、意思決定能力が低下する場合に備えて、あらかじめ、終末期を含めた今後の医療や介護について話し合うことや、本人に代わって本人の意思を代弁する者を決めておくプロセスである。この話し合いは、入院や入所のたびごとに繰り返し行われ、その都度、文書として残され、当然ながら、本人の意思（自己決定権）が最優先される。

　リビング・ウィルや事前指示書は、病気のあるなしにかかわらず、いつかは理性的判断ができなくなることを想定して、自分自身の人生の終末期には、このようにして欲しいと希望を述べておく書類であり、特定の医療施設や介護施設を想定しているものではない。一方、ACPにより作成される文書は、本人が、家族を交えて、当該の医療者や介護提供者と話し合った結果に基づき作成される書類であり、当該医療施設や介護施設に対する具体的事前指示書に該当する。

　ACPは、元々は英語圏で実践され発展してきた概念である。わが国においては、厚生労働省が、射水市民病院呼吸器取り外し事件後の2004年に初出し、2018年に3度目の改訂版を出した「人生の最終段階における医療の決定プロセスに関するガイドライン」において、ACPの概念が導入された。この「ガイドライン」に従って終末期医療に対応することに対し、診療報酬・介護報酬を上乗せすることにより、国の政策としてACP実施を後押ししている。

（葛原茂樹／佐々木良元）

7）インフォームドコンセント（imformed consent：IC）．患者が自分の病気について、治療法や予後について十分な説明を受け、理解し、納得したうえで下す決断。いつでも自由に変更や中止をすることができる。

8）リビングウイル（living will）と事前指示．終末期（回復しない病気の末期や、認知症や脳の病気で判断力や意識を失った状態）になった時の医療についての希望を、判断力や意識がはっきりしている間に示した文書。遺言が死後の遺産分配に関するものであるのに対して、判断力を喪失した状態で生きている間の自身の医療処置に関する文書による指示である。

9）アドバンス・ケア・プランニング（ACP）に本人の意志を尊重して、当該施設において今後の医療や介護、意志決定能力が低下した終末期の対応について話し合うプロセスであり、本人のリビングウィルもACPの文書の中に含まれる。

〈参考文献〉
・浅井 篤 他（2004）医療倫理．勁草書房．
・ウィリアム・H・コルビー（大野善三他、訳）（2012）死ぬ権利はだれのものか．西村書店．
・日本尊厳死協会編（2013）新・私が決める尊厳死。「不治かつ末期」の具体的提案．日本尊厳死協会．
・葛原茂樹（2012）自然死か人工的延命か―胃ろう問題から見た高齢者の終末期対応の日欧比較と、わが国での自己決定権確立に向けて―．鈴鹿医療科学大学紀要19：15-27．
・会田薫子（2011）延命医療と臨床現場．人工呼吸器と胃ろうの医療倫理学．東京大学出版会．
・宮本顕二他（2015）欧米に寝たきり老人はいない．自分で決める人生最後の医療．中央公論新社．
・日本老年医学会「ACP推進に関する提言」2019年．（https://www.jpn-geriat-soc.or.jp/proposal/acp.html）

終末期医療に関する事前指示書（例）（右ページの説明を参考にして下さい）

※ 終末期とは、不治で回復不能で、「生命維持処置を行わなければ、比較的短期間で死に至る」状態

※ 別紙の＜各項目の説明＞ を参考にして作成して下さい。
〇 項目ごとにあなたの意思に沿った内容を書いておきましょう。なお、分からないことや決められないことは書かなくても構いません。
〇 書いた内容はいつでも修正・撤回できます。また、定期的に見直すことも重要です。変更したときは、その日付を必ず記入しておきましょう。
〇 作成するときは、医師やご家族、親しい人と相談のうえで行うとともに、この書面の存在を、医師やご家族、親しい人と共有しておきましょう。

作成日　　（西暦）　　　　　年　　月　　日
本人（作成者）自署

以下の項目は、私の自由意思で判断した終末期医療についての私の希望です。

1 基本的な希望（希望の選択肢をチェック）
（1）痛みなど
　　□ できるだけ抑えてほしい（□ 必要なら鎮静剤を使ってもよい）
　　□ 自然のままでいたい
　　□ その他（　　　　　　　　　　　　　　）
（2）終末期を迎える場所
　　□ 病院　□ 自宅　□ 施設　□ 病状に応じて
　　□ その他（　　　　　　　　　　　　　　　　　）
（3）上記以外の基本的な希望（自由にご記入ください。）

2 終末期になったときの希望（希望の選択肢をチェック）
（1）心臓マッサージなどの心肺蘇生法
　　□ 希望する
　　□ 希望しない
　　□ その他（　　　　　　　　　　　　　　　　　　　　　　　）
（2）延命のための人工呼吸器
　　□ 希望する
　　□ 希望しない
　　□ その他（　　　　　　　　　　　　　　　　　　　　　　　）
（3）抗生物質の強力な使用　□ 希望する　□ 希望しない　□ その他（　　　　　）
（4）胃ろうによる栄養補給　□ 希望する　□ 希望しない　□ その他（　　　　　）
（5）鼻チューブによる栄養補給　□希望する　希望しない　□ その他（　　　　　）
（6）点滴による水分の補給　□ 希望する　□ 希望しない　□ その他（　　　　　）
（7）上記以外の希望（自由にご記入ください。）

3 あなたの判断能力が失われたとき、あなたに代わってあなたの希望を代弁してくれる人

氏名	あなたとの関係
住所	携帯電話： メール：

※ この「終末期医療に関する事前指示書」は、国立長寿医療研究センターの「私の医療に対する希望（終末期になったとき）」を参考に葛原茂樹が作成したものです。

＜参考：各項目の説明＞

出典：国立長寿医療研究センター

	説明
1 基本的な希望	（1）痛みなど ・ 強い鎮痛薬（麻薬系鎮痛薬等）で痛みを抑えると、意識が低下する場合が多くあります。 ・ 鎮静剤を使うと、意識は低下するが、副作用で呼吸が抑えられることが多くあります。 ・ 「自然のままでいたい」とは、できるだけ自然な状態で死を迎えたい、したがって、ある程度痛みがあっても、強い薬で意識レベルを低下させることは避けてください、という希望です。
2 終末期になったときの希望	（1）心臓マッサージなどの心肺蘇生法 ・ 心肺蘇生とは、死が迫ったときに行われる、心臓マッサージ、気管挿管、気管切開、人工呼吸器の装着、昇圧剤の投与等の医療行為をいいます。 ・ 心臓マッサージをすると、心臓が一時的に動き出すことがあります。 ・ 気管挿管の場合、必ずしもすぐに人工呼吸器を装着するわけではなく、多くの場合、手動のバッグ（アンビューバッグ）を連結して医療スタッフが呼吸補助をします。この行為により、一時的に呼吸が戻ることがあります。
	（2）延命のための人工呼吸器 ・ 終末期の疾患の違いにより、装着後、死亡するまでの期間は異なります。
	（3）抗生物質の強力な使用 ・ 感染症の合併があり、通常の抗生剤治療で改善しない場合、さらに強力に抗生物質を使用するかどうかの希望です。
	（4）胃ろうによる栄養補給 ・ 事前に内視鏡と若干の器具を用い、局所麻酔下に開腹することなく、栄養補給のための胃ろうを作る手術（経皮内視鏡的胃ろう造設術）を受ける必要があります。鼻チューブよりも一般的に管理しやすい方法です。
	（5）鼻チューブによる栄養補給 ・ 胃ろうや鼻チューブでは、常に栄養補給ができます。しかし、終末期の状態では、供給された栄養を十分に体内に取り入れることができないため、徐々に低栄養になります。また、栄養剤が食道から口の中に逆流して肺炎を合併することがあります。
	（6）点滴による水分の補給 ・ すぐに重度の脱水にならないようにできます。栄養はほとんどなく、次第に低栄養が進行します。 ・ このほかに、太い静脈に点滴チューブを通し、より多くの栄養を持続的に入れる高カロリー輸液（ＩＶＨ）という方法がありますが、胃ろう・鼻チューブでの栄養補給のときと同様、終末期では徐々に低栄養になります。また、点滴チューブを介した感染症を起こすことがあります。

※ 医療行為について分からないことは、医師に相談するようにしてください。

4講　緩和ケア

　WHO による2002年の定義に基づきわが国でも2016年のがん対策基本法の改正に際し緩和ケアの定義が法律に盛り込まれた。緩和ケアの実践においては①多角的アセスメントとマネジメント、②学際的チームアプローチによるケア、③患者・家族を中心としたケア、の３つの要素が重要である。そのため医療者は質の高い緩和ケアを実践するために緩和ケアについての正しい理解が必須である。

1 緩和ケアとは

　緩和ケアとは1970年代にカナダで提唱された考え方で、ホスピスケア（死にゆく人への全人的アプローチ）の考え方を受け継ぎ、国や社会の違いを超えて人の死に向かう過程に焦点をあて、積極的なケアを提供することに主眼を置いたケアである。1990年に WHO が緩和ケアの定義を作成し、2002年に改定し現在に至る。1990年に定義された緩和ケアとは

> 「緩和ケアとは、治癒を目指した治療が有効でなくなった患者に対する積極的な全人的ケアである。痛みやその他の症状のコントロール、精神的、社会的、そして霊的問題の解決が最も重要な課題となる。緩和ケア目標は、患者とその家族にとってできる限り可能な最高の QOL を実現することである。<u>末期だけでなく、もっと早い病期の患者に対しても治療と同時に適用すべき点がある。</u>」

と記載され、主に終末期患者が対象の定義であった（図1）。
　その後2002年に改定された緩和ケアの定義では

> 「緩和ケアとは、<u>生命を脅かす病に関連する問題に直面している患者とその家族</u>の QOL を、痛みやその他の身体的・心理社会的・スピリチュアルな問題を<u>早期に見出し的確に評価を行い対応すること</u>で、苦痛を予防し和らげることを通して向上させるアプローチである。」[1]

と変更されている（図2）。主な変更点として、対象者が患者だけでなく患者家族も含まれる点、緩和ケアが必要となる時期が終末期だけでなく、早い段階（診断時）より提供されることが求められている点である。
　また緩和ケアの実践として WHO より以下の内容が提示されている。
・痛みやその他のつらい症状を和らげる
・生命を肯定し、死にゆくことを自然な過程と捉える
・死を早めようとしたり遅らせようとしたりするものではない

1）特定非営利活動法人日本ホスピス緩和ケア協会ホームページ

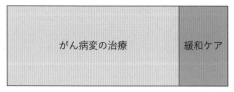

図1

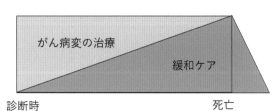

図2

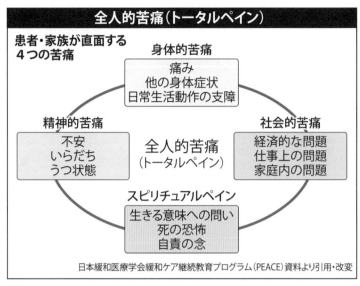

全人的苦痛（トータルペイン）

患者・家族が直面する4つの苦痛

身体的苦痛
痛み
他の身体症状
日常生活動作の支障

精神的苦痛
不安
いらだち
うつ状態

全人的苦痛
（トータルペイン）

社会的苦痛
経済的な問題
仕事上の問題
家庭内の問題

スピリチュアルペイン
生きる意味への問い
死の恐怖
自責の念

日本緩和医療学会緩和ケア継続教育プログラム（PEACE）資料より引用・改変

図3

・心理的およびスピリチュアルなケアを含む
・患者が最期までできる限り能動的に生きられるように支援する体制を提供する
・患者の病の間も死別後も、家族が対処していけるように支援する体制を提供する
・患者と家族のニーズに応えるためにチームアプローチを活用し、必要に応じて死別後のカウンセリングも行う
・QOLを高める。さらに、病の経過にも良い影響を及ぼす可能性がある
・病の早い時期から化学療法や放射線療法などの生存期間の延長を意図して行われる治療と組み合わせて適応でき、つらい合併症をよりよく理解し対処するための精査も含む[2]

2）日本語定訳：2018年6月緩和ケア関連団体会議作成

これらを実践するにあたり、患者・家族のかかえる苦痛を（身体的苦痛）、（精神的苦痛）、（社会的苦痛）、（スピリチュアルペイン）として捉え（全人的苦痛；トータルペイン）として評価（図3）し全人的なケアが必要となる。そのためには多角的な視点でのディスカッションと専門性に基づいた対処、多職種によるチームアプローチが必要となる。

② 日本における緩和ケア

　日本の緩和ケアは1973年大阪の淀川キリスト教病院で柏木哲夫による「死に逝く人たちのための組織されたケア」のチーム活動に始まった。その後1981年に浜松の聖隷三方原病院に国内初のホスピスが開設され、1990年代には公的保険制度のもと発展した。

　その後2006年にがん対策のための国及び地方公共団体等の責務を明確にし、施策推進を目的に定めたがん対策基本法（法律第98号）が成立した。本法律のなかで早期からの痛みなどの緩和、居宅医療連携協力体制、医療従事者への研修が盛り込まれた。翌2007年には本法律を基に総合的かつ基本的な推進を図るためがん対策推進基本計画が策定された。全体目標に「すべてのがん患者及びその家族の苦痛の軽減並びに療養生活の質の維持向上」が取り組むべき課題の一つとして掲

げられた。2016年12月に本法の改正が行われ、「緩和ケア」の定義が第十五条に明記されたこと、第十七条に「緩和ケアが診断の時から適切に提供されるようにすること」と明確に示された。2017年10月第3期基本計画が策定され分野別施策3．がんとの共生（1）にがんと診断された時からの緩和ケアが掲げられている[3]。

3）厚生労働省：がん対策推進基本計画（第3期）平成30年3月9日閣議決定

3 これからの課題

・非がん患者への関与

　WHOの定義では、緩和ケアの対象となる疾患を特定もの（がん）に限定していない。慢性心不全などの心疾患、慢性閉塞性肺疾患などの呼吸器疾患、筋萎縮性側索硬化症などの神経難病などにも同様の苦痛症状緩和のニーズは高い。がん患者と同様に非がん患者への緩和ケアの提供が求められている。
（2022年現在日本における保険診療上は「主として苦痛の緩和を必要とする悪性腫瘍の患者又は後天性免疫不全症候群（エイズ）の患者」となっている）

・ライフステージごとの対応

　小児緩和ケア、AYA世代の思春期・若年成人は壮年期と比較しライフイベント（結婚、妊娠、出産、就職など）が異なり社会からの支援が求められる[4]一方で、例えば介護保険は40歳未満では利用できないなど社会的な脆弱性を伴っている。また高齢者では併存疾患や自立性の低下を伴う認知症などへの対応も必要となり、ライフステージの特徴に適した緩和ケアの支援体制の整備が必要である。

4）Lewis DR et al: Adolescent and young adult cancer survival. J Natl Cancer Inst Monogr 49: 228-235, 2014

・社会への緩和ケアの普及啓発

　2014年に行われた内閣府による世論調査では「緩和ケアを知っている；67.4％」、「緩和ケアを開始すべき時期は診断時である；57.9％」、「医療用麻薬は正しく使用すればがんの痛みに効果的だと思う；55.7％」と緩和ケアの普及啓発については十分とは言えない現状がある。今後社会と医療との距離を一層近いものとして緩和ケアの普及啓発に努力が求められる。

（渡部秀樹）

Memo

5 講　医の倫理とインフォームドコンセント

　倫理 Ethics とは、ものごとの善悪を判断するときの基準に関すること、と考えられる。似た言葉に道徳 Morality があるが、道徳とは、一般的に、社会において人々がよりどころとする規範を確認するもの、と、定義されている。現代の医療現場には、いろいろな問題が起きており、そして、目の前の患者たちの苦しみ、問題の解決にあたる責務がある私たちには、それらの問題の最適解を導き出す能力が求められている。そのために、私たちはどうすればいいのだろうか。問題を解決するにあたり、よりどころとすることができる、規範としての医療倫理、が存在するのだろうか。

1）Profession：専門職業のこと。その語源 Profess は、公言する行為を意味し、ある生き方について自発的に神に誓約すること、具体的には、修道院などに入った人の活動を指すもので、高いモラルの理想に忠実で、ごまかしのない生き方に入ることを神に約束した人、ということ。

2）Professionalism：Profession たちが持つべき、使命感や倫理のことを Professionalism と呼ぶ。

3）Profession は、神父など神職のほか、医師、弁護士、会計士や建築士など、医療系では、薬剤師、看護師、理学療法士など、拡大されてきている。Profession の拡大は、それら専門職の確立によるものであるが、つまり、社会の機能の進歩に伴うものと考えられる。

① 「ヒポクラテスの誓い」プロフェッショナリズム

　「医学の父」と称されるヒポクラテス（BC460頃-370頃）は、古代ギリシアのコス島で代々医師である家系に生まれ、名医であると同時に、たくさんの弟子を育てたよき指導者でもあった。のちに、その弟子たちによって、書き残されたのが、「ヒポクラテスの誓い」で、この文章は、Profession[1] として、神に誓う、という形式で始まり、有名な「私は能力と判断の限り患者に利益すると思う養生法をとり、悪くて有害と知る方法を決してとらない」や「他人の生活について秘密を守る」などが綴られている。

② 父権主義的医療

　「ヒポクラテスの誓い」は、Profession としての医師の守るべき倫理指針 Professionalism[2] を自律的に規定する目的で書かれ、社会機能としての医師の立場と役割を規定し、患者と医師との関係に強い影響を及ぼすことになった[3]。

　「私は能力と判断の限り患者に利益すると思う養生法をとり、悪くて有害と知る方法を決してとらない。」は、医療における価値判断の基準は、あくまでも医師である「私」にあり、患者や家族にはない、と理解され、患者は専門家である医師の考えに盲目的に従うべきで、医師を患者よりも圧倒的に強い立場に置くことにつながる。厳格な父親（ラテン語で Pater）が無知な子供を教え導くような父子関係に似ている、ということから、このような考え方を父権主義 Paternalism と呼ぶ。

　ヨーロッパでは教会が権威的に社会を強く支配する中世の時代が長らく続き、医学自身も、ヒポクラテスの時代からほとんど進歩がなかったことから、父権主義的医療は、特に問題もなく当然のように社会に受け入れられ、長く行われてきた。

③ 父権主義的医療の混迷

　しかし、科学技術の発達による現代の医学と医療技術の進歩は、それまで不可能だったことを可能とした。例えば、自分では動けなくなり、食べることもできなくなった患者に、栄養点滴や胃瘻からの経管栄養を行うことで、自発呼吸が止まってしまった患者には、人工呼吸器を装着することで、生存期間を延長することが可能となった。原因が不明で、治療方法が確立していない難病の患者に、これらの延命処置を行えば、疾患の根本治療はできないままでも、生存期間の延長を行うことが可能になった。

　ところが、このような形での生命や人生が、その患者自身や家族にとって、望ましいことなのか、という問題提起がされる。また、医療過誤という問題も大きくなった。

医師の判断や指示に従った結果、利益がないどころか、想定外の結果となった場合でも、それを引き受けるのは、患者自身と家族である。医学と医療技術の進歩が、それまで当然とされてきた父権主義的医療に、大きな疑問符をつきつける状況をもたらすことになった。

④ 新たな医療倫理のありかた

このような状況の中で、「ヒポクラテスの誓い」に代わり、患者の権利、自己決定権という考え方が生まれた。1973年に、アメリカ病院協会が宣言した「患者の権利章典」[4]では、「患者は」という主語から始まる文章が箇条書きで述べられている。

「患者は、自分の診断・治療・予後について完全な新しい情報を自分に十分理解できる言葉で伝えられる権利がある。」、「患者は、何らかの処置や治療をはじめる前に、インフォームド・コンセント Informed Consent を与えるのに必要な情報を医師から受ける権利がある。」、「患者は、法が許す範囲で治療を拒絶する権利があり、またその場合には医学的にどういう結果になるかを知らされる権利を有する」など、インフォームド・コンセントの基本的な考え方、その方法が記載されている。

我が国では、手術中に無断で輸血を受けたことで、宗教上の理由により輸血を拒否する権利を侵害されたと、患者が医師と国を訴えた裁判が提起され、最高裁は「患者への説明を怠ったことにより、患者の意思決定をする権利・人格権を侵害した」という判決を2000年に下し、以後、患者の自己決定権が確立した。患者や家族へのきちんとした説明と了解なしに、医師の判断だけで医療を行うこと、が許されない社会に変化したのである。

⑤ 新しい医療倫理のもとでわたしたちは

医療倫理が、先達の医療者から受け継いで守るべき Professionalism から、患者の価値観やインフォームド・コンセントを優先しなければならないものへと大きく変化した。

現在では、医師の判断の前に、患者自身が、延命措置を希望しないことを、健康なときに宣言する Living Will や事前指示書を作成しておくことが広まってきている[5]。

しかし、それを実践しようとすれば、医療者の責務としての Professionalism と葛藤することになるかもしれない。インフォームド・コンセントや患者の権利の尊重という考え方は、すべての決定を患者に委ね、患者の望むとおりにすればよい、医療者側は考えなくてもよい、つまり、父権主義的医療での主従交代をすればよい、ということではなく、医療の Professionalism や、法律、社会通念との葛藤による問題が生まれてくるかもしれない。

これは、正解のない問題を解くようなものである。

みなさんが今まで「勉強」してきたことは、答えが決まっている問題を解くこと、ひいては、正解を記憶すること、それを欠落なく再現してみせること、だったのかもしれない。本の後ろについている解答集をみて、答え合わせをする、そんな「勉強」を繰り返してきたみなさんは、きっと、正解のない問題に取り組む、ということに慣れていなくて、とまどい躊躇することと思う。中には、考えることを面倒だと感じる方もいるかもしれない。

私たちの目の前には、病気で苦しむ患者やその家族がいる。私たちは、医療 Profession として、その存在から目をそらし、静かに前を通り過ぎることは許されない。しっかりと医療倫理学を学び、そして考えることを嫌がらず、考える修練を積んでいかねばならない。一緒にがんばっていこう。

（中井桂司）

4）患者の権利章典：医療を受ける人の権利、他の基本的人権の中でもとりわけ患者自身の情報についての決定権や公正な治療を受ける権利、さらに医学的決定について自主権（自己決定権）を保障するものになっている。

5）第2章3講参照。

〈参考文献〉
星野一正（1991）「医療の倫理」、岩波書店

6講　患者中心の医療の実現のために—臨床倫理—

　医療の進歩とともに患者は、温熱療法など代替治療、補完医療を含め、複数の選択肢から意思決定を行うことが可能となった。一方、患者・家族の価値観も多様であり、生命・予後の延長のみを患者の最善の利益と捉えられなくなってきている。本稿では、患者中心の医療（patient centered medicine）とはどのようなものか、患者・家族の意思決定を支援するために医療者はどのようにかかわっていくべきか、臨床倫理の判断基準とその適用について考えてみよう。

① EBM（根拠に基づく医療）とNBM（物語に基づく医療）

　患者中心の医療とは、どのようなものか。患者、家族にとって最善の医療を提供することであり、これは、2つの側面がある。

　1つは、個々の患者にとって治療効果の高い最適な治療法を選択し、疾患の治療を行うことである。医療者は科学的根拠に基づく医療[1]（evidence based medicine：EBM）の実践が求められる。医療は日々進歩しており、医療者は自己判断ではなく、最新の医療について情報収集を行い、研究成果の調査や診療ガイドラインに基づき、個々の患者にとって有効な治療を行うというものである。

　もう1つは、患者の病に対するケアと患者、家族の物語（ナラティブ）を理解したうえで治療法を考えることである。これを患者の物語に基づく医療（Narrative based medicine：NBM）[2]という。医療者は患者自身の語る物語に耳を傾け、患者が病をどのように受け止めているのか、また、患者の現在置かれている状況や患者の経験について患者の視点にたって考えることが重要になる。

② 協働意思決定[3]（Shared Decision Making）

　患者の自己決定権を尊重するというインフォームドコンセントの考え方は日本でも定着してきており、医療従事者は、患者や家族に十分な情報提供を行い、患者の自由意思を尊重することが求められる。一方、十分な情報提供を受けても患者、家族が決められないことも少なくない。専門的な知識を理解しにくいということのみならず、いくつかの治療法のリスクとベネフィットの比較が難しいことや実際に個々の患者に適用した場合の結果の不確実性、患者は経済的・社会的背景など複数の問題を抱えている場合もある。例えば人生の最終段階では、患者がどのような生活を望んでいるのか考える必要があり、治療の差し控えなど難しい判断に迫られる。そこで、医療者と患者、家族が十分な話し合いを行い、情報共有したうえで協働して意思決定を行う協働意思決定という考え方、取り組みが進められてきている。協働する医療従事者は、医師、看護師、薬剤師、医療ソーシャルワーカー、臨床心理士など医療介護福祉の専門職がチームとしてかかわっていく場面が増加している。

③ 医療倫理・臨床倫理の4原則

　生物医学に応用される倫理的原則の4原則[4]が1979年アメリカで医療に倫理的価値判断を反映させるものとして登場した。現在もこの4原則は医療倫理の基本となる原則である。①自律尊重原則、②善行原則、③公正（正義）原則、④無危害原則の4原則である。自律尊重原則とは、自律的な患者つまり自分の意思で決定できる人が選択できる状況を確保した中で自由意思を尊重すること、善行原則とは、患者に利益をもたらすこと、公正（正義）原則とは、利益と負担を公平に配分すること、無危害原則とは、患者に危害を与えることを避けることである。

　また、臨床倫理というのは、医療現場において生じるさまざまな倫理的課題を認識し、分析することで解決を図ろうとする試みであり、上記の4原則を当てはめて分析、課題解決を図るという手法も取られている。一方で個別の事例にどのように適応するのかという課題もある。

1）個々の治療方法について治療効果や副作用、予後について学会報告や専門誌、診療ガイドラインなどを参照し、得られた情報がどの程度信頼性があるか評価を行い、目の前の患者に適応した場合の治療効果、副作用、予後、生活への影響について総合的に評価し、科学的な根拠を持って治療にあたること。より質の高い医療を目指すものでそれまでは、個々の医師（医療者）の経験や勘に治療が委ねられていた。

2）患者の抱える問題は単に疾患だけではない。患者の物語に耳を傾けることで患者の問題について身体的、精神的、社会的なアプローチを行い、解決を行うための手法である。

3）患者、家族にはそれぞれ人生の目標や価値といったものがあり、一方で医療知識については十分に理解しにくい点がある。そこで患者・家族参加型医療としてこの協働（共同）意思決定という考え方が欧米で生まれ、日本でも重要視されてきている。

4）ビーチャム（T. L. Beauchamp）とチルドレス（J. F. Childress）が提唱したもので1979年生命医学倫理（Principles of Biomedical Ethics）という著書としてオックスフォード大学出版から出版された。現在は2019年に第8版が出版されている。原則主義という批判もあるが、医療倫理の基礎となる考え方が示されている。

4 倫理カンファレンスと倫理コンサルテーション

　倫理カンファレンスは、事例検討会とも呼ばれる。倫理カンファレンスの流れについて解説する。

　まず、事例の事実関係を明らかにし、事例にかかわる登場人物の思いや考えを確認する。その後、問題となる倫理的な課題を抽出し、今後どのような対応策をとることができるのかを列挙する。倫理カンファレンスの参加者のグループとして今後どのような対策をとるのかを決定する。**倫理カンファレンス**は、医師や看護師、薬剤師、臨床心理士、ソーシャルワーカーなど医療・福祉・介護の専門職のみならず、法・倫理など人文社会科学を専門とするスタッフを含む多職種で倫理的課題について検討する。これは一部の人に責任が集中することを回避するとともに異なる視点で考えることで適切な判断を行うようにするためである。

　これとは別に**倫理コンサルテーション**とは、患者、家族、医療従事者間で様々な価値観が異なることで生じる倫理的問題、ジレンマが生じたときに個人もしくはチームに対して、どのような選択が最も望ましいかを分析、評価し、妥当であると考えられる結論に導くよう助言、支援する活動である。具体的には医療現場で生じる倫理的課題について相談に応じ、方針・指針を示す制度である。

5 ジョンセン[5]の4分割法と臨床倫理的判断

　医療現場では、先に示した4つの倫理原則が対立することも少なくない。そこで、ジョンセンらは、臨床倫理の4分割法で整理することを考案した。（表1）

表1　ジョンセンらの4分割法

医学的適応	患者の意向
1．患者の医学的問題、病歴、診断、予後 2．急性か、慢性か、重篤か、救急か、 3．治療の目標 4．治療効果の確率（奏効率） 5．治療効果が得られない場合の選択肢	1．法的判断能力、同意能力の程度 2．判断能力を有する場合、患者の意向 3．リスク、ベネフィットの理解と同意の有無 4．代理人はだれか、代理人の選択基準 5．患者の事前指示
QOL	周囲の状況
1．治療した場合、治療をしなかった場合の通常生活への復帰の見込み 2．患者の社会的、経済的、身体的、心理的損失の程度 3．治療を中止する場合には理論的な根拠 4．緩和ケアの選択肢とプラン	1．治療の選択に影響する家族の要因 2．治療の選択に影響する医療者の要因 3．財政的、経済的要因 4．文化的、宗教的要因 5．法律の影響

出典）Jonsen AR, Siegler M, Winslade William 著、赤林朗、大井玄（監訳）：臨床倫理学、第5版、新興医学出版社 2006

　これは、以下の4つの項目で個々の事例について検討するものである。

　第1項目は、**医学的適応**であり、患者の病歴や診断、予後はどうなのか、治療の効果、リスクはどの程度か、急性期なのか慢性期なのかといったことについて確認を行う。また、これは倫理原則の無危害、善行の原則に該当する。

　第2項目は、**患者の意向**、指向性であり、この際、患者の判断能力つまり、意思決定をどの程度自分で行うことが可能か否かについて評価する。判断能力がある場合には、患者は、治療法への意向はどのようなものか。治療のリスクとベネフィットについて理解しているか、また、治療に同意しているのか。判断能力がない場合には意思決定を行う代理判断者、キーパーソンは誰か。患者の自己決定権を尊重するためにはどのようにすればよいかについて考えるというものであり、自律性尊重の原則に該当する。

　第3項目は、**QOL**であり、治療した場合、治療しなかった場合、他の治療法を行った場合に通常の生活に戻れる可能性はどの程度かなどについて評価する。治療を中止する場合の理論的根拠や緩和ケアの計画についても検討する。善行原則、無危害原則、自律尊重原則に該当する。

　第4項目は、**周囲の状況**であり、治療に影響する外部の要因、家族の要因や、医療者側の要因、財政的な要因について評価を行う。患者、家族の置かれている社会文化的な背景などについて考慮し、どのような選択肢が患者・家族にとって最も望ましいかについて検討することが求められる。忠実義務と公正の原則が該当する。

　医療者は、患者の最善の利益について患者・家族と他の医療スタッフと共にチームで考え、実践することが必要である。

（福田八寿絵）

5）アルバート・R. ジョンセン　生物医学倫理学者。1967年イェール大学において宗教学で博士を取得。ジョンセンの4分割法は、日本において佐賀医科大学の医師であった白浜雅司が医療現場、医学教育への普及活動を行った。すべての事例を検討することは難しいため、生死にかかわる事例について倫理カンファレンスや大学において学生の倫理観の醸成に用いられる場合が多い。

〈参考文献〉
1）世界保健機構 人中心のヘルスケア 政策の枠組み 2007 https://apps.who.int/iris/bitstream/handle/10665/207709/9789290613176_jpn.pdf 2019.9.24 閲覧
2）中山健夫、エビデンスに基づくリスク・ベネフィットのコミュニケーション SDM〈共有意思決定に向けて〉YAKUGAKU ZASSHI 138, 2018, 331-334
3）Jonsen AR, Siegler M, Winslade William 著、赤林朗、大井玄（監訳）：臨床倫理学、第5版、新興医学出版社 2006
4）白浜雅司（1998）学生が経験した症例をもとにした臨床倫理教育、生命倫理、1998, 81-88

7 講　疾病と倫理的問題— AIDS を例として—

HIV 感染症の歴史は差別の歴史でもあった。以前に比べ減少しているとはいえ、現在でも、HIV 感染者は一般社会のみならず、医療界においても人権侵害と考えられるような差別を受けることがある（例：診療拒否、無断検査など）。差別の根源には感染や感染後の経過に対する恐怖、性行為感染症への嫌悪感などがあり、特に前者は HIV 感染症に対する正確な知識の欠如に起因すると思われる。

① HIV 感染症・AIDS とは

先ず、AIDS とはどのような病気か学ぼう。HIV 感染症とは、ヒト免疫不全ウイルス（human immunodeficiency virus: HIV）の感染症である。HIV 感染により免疫能力が低下した結果、免疫能力が正常な人では発症する頻度が少ない疾患のうち、厚労省が指定した23疾患（AIDS 指標疾患）のうちのいずれかの疾患を発症した場合を後天性免疫不全症候群（acquired immunodeficiency syndrome: AIDS）という。

(1) HIV

HIV は RNA ウイルスで、人体に侵入後、白血球のなかのリンパ球の1種である CD 4といわれる構造をもつ細胞（CD 4陽性細胞）に感染する。CD 4陽性細胞の大部分はリンパ球（ヘルパー T 細胞、CD 4陽性 T 細胞）である。HIV は逆転写酵素を使って自身の RNA から DNA を合成し、その DNA は CD 4陽性細胞の DNA に組み込まれる。その後、HIV の DNA が発現し多数の子孫 HIV が作られる。また、HIV が感染した CD 4陽性 T 細胞は細胞障害性 T 細胞により破壊され、その数は減少する。CD 4陽性細胞は種々の免疫担当細胞に指示を出す役割を有している。従って CD 4陽性細胞の数が減少すると免疫能力に障害をきたすことになる。特に細胞性免疫が障害される。

HIV は感染者の血液、精液、膣分泌液、腸液、乳汁中に存在する。HIV の感染経路を表1に示す。

(2) 日本の現状

①感染者数（凝固因子製剤による感染例を除く）

・HIV 感染者（AIDS を除く）

2020年の新規報告数は、750（男性712、女性38）であった。図1に1985年～2020年の累積報告数を示す。この間の累積報告数は22,489となった。

・AIDS 患者

2020年の新規報告数は、345（男性328，女性17）であった。図1に1985年～2020年の累積報告数を示す。この間の累積報告数は9,991となった。

②感染経路

2020年の HIV 新規感染者の中では、男性同性間性的接触（両性間性的接触を含む）による感染が全体の72.4%（543/750）〔日本国籍男性 HIV 感染者の中での同性間性的接触の割合は78.1%（467/598）〕で、その大多数は20 ～ 40代であった。これに対し男性の異性間性的接触による感染は全体の8.7%（65/750）、日本国籍男性 HIV 感染者の中での異性間性的接触の割合は8.9%（53/598）であった。日本国籍女性 HIV 感染者21のうち、異性間性的接触が18、その他不明が 3 であっ

表 1　HIV の感染経路

1. 性行為に伴う感染⇒同性間感染、異性間感染
2. 垂直感染⇒経胎盤感染、経産道感染、母乳感染
3. 血液感染⇒輸血による感染、移植による感染、麻薬等薬物注射による感染、医療行為（針刺し損傷など）による感染

た。HIV 感染者中の日本国籍男性の静注薬物使用は、2001年以降2013年、2017年、2018年を除き、毎年1～5件報告されており、2020年は4件であった。

(3)臨床像

HIV 感染後無治療のまま時間が経過すれば、前述した様に HIV が増殖するにつれ免疫の中心的な働きを司る CD4陽性細胞数が減少し、免疫能が低下した状態となる（図2）。HIV 感染症は大きく分けて、急性感染期、無症候期、発病期（AIDS 期）の3段階に分類される。無症候期であっても、その間に CD4陽性細胞数は徐々に減少する。さらに減少すると、日和見感染症や日和見腫瘍を発生する（図3．その中でも AIDS 指標疾患を発生すれば AIDS と言われる）。

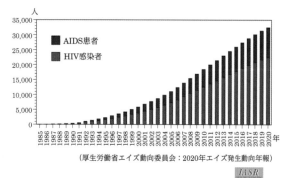

図1　HIV 感染者および AIDS 患者の累積報告数（1985～2020年）

（https://www.niid.go.jp/niid/images/iasr/2021/10/500tf01.gif）

①急性感染期

急性感染期の症状は感染後2～4週で出現するといわれ、多くの場合、数日から2週間程度で症状は自然に消失する。急性期の症状として、伝染性単核球症様症状（発熱、リンパ節腫脹）がよく知られている。HIV 感染後、数週間から1か月程度で HIV に対する抗体が産生され、血中ウイルス量は激減する。その後は無症候期に入る。

②無症候

急性感染期の症状が消失した後、数年から10年位は無症状である。しかし、体内で HIV が盛んに増殖を繰り返す時期である。HIV が CD4陽性細胞に感染し、感染を受けた CD4陽性細胞は破壊されることが繰り返されている。無症候期を通じて CD4陽性細胞数は徐々に減少する。

③発病期（AIDS 期）

無治療のまま経過すれば血液中の CD4陽性細胞が減少して免疫力低下状態となり、種々の日和見疾患を発症するようになる。その中でも、AIDS 指標疾患を発症すれば AIDS と判断される。

(4)治療

HIV 感染症の治療は、薬剤耐性ウイルスの発生を抑制するために、作用機序の異なる3～4種類の抗ウイルス薬を服用する多剤併用療法が主流である。最近では1錠中に複数の成分が含まれた薬剤も使用可となり、以前に比べ服薬錠数は減少している。しかし、抗 HIV 薬は HIV を完全に感染者から排除することはできず、現在のところ服薬期間は一生涯である。服薬は定められた通りに行うこ

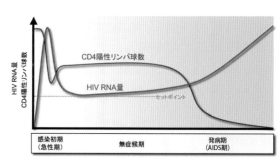

図2　治療を受けなかった場合の時間経過、CD4陽性細胞数と HIV（RNA）の量

（https://www.niid.go.jp/niid/images/epi/hiv/1802/aids-180222-fig6.png）

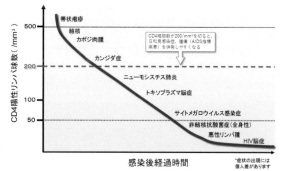

図3　CD4細胞数と日和見感染症、日和見腫瘍の発生

（https://www.niid.go.jp/niid/images/epi/hiv/1802/aids-180222-fig6.png）

とが重要で、自己判断で服薬の中断などを行わないように説明する必要がある。服薬続行には患者のアドヒアランスが重要である（アドヒアランス：積極的に患者が治療に参加し、自らの意思で服薬を続行する姿勢を示した用語）。

② 倫理的問題

　HIV 感染症に関する誤った知識や思い込みなどにより、1980年代から1990年代には HIV 感染者に対する差別と偏見には強いものがあった。HIV は感染力が弱いこと、感染経路が限定されていることなどの正しい知識が普及するにつれ、差別や偏見の程度が減じつつある。しかし、以前に比べ発生頻度は減少したが、依然として差別や人権侵害が残存している。

　『HIV の感染を告げなかったことを理由に病院に採用の内定を取り消されたのは違法だとして、社会福祉士の男性が病院を運営する社会福祉法人に対し、慰謝料などの支払いを求めた訴訟の判決が地裁であった[2]。裁判長は男性の訴えを認め、社会福祉法人に請求額の半額の賠償を命じた。判決で、裁判長は「HIV 感染の情報は極めて秘密性が高い。事実を告げなかったとしても、内定を取り消すことは許されない」と指摘し、さらに「そもそも事業者が採用にあたって感染の有無を確認することは、特段の事情がない限り許されない」とした。』また、厚労省は HIV 感染を理由とした就業制限や解雇を禁止し、職場で不当な扱いを受けないよう通達している。これは2019年の事例であるが、未だに一部の医療機関で、HIV 感染者を差別する傾向がある。一部とはいえ、医療機関においてさえ HIV 感染者を差別していることは、より知識の乏しい一般社会においては、HIV 感染者をさらに差別する傾向があることを示しているように思われる。医療機関や職場、学校における人権侵害に該当する差別の例を示す（表２）。さらに HIV 感染者本人のみならずその家族さえも差別されることがある。上記の様に HIV 感染者を差別することは、HIV 感染症の知識不足に由来する恐怖によるものと考えられる。ハンセン病や遺伝性疾患、あるいは公害病の水俣病やイタイイタイ病などで知識不足に起因する人権侵害が起こったことは知られているが、それと同じ理由で HIV 感染者に対する差別が生じていると思われる。また、現在の HIV 感染症は性行為で感染する経路が主流となっていることから、感染経路に関した興味本位の対応も職場や学校などで行われることがある。

　HIV 感染を理由とした様々な差別は世界的にも許されないこととされており、医療従事者をはじめ一般の人においても正しい知識を身に着ける必要があるとともに、HIV 感染者には HIV を他人へ感染させないように行動することが求められている。

〈文献〉
1）IASR 42(10): 213-215, 2021年
2）https://www.asahi.com/articles/ASM9K3GRFM9KIIPE00F.html

表2　HIV 感染者に対する人権侵害に該当する差別例

現在
・医療機関：診療拒否、無断検査
・勤務先：本人の希望を無視した配転や解雇、職場での苛めや嫌がらせ、感染経路に関する興味本位の対応
・学校：入学拒否

日本で感染者が出始めたころ（1987年の松本市の事例や神戸市の事例など）
・感染経路に関する執拗なマスコミの本人特定を含めた追及、さらに虚偽の報道
⇒医療従事者も含めた国民の HIV 感染に対する恐怖を増幅⇒一般社会における感染者の排除、医療機関における診療拒否や退職職員の出現

（大西健児）

Memo

第2部
医学を学ぶための基礎知識

第3章　医学の基礎入門

1講　人体の成り立ち—人体の階層構造—

ヒトの体はどのようにできているのか。　どういう仕組みでヒトは生きているのだろうか。体の中にある臓器はどのような構造と働きをしているのか。解剖学は「体の仕組み」を理解するための学問である。ヒトが何からできているのか、人体の成り立ちを器官から分子まで階層的に考える。

1）ヒトの体を構成する器官は、その働きによる関連から次の10種類の器官系に分類できる。①**骨格系**：骨と軟骨からなり、体の形と大きさの基礎になる。②**筋系**：骨を動かして運動を起こす骨格筋からなる。骨格系と合わせて運動器系とも呼ばれる。③**循環器系**：心臓、血管、リンパ管からなり、血液とリンパを全身に循環させる。④**消化器系**：食べ物を消化し栄養を吸収する。⑤**呼吸器系**：酸素を空気から取り込み、二酸化炭素を空気中に放出する。⑥**泌尿器系**：体内で生じた不要な代謝物を尿として排泄する。⑦**生殖器系**：子供をつくる。⑧**内分泌系**：ホルモンを産生する。⑨**神経系**：脳と脊髄からなる中枢神経系と、中枢と全身の諸器官をつなぐ末梢神経系からなり、情報の伝達と処理を行う。⑩**感覚器系**：外界の刺激を受け取って神経系に伝える。

2）器官を作る様々な組織は次の4種に分類される。上皮組織：表面を覆う組織、支持組織：組織や器官の隙間を埋めたり、つなぎ合わせたり、支持する組織、筋組織：強い力で収縮する組織、神経組織：興奮を伝える組織。

3）人体は約60兆の細胞からなり、細胞の種類は約200種類である。細胞はその働きによって様々な形と大きさを持ち、細胞小器官の量も異なる。

4）細胞外マトリックスを構成する代表的な分子はコラーゲンである。コラーゲンは線維状の蛋白質であり、細胞外マトリックスに強度を与える主成分であ

1　体の部品：器官と器官系

(1)器　官

　自動車が、エンジンやタイヤ、燃料タンクなどの多数の部品からできているように、ヒトの体もある一定のかたちと役割を持つ種々の部品が集まってできている。この体の部品のことを器官あるいは臓器と呼ぶ。心臓や腎臓、骨、皮膚、筋肉、血管などが器官である。

(2)器官系

　ヒトが生きていくためには、酸素や栄養を体のなかに取り込む仕組みや、体のなかで生じた不要物を尿として排泄する仕組み、手足を動かす仕組みなど、様々な仕組みが必要である。このようなある一連の働きを行うための仕組みは、いくつかの器官が組み合わされて機能を出し合うことでできており、器官系と呼ばれる。たとえば循環器系は血液を循環させて体中に酸素や栄養を運ぶための器官系であり、血液を送り出すためのポンプの役割を持つ心臓と、血液の通り道となる血管から成り立っている。この他に、食べ物を消化して栄養素を血液中に取り込む仕組みである消化器系や、空気中の酸素を血液中に取り込み、血液中の二酸化炭素を空気中に放出するための仕組みである呼吸器系など、ヒトの体は10種類ほどの器官系の集まりで成り立っている[1]。

2　器官は何からできている？：組織と細胞、生体分子について（図1）

(1)組　織

　たとえば小腸という器官をみると、管状の構造で、その壁は主に筋肉でできており、この筋肉を収縮させることで中にある食物を混ぜたり移動させたりしている。小腸の内腔、すなわち食物と接する表面は小腸粘膜上皮と呼ばれる膜状の構造で覆われている。栄養素はこの上皮の働きで管腔側から体内へ輸送されている。また粘膜上皮と筋層の間には、これらを繋ぐ結合組織がある。このように、器官は性質の異なる様々な素材の組み合わせで出来ていて、この器官をつくる素材のことを組織[2]と呼ぶ。

　組織は、同じ性質や働きを持つ細胞[3]の集まりで、細胞と細胞の間の隙間は細胞間質（細胞外マトリックス[4]）と呼ばれる物質で埋められている。すなわち組織は細胞と細胞間質でできていると言える。組織によっては、細胞よりも細胞間質の方が主体になり、細胞間質の量と性質が組織の性状や働きを決めることもある。

(2)生命の基本単位としての細胞

　細胞は、かたちの上でも働きの上でも生体を構成する基本単位である。細胞は細胞膜で囲まれ、内部には小胞体やミトコンドリア、細胞核などの細胞小器官が存在する。それぞれの細胞小器官は細胞が生きて活動するために必要な特定の機能を持つ。ヒトから取り出した細胞は、適当な環境におけば単独で生きることができる。しかし細胞を壊して細胞核や小胞体などの細胞小器官を取り出すと、それらはそれぞれでは生きることはできない。すなわち、生命の最小単位は細胞であると言える。

　細胞小器官は電子顕微鏡レベルの観察（数千から数万倍の拡大）でようやく見えるような極めて小さな構造である。細胞膜や、細胞核、小胞体などの細胞小器官は、生体膜と呼ばれる膜状の構造を含んでいる。生体膜はリン脂質分子が隙間

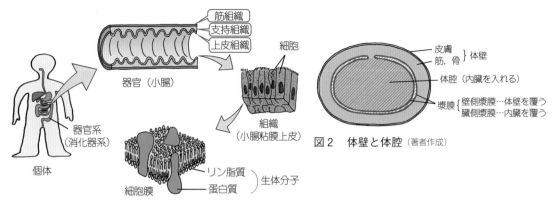

図1　人体の成り立ち（著者作成）

図2　体壁と体腔（著者作成）

なく一定の方向に並んだ層が二重に向き合って厚さ5ナノメートル程の二重層をつくる基本構造をもつ。生体膜には様々な蛋白質分子も含まれ、細胞小器官の様々な働きに関係する。このように、細胞はリン脂質分子や蛋白質分子などの、特別な有機化合物（生体分子と呼ぶ）を材料としてできているのである。

(3)生体分子

　細胞をつくっている分子は、重量で約70%を占める水を除けば、ほぼすべてが炭素を含む有機化合物である。組織で細胞の隙間を埋める細胞間質を構成する分子も、骨に存在するカルシウム塩などのミネラル成分と水を除けば、ほとんどが細胞が作って細胞外に分泌・蓄積した有機化合物である。

　組織・細胞に存在する有機化合物にはたくさんの種類があるが、単糖類、脂肪酸、アミノ酸、ヌクレオチドの4種類に分類される小さな有機分子と、それらが重合してできる蛋白質や核酸などの高分子でその重量の大半を占める。

③　人体構成の概観

(1)体壁と体腔

　ヒトの体をつくるそれぞれの器官、器官系はどのように配置されているのだろうか。胴体を輪切りにして断面を見ると（図2）、体の一番外側は皮膚が覆っていて、皮膚のすぐ内側には骨と筋肉がある。胴体の内部には空洞があって、その中には内臓が入る。骨と筋肉と皮膚でできる体の壁にあたる部分を体壁と呼び、体壁で囲まれる空洞の部分を体腔と呼ぶ。体壁の内面は漿膜と呼ばれる薄い膜状の組織で覆われている。内臓の表面も体壁側から折り返った一続きの漿膜で覆われるので、漿膜で閉ざされた空間ができる[5]。

　頭部には頭蓋腔があり、脳を入れている。胸部には胸腔があって、心臓や肺を入れる。腹部には、おもに消化器系の臓器を入れる腹腔があり、その下に泌尿器と生殖器を入れる骨盤腔がある。

(2)体性系と臓性系

　体を構成する器官系は、その配置と機能面から体性系と臓性系の2種類に分類される。おおまかにいえば、体壁に主要な部分を占めているのが体性系の器官であり、皮膚と筋、骨格、神経などが含まれる。頭蓋腔を除く体腔（胸腔と腹腔）に納まっている部分が臓性系で、心臓や肝臓などの内臓と腺、血管などが含まれる。

　体性系は「外部環境の受容とその対応」に働く器官系であり、感覚器系、神経系、骨格系、筋系が含まれる。たとえば、暑いときに上着を脱ぐという行動は、一連の体性系の働きで実施される。まず気温の上昇は皮膚という感覚器で受容される。その情報を脳に伝達して行動を決定し、指令を筋肉に伝えるのは神経系の働きである。上着のボタンを外すなどの実際の行動は、筋肉が収縮し骨を動かすことで実施され、筋系と骨格系の働きである。

　臓性系は「身体内部環境の調節」に働く器官系であり、循環器系、呼吸器系、消化器系、泌尿器系、生殖器系、内分泌系が含まれる。

（堤　智斉）

る。骨や軟骨、皮膚の真皮など全身に豊富に存在する。

5）腹部の体壁の内面と腹部内臓を覆う漿膜は腹膜と呼ばれる。体壁を覆う腹膜を壁側腹膜、折り返って内臓を覆う腹膜を臓側腹膜と呼ぶ。腹膜で閉ざされた空間を腹膜腔と呼び、漿液が含まれる。

2講　人体の成り立ち─消化管の構造と機能─

消化管って体の内側？外側？　食べ物を基本的な構成成分にまで分解（消化）して栄養を吸収するために働く内臓器の集まりを消化器系と呼ぶ。消化器系は、口（口腔）から肛門まで続く消化管（咽頭、食道、胃、小腸、大腸）と、唾液や消化液などを作って分泌する消化腺（唾液腺、肝臓、胆嚢、膵臓など）とで出来ている（図1）。口腔から摂取された食べ物は、消化管のなかを肛門に向かって移動する間に、物理的に分解され、さらに消化腺および消化管から消化管内に分泌された消化液の働きで小さな分子にまで化学的に分解される。消化された食べ物は小さな分子として主に小腸で吸収され、さらに大腸では水分が吸収され、残りは糞便として肛門から排泄される。本章では消化管の構造を概説する。

1）粘膜：消化管壁の最内層で、上皮と結合組織からなる。

2）漿膜：体腔（腹膜腔など）の表面を被う膜（腹膜など）のことで、中皮と漿膜下組織からなる。

3）重層扁平上皮：細胞が幾重にも層になって重なり、最表層の細胞が扁平な上皮。

4）単層円柱上皮：円柱状の細胞の層が1層の上皮。

5）神経叢：複数の神経線維が混じり合って出来ている構造。

6）蠕動運動：食道や胃、腸など管状構造の運動の一つで、チューブの内容物を押し出すような動きによって消化管の内容物を肛門側に向かって移送する。

7）咀嚼：口に入れた食べ物を歯でかむこと。

8）歯列：上下各々16本の歯が弓状に並んだ様子。

1　消化管ってどんな構造になっているの？

　消化管は基本的に内面から順に①粘膜[1)]、②筋層、③外膜または漿膜[2)]の3層構造をしている。消化管の内面を被う粘膜は粘膜上皮、粘膜固有層、粘膜筋板、粘膜下組織に分けられる。粘膜上皮のなかで口腔や食道は重層扁平上皮[3)]からなり、胃、小腸、大腸は単層円柱上皮[4)]からなる。粘膜下組織に在るマイスネル粘膜下神経叢は、胃腺や腸腺の分泌を調節している。筋層を構成する平滑筋は基本的に内輪走筋層と外縦走筋層の2層である。2層の筋層間にはアウエルバッハ神経叢[5)]（筋層間神経叢）が存在し、消化管の蠕動運動[6)]を調節している。

2　口（口腔）の構造（摂食と咀嚼[7)]）：食べて、しゃべって、あ〜忙しい！

　口腔は口腔前庭と固有口腔に分けられる（図2）。口腔前庭は歯列[8)]と口唇あるいは頬との隙間を指す。固有口腔は歯列の内側で床の部分を舌がどっしりと占めている。固有口腔の天井部分は口蓋（硬口蓋と軟口蓋）と呼ばれる。口蓋後方部の軟口蓋と舌根とで囲まれる部位を口峡と呼び、咽頭[9)]との境をなす。口峡には口蓋扁桃と舌扁桃が存在する。口腔は耳下腺、顎下腺、舌下腺などの唾液腺から分泌される唾液によって潤っている。

3　食道の構造：食道には狭い所がある！？

　食道は咽頭に続く長さ約25㎝の管で気管の後ろを下行する。第6頸椎の高さに始まり下部は横隔膜の食道裂孔を貫いて第11胸椎の高さで胃に続く。食道の筋層は咽頭から続く上部が横紋筋で構成され、胃に向かって次第に平滑筋に置き換わる。食道には管腔が狭くなった部位（生理的狭窄部位）が3カ所（①食道の起始部、②気管分岐部、③横隔膜貫通部）ある。

4　胃の構造（消化と貯蔵）：胃は食べ物の一時的な貯蔵庫

　胃は食道と小腸（十二指腸）の間にある容量約1.2ℓ〜2.0ℓの袋状の器官で、食物塊を一時的に貯蔵し、強い酸性の胃液と混合して化学的に消化し殺菌する。胃は胃体部、胃底部、幽門部、噴門、幽門、大弯、小弯が区分される（図3）。胃体部は胃で最も広い領域

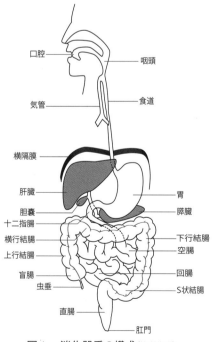

口腔

咽頭

気管

食道

横隔膜

肝臓

胆嚢

十二指腸

横行結腸

上行結腸

盲腸

虫垂

直腸

肛門

胃

膵臓

下行結腸

空腸

回腸

S状結腸

図1　消化器系の構成（筆者作成）

を占め、胃底部は胃体の上部でドーム状を呈する。噴門は胃の入口部で食道から続き、幽門は小腸（十二指腸）につながる部位で、開閉のための括約筋がある。大弯は胃の下縁の湾曲を、小弯は上縁の湾曲を指す。胃の粘膜には縦走する多数の胃粘膜ヒダがみられ、胃液を分泌する胃腺[10]が開口する。胃の筋層は消化管の他の部位と異なり、内斜走筋層、中輪走筋層、外縦走筋層の3層の平滑筋で出来ており物理的消化に働いている。

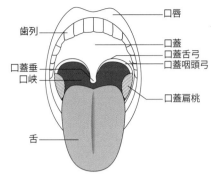

図2　口腔（筆者作成）

5　小腸の構造（消化と栄養の吸収）：小腸の広さはテニスコートよりも広い

　小腸は胃に続く長さ約6.5〜7.5m、直径約4cmの管で、①十二指腸、②空腸、③回腸からなる。小腸は胃で糜粥[11]化された食物を、肝臓から分泌される消化液（胆汁[12]）や膵臓から分泌される消化液（膵液）によってさらに化学的に消化して栄養を吸収する場である。そのために発達した輪状ヒダ、腸絨毛[13]と微絨毛によって表面積を増大して栄養の吸収を促進している。

(1)十二指腸

　胃の幽門に続く長さ約25〜30cmのC字形をした管で、肝臓から分泌された胆汁を運ぶ総胆管と、膵臓から分泌された膵液を運ぶ膵管とが大十二指腸乳頭と呼ばれる隆起部に開口する。十二指腸はそれらの消化液による化学的消化のセンターである。

(2)空腸と回腸

　十二指腸に続く長さ約6〜7mの管で腸間膜[14]小腸とも呼ばれる。空腸は始めの2/5部分、回腸は残り3/5部分であるが両者の境界は明瞭でない。遠位部にいくにしたがって輪状ヒダ、腸絨毛の発達は悪くなる。回腸には集合リンパ小節（パイエル板）が多数存在する。

6　大腸の構造（細菌による消化、吸収と糞便形成、排泄）：小腸と大腸はどうちがうの？

　大腸は小腸に続く長さ約1.7m、直径約7cmの管で、右下腹部に始まり腹腔を一周して肛門に終わる。大腸は①盲腸、②結腸、③直腸の3部分で構成される。大腸は腸内細菌による生物学的消化を行い、小腸から送られてきた内容物から残った一部の栄養素と水分などを吸収して半固形状の糞便を形成して排泄する。また大腸では身体に必要なビタミンが腸内細菌によって産生される。

(1)盲腸

　盲腸は大腸の始めの部位で回腸が開口する回盲口の下方で長さ約5〜6cmの袋状構造である。後内側壁から虫垂が突出する。

(2)結腸

　結腸は盲腸に続く長さ約1.5mの管で、①上行結腸、②横行結腸、③下行結腸、④S状結腸の4部分から成る。結腸の外表面には、結腸ヒモ、結腸膨起[15]、腹膜垂[16]と呼ばれる特徴的な構造が見られ、肉眼的に小腸と判別することができる。

(3)直　腸

　直腸はS状結腸に続く長さ約20cmの管で、骨盤内を仙骨に沿って下行し肛門で外部に開く。

（那須史男／有馬　寧）

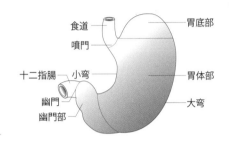

図3　胃（筆者作成）

9）咽頭：一般的に「のど」と呼ばれる部位で、口腔と食道をつなぎ、また鼻腔と喉頭をつなぎ、食物と空気の通り道となる。鼻の奥から順に咽頭鼻部、咽頭口部、咽頭喉頭部の3部分が区別される。

10）胃腺：主細胞、壁細胞、副細胞の3種類の細胞が存在し、各々ペプシノゲン、塩酸、粘液の分泌を行う。また、幽門部の胃腺（幽門腺）からはガストリンが分泌される。

11）糜粥：食物が胃液と混合され、かゆ（粥）状になったもの。

12）胆汁：肝臓で生成されて胆嚢に蓄えられ、そこで濃縮されて十二指腸に分泌される。

13）絨毛：粘膜の表面から出ている突起。

14）腸間膜：消化管が体壁から遊離している場合、腹膜が間膜と呼ばれるヒダをつくって消化管に達して包み込み、後腹壁につなぎ止める。

15）膨起：袋状の膨らみ。

16）腹膜垂：脂肪が詰まった袋状の構造物。

《参考文献》
・小川鼎三（1994）『分担解剖学』、金原出版、129-235
・坂井建雄（2012）『マンガでわかる人体のしくみ』、池田書店、86-95、121-155
・坂井建雄（2013）『面白くて眠れなくなる人体』、PHP研究所、22-45

3講　人体の成り立ち—心臓・血管とその病気—

　成人において血液はおよそ5ℓ存在し、全身の細胞へ細胞活動に必要な物質を届けるとともに、細胞の代謝の結果生じる老廃物を運び去るはたらきを持つ。血液は循環器系という閉鎖された経路を通り、常に体内を循環している。循環器系は心臓・血管系とリンパ系により構成される。この授業では、心臓・血管系について学習する。

1　体循環と肺循環

　人体の血液循環は、大きく全身に血液を送る体循環と肺に血液を送る肺循環に分けられる。

(1)体循環

　血液は心臓の左心室より大動脈へ送りだされたのち、全身の動脈を経て、末梢の各臓器に至る。末梢の各臓器の細胞を栄養し、酸素濃度や栄養が低下した血液は静脈に入る。静脈に入った血液は上大静脈、下大静脈、冠状静脈洞へ集められ

動脈と静脈の違い

・血管壁を構成する3層(内膜・中膜・外膜)の厚みが動脈の方が厚い.

・動脈には弾力を与える弾性板があり、静脈には弁がある.

・動脈血、静脈血は共に心臓のポンプ作用により環流するが、静脈血の環流は骨格筋の収縮や隣接する動脈の拍動の影響も受ける.

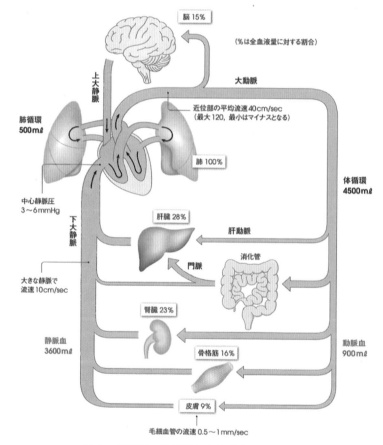

図1　体循環、肺循環と血液分布
(人体の正常構造と機能第1版 P. 83・日本医事新報社)

心臓の右心房に戻る（図1）。この経路を体循環と呼ぶ。

　体循環の役割としては次のことが挙げられる。

1．酸素を末梢組織に運び、末梢組織から二酸化炭素を運び出す。
2．消化器で吸収した糖、アミノ酸などの栄養分や水を集め、一部は肝臓で代謝
　　した後、末梢の臓器の細胞まで届ける。また末梢の代謝産物を運び出し、肝
　　臓や腎臓に送り込む。
3．腎臓で尿を作らせる。
4．末梢組織の代謝により生じるH^+を運び出し、組織のpHを一定に保つ。
5．アドレナリンなどの神経伝達物質やホルモンを標的組織へ運ぶ。
6．Na^+, K^+, Ca^{2+}, Cl^-などの末梢組織の生理的機能に必要なイオンを供給する。
7．末梢組織における体温の維持、調節に関わる。
8．白血球など生体防御機構（免疫系）に関わる細胞や分子を末梢の組織へ運搬
　　する。

⑵肺循環

　体循環を経て、心臓の右心房に戻ってきた酸素に乏しい血液（静脈血）は右心
室から肺動脈に送りだされ、肺に達する。肺において酸素の供給を受けた（酸素
化された）血液（動脈血）は肺静脈を経て左心房に至る。この経路を肺循環と呼
ぶ（図2）。

⑶全身の血流分布とその調節

　血液の循環は心臓の収縮により維持されている。安静時には心臓は1分間に全
身の血液全てに相当する5ℓの血液を送り出している。このことを心拍出量5ℓ
/分と表現する。全身にある5ℓの血液のうち90%（4500ml）が体循環に、10%
（500ml）が肺循環に分布する。さらに、体循環にある4500mlの血液のうち、酸
素が豊富な動脈血は900 ml、酸素に乏しい静脈血は3600mlに相当する（図1参
照）。運動時には一定の時間あたりでの心臓の収縮する回数や心臓収縮力が共に
増加し、その結果心拍出量は安静時の7倍、35ℓ/分にも達する。

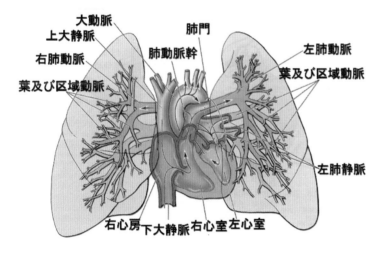

図2　肺循環
（ムーア臨床解剖学第2版 P. 77・メディカル・サイエンス・インターナショナル社を改変）

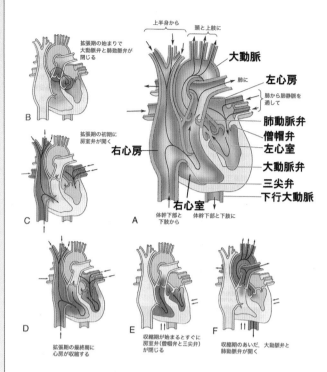

図3　心臓の構造（A）と心周期（B-F）
（ムーア臨床解剖学第2版 P. 85・メディカル・サイエンス・インターナショナル社を改変）

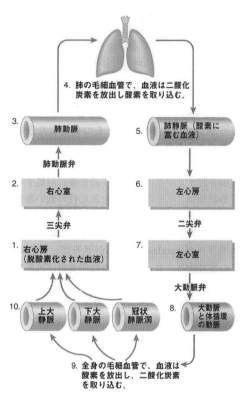

図4　血液循環まとめ
（トートラ解剖学第1版 P. 439・丸善株式会社）

2　心臓の構造

　心臓は握り拳よりもわずかに大きく、収縮して全身に血液を送り出す。心臓は4つの「部屋」からなる。上部にある2つの部屋は心房、下部の2つは心室と呼ばれる（図3A）。心臓は心臓を構成する4つの部屋の協調した動きから心周期を生じる（図3B-F）。

⑴右心房

　右心房は心臓の右端に位置し、右心房には上大静脈、下大静脈及び（心臓そのものを栄養した血液が集まる）冠状静脈洞を介して静脈血が注ぐ。右心房の血液は3枚の弁尖を持つことから三尖弁と呼ばれる房室弁を通りぬけ、右心室へ流れる。

⑵右心室

　右心室は心臓の前面の大部分を占める。右心室からの血液は肺動脈弁を通って肺動脈と呼ばれる太い血管に入り、肺へ至る。肺において血液は酸素化される。

⑶左心房

　左心房は肺で酸素化された血液（動脈血）を4本の肺静脈を介して受ける。左心房の血液は2枚の弁尖を持つ僧帽弁（二尖弁）を通って、左心室へ入る。僧帽という名称はこの弁の形状が前後2面を合わせた聖職者の帽子に似ていることによる。

(4)左心室

　左心房から左心室へ入った血液は左心室から大動脈弁を通り、人体最大の血管である大動脈を経て、全身へ向かう。

(5)心周期

　心周期は左右の心室に血液を満たす拡張期（図３Ｂ～Ｄ）に始まり、左右の心室が収縮し、心室から血液を押し出す収縮期（図３Ｅ～Ｆ）で終わる。心周期においてはそれぞれの弁が決まったタイミングで閉じることで、血液の逆流を防いでいる。

③　循環器系の病気

循環器系の疾病は全身の臓器に影響する。

(1)心不全

　心臓のポンプ機能が低下した結果生じる生理状態を心不全と呼ぶ。心不全の症状には疲労や息切れ、呼吸困難、浮腫などがある。心不全は、心臓を栄養する冠状動脈が詰まることで心臓の筋肉が部分的に壊死してしまう心筋梗塞、心臓の弁に不具合が生じる弁膜症、心臓の筋肉に異常が生じる心筋症、心拍のリズムに異常が生じる不整脈など様々な原因で引き起こされる。

(2)動脈硬化

　加齢や肥満などの結果、血管壁が堅くなり、柔軟性がなくなることを動脈硬化と呼ぶ。高血圧や血栓症の原因となる。

(3)高血圧

　体循環の動脈血圧が正常より高い場合を高血圧と呼ぶ。動脈血圧は心拍出量と末梢血管抵抗の両方に依存するため、動脈硬化は血圧の上昇を引き起こす。

(4)血栓症

　血管に凝固した血液（血栓）が詰まることをいう。動脈に血栓が詰まると下流の組織への血流が途絶え（虚血）、組織の壊死を引き起こす。

（栃谷史郎）

4講　分子細胞生物学入門—細胞のはなし—

　細胞は有機分子を含む水溶液が膜で囲まれまれて外界と隔てられた構造体で、生物の形や働きの基本単位である。人体は一つの細胞（受精卵）から分裂と分化を繰り返してできた巨大な細胞集合体であり、医学の学習には細胞の理解が不可欠である。この授業では、細胞のつくりや営みを分子のレベルで概説する。

1) 親水性（水に馴染み易い）部分と疎水性（油に馴染み易い）の両方を持つ物質。

2) ある生物の持つ全遺伝情報。

3) デオキシリボ核酸

4) ヒストン蛋白質にゲノムDNA が巻き付いた染色体の部分構造でクロマチンとも言う。

5) リボ核酸

1　細胞の基本構造と各部位の働き：細胞内は専門部署に分かれている

　人体には、大きさ、形、機能の異なる200種以上の細胞が存在するが、これらはすべて以下の基本構造を有している（図1）。

①細胞膜（a）：細胞内外の仕切り

　両親媒性物質[1]のリン脂質が形成する流動性の脂質二重層構造（n）で、内部の疎水性部分で水の移動を断つ事により細胞内外を仕切り、両表面部の親水性部分で細胞内外の水と馴染む。

②核：遺伝情報の保存とその発信の場

　核膜（b）で包まれた構造体で、ゲノム[2]DNA[3]を含む染色質[4]（c）、核小体（d：リボソーム RNA[5]の合成を含むリボソーム構築の場）、ゲノム DNA 複製や遺伝子発現に必要な機構が含まれる。核膜孔（e）は、核内と細胞質間の物質の出入口である。

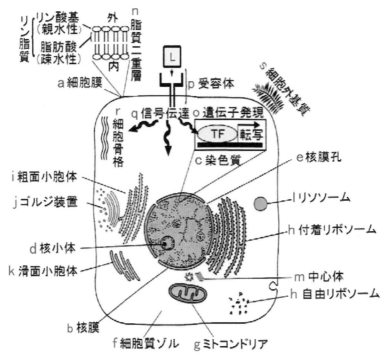

図1　細胞の基本構造
図中のアルファベットは、本文中の（　）内アルファベットに対応する。TF：転写因子と呼ばれる蛋白性因子、L：特定の受容体に特異的に結合する細胞間情報伝達物質を示す。「著者作成」

③細胞質：代謝[6]の場

　細胞膜（a）と核膜（b）との間の領域で、細胞小器官とその間を埋める細胞質ゾル（f：細胞が生きるための基本的な化学反応の場）を含む。細胞内小器官には、ミトコンドリア（g：有酸素呼吸によるエネルギー産生の場）、リボソーム（h：蛋白質合成の場）、粗面小胞体（i：分泌及び膜たんぱく質合成の場）、ゴルジ装置（j：糖付加などの蛋白質修飾の場）、滑面小胞体（k：脂質合成とCa^{2+}貯蔵の場）リソソーム（l：細胞内消化の場）、中心体（m：微小管[7]の形成中心）などがある。

2　細胞の主な成分とその働き：細胞内では種々化学物質が働いている

　生命現象は種々の化学物質の反応により営まれ、その場を提供する水は生命に不可欠である。以下に示す生体高分子は、生命特有の化学反応の中心を担っている。

①核酸：糖、リン酸、塩基よりなるヌクレオチドが多数連結した物質で、遺伝情報の保持に働く DNA と遺伝情報の発現に働く RNA に分けられる。

②蛋白質：20種のアミノ酸が多数連結した物質で、細胞のほとんどの機能を担う。生体内化学反応に必須な生体触媒である酵素はその一つである。

③多糖：単糖が多数連結した物質で、血糖の本体で全身の細胞のエネルギー源となる単糖であるグルコースが多数連結したグリコーゲン[8]は、即効型のエネルギー源である。

④脂質：難水溶性が特徴で、細胞膜の主成分あるリン脂質や主要貯蔵型エネルギー源の中性脂肪などが含まれる。

3　エネルギー産生と代謝：生体エネルギーは化学物質として蓄えられる

　私たちは、生きるために必須なエネルギーの殆どを ATP として化学的に蓄え、必要時にこれを分解してエネルギーを得ている。生命活動に十分な量の ATP を得るためには、細胞質ゾル（f）で嫌気的[9]に行われる「解糖系」と、ミトコンドリア（g）で好気的[9]に行われる「クエン酸回路」及び「電子伝達系」の３つの代謝経路がスムーズに行われることが必須である（図２）。

①解糖系：グルコースがピルビン酸に分解される経路である。

②クエン酸回路：オキサロ酢酸がピルビン酸の代謝産物であるアセチル CoA と結合してクエン酸[10]となり、二酸化炭素（呼気に放出）や水素を放出して再びオキサロ酢酸に戻る回路で、直接参加しないが O_2 が必須である。

③電子伝達系（呼吸鎖）：解糖系やクエン酸回路で生じた水素（電子）が吸気から得た O_2 に渡されて水が生じる過程で、ATP を生じる主要な経路である。

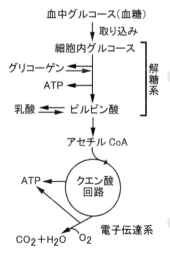

図2　エネルギー産生と糖代謝
O_2 が使えない環境では、乳酸が生じる。

6）生細胞で起こる化学反応の総和で、エネルギーを消費して小分子から大分子を作り、逆に大分子を低分子化してエネルギーを得る。

7）細胞の形や動きを司る細胞骨格の一種。

8）グリコーゲン：食品メーカーの「江崎グリコ」は、グリコーゲンを含む栄養菓子「グリコ」から始まった。

9）遊離酸素（O_2）が無い状態を嫌気的、ある状態を好気的と言う。

10）梅干効果：梅干しに豊富に含まれるクエン酸がクエン酸回路を円滑にし疲労回復が促進されると考えられる。

4　遺伝子とその発現：遺伝子は蛋白質の設計図

　ゲノム DNA のうち特定の蛋白質または機能性 RNA を規定する部分（情報単位）を遺伝子と呼び、ヒトでは蛋白質をコードする遺伝子の総数は約 2 万個存在する[11]。この蛋白質をコードする遺伝子の情報は、「転写」と呼ばれる DNA の塩基配列を RNA の塩基配列として写し取る過程の後、「翻訳」と呼ばれる過程で RNA の塩基配列で指定された順にアミノ酸を連結して蛋白質を合成することで表現される（図 3）。同じゲノムから異なる種類の細胞ができるのは、遺伝子の転写が転写因子（TF）と呼ばれる蛋白質性調節因子により細胞種独自のパターンで調節されているからである（o）。また、遺伝子発現[12]は、遺伝子 DNA 配列だけでなくエピジェネティック[13]な要因（栄養などの環境要因）によっても制御されている。よって、外観を含む形質や病気（特に生活習慣病）の発症は遺伝子 DNA 配列だけでは決まらない。このことは、遺伝子 DNA 配列が同じである一卵性双生児が、外観の微妙な変化を含めて形質が異なることからもわかる。

```
          （転写）        （翻訳）
   遺伝子 DNA ---> RNA --->蛋白質
```

図 3　遺伝子発現の過程
遺伝の情報が蛋白質として発現する過程は、ほとんどの生物に共通で、セントラルドグマと呼ばれる。

5　細胞内外での対話と応答：細胞もアンテナで交信している

　細胞間の情報交換は、接触型と呼ばれる細胞接着因子により直接相手細胞に触れる方法と、相手細胞には直接触れず、ホルモン[14]（全身性分泌型）、サイトカイン[15]（局所性分泌型）、軸索[16]（神経型）を介する方法により行われる。この情報交換の特異性は受け手の細胞が送り手の化学信号（L）を感知する受容体（p）を持つか否かにより決まる。信号を受けた受容体は、環状 AMP などによる細胞内情報伝達機構（q）を介して、転写因子（TF）、細胞骨格蛋白質[17]（r）、代謝酵素などの標的蛋白質の活性を修飾することにより種々の細胞応答を引き起こす。

6　細胞が作る社会：組織、がん、幹細胞って何？

　私たち多細胞生物中の大部分の細胞は、その周囲に分泌した細胞外基質[18]（s）などにより互いに結合して、細胞→組織→器官→個体という階層的な細胞社会を形成し、一定の秩序のもとで維持されている。この社会秩序を無視して勝手気ままに増殖・転移する異常細胞が「がん」細胞で、社会を破壊していずれ個体を死に至らせる。

　私たちの体では、殆どの分化[19]した細胞は常に作り替えられている。この入れ替えに使われる分化細胞は、自己複製能[20]と多分化能[21]を兼ね備えた少数の多能性幹細胞から分化した各種前駆細胞が最終分化して作られる。最近話題の iPS 細胞[22]は、一度分化した成体組織の細胞から作られる人工多能性幹細胞で、再生医療や創薬などの発展に大きく貢献することが期待されている。

（熊取厚志）

11）この数はショウジョウバエの 2 倍に満たず、ヒトゲノムの約1.5%である。

12）遺伝子情報から蛋白質や機能性 RNA を産生すること。

13）DNA 配列の変化を伴わず細胞分裂後も継承される遺伝子発現の変化のありさま。

14）インスリンなど全身を巡り特定の細胞に作用する細胞間情報伝達物質。

15）インターフェロンなど主に免疫・炎症系細胞から産生される特異性を持って局所性に作用する生理活性物質の総称。

16）神経細胞が標的細胞のすぐ近くまで伸ばす長い突起。

17）細胞内に張り巡らされている繊維状蛋白質の総称で、細胞構造の維持や運動に関わる。

18）コラーゲンなどよりなる細胞外の複雑な分子構造体の総称。

19）構造的、機能的に特殊化することを言う。

20）自分と全く同じ細胞をほぼ無限に作り出す能力。

21）複数種の細胞に分化できる能力。

22）iPS 細胞（induced pluripotent stem cells）

<おすすめ図書>
・中村桂子／松原謙一（監訳）（2016）Essential 細胞生物学、原書第 4 版、南江堂

Memo

5講　呼吸と循環—植物性機能の生理学

　みなさんの体（生体）はストレスを引き起こす原因となる刺激（＝ストレッサー）に常に晒されている。しかしたいていの場合、体に危機的な変調を来すことなく無事にやり過ごすことが出来る。なぜなら生体は刺激により体内に起こった変化を元の状態に早く戻そうと働いているからで、このように生命が安定した状態で維持されているからこそみなさんは何十年も生き続けることができる。生理学は、基本的な器官（＝臓器）の働きを理解しさまざまな刺激に対してどのように対応しているかを学ぶ学問である。本章では呼吸[1]と循環[2]を中心に生理学の基礎を学ぶ。

1　生体の意識的な働きと無意識の働き

　動物は外界の有害な刺激に対して手足を使って逃げることにより体を守ることができる。例えば熱いものに手が触れると、熱いと感じた瞬間に手は引っ込められている。この動作に深く関わっているのが皮膚の温度を感知する感覚受容器、刺激の伝達や手足への指令のルートである神経系、実際に手足を動かす骨格筋（欄外6）参照）である。これらの器官系の働きは熱いと「意識する」、あるいは手足を「動かす」という動物特有のものであるため動物性機能ともいわれる。しかし、生体の働きは意識されるものばかりではない。心臓の動きや呼吸は常に繰り返されているが、皆さんが意識しなくても生きている限り続く。しかしその一方で、緊張した時など心臓の動悸を抑えようと思っても不可能であるし、息こらえはせいぜい一分ほどしかできず、自分の意思や意識では制御することができない。以上のような無意識のうちに脈々と行われている体内のはたらきは植物とも共通するという意味で植物性機能とよばれる。

2　呼吸と循環の働き

　生体は器官（臓器）の集合体であり、器官はさまざまな種類の細胞の集合体である。それぞれの細胞は、①酸素（O_2）と消化吸収された栄養素からエネルギーを作る→②それをもとに細胞が機能する→③①の結果、産生された二酸化炭素（CO_2）や他の老廃物を排出する、というサイクルを繰り返すことにより生命が維持されている。すべての細胞は、体内を循環している血液でつながっており（図1）、O_2や栄養素などと同様にCO_2や老廃物もすべて血液により運搬される。心臓は規則正しく収縮して全身の細胞に血液を送り出している[3]。赤血球[4]はO_2とCO_2の両方の運搬を行う。肺胞[5]に接近した際にまず末梢の細胞から受け取ったCO_2を肺胞内に排出し、代わりに肺胞内からO_2を受け取り、全身を巡り末梢の細胞にO_2を手渡す。O_2と引き換えに再びCO_2を受け取り、また肺に向かって流れることを繰り返している。

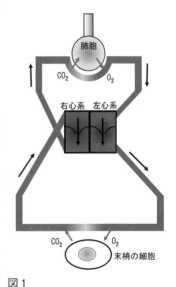

図1
丸山淳子「呼吸と肺」、二宮石雄他編（改変）
『スタンダード生理学』第3版、文光堂 p77

1）酸素（O_2）を取り込み、二酸化炭素（CO_2）を排出するガス交換を意味する。器官を働きで分類したグループを器官系という。呼吸器系、循環器系などと表現する。呼吸器系の中心となる臓器は肺である。

2）主に血液の循環を意味する。循環器系は心臓と血管で構成されている。

3）心臓が1分間に拍出する血液量を心拍出量という。心拍数（1分間の心臓の拍動数）と1回拍出量（心室から一回に拍出される血液量）の積で求められる。心拍出量は心臓のポンプとしての機能（＝心機能）を示す指標の一つである。

4）血液細胞のひとつである。O_2やCO_2は赤血球内に存在するヘモグロビン（Hb）という蛋白質に結合して運ばれる。興味深いことに、HbはO_2と結合しているときはCO_2と結合しにくく、CO_2と結合しているときはO_2と結合しにくい性質に変化する。

5）肺は肺胞という小さな空洞の部屋の集まりである。

6）動物性機能と関係が深い。手足の骨などに付着しており骨格筋ともよばれる。手足を自分の意思で動かせるのは骨格筋が収縮したり弛緩したりすることによる。

3 心臓はどのように血液を送り出しているか。

　生体の営みの多くは、筋の収縮／弛緩によって成り立っており、自分の意思で自由に動かせる筋（随意筋）[6]と、自分の意思では動かせない筋（不随意筋）[7]とがある。

　心臓は、左右の心房、心室の4つの部屋に分かれており、心房から心室へ一方向性に血液が流れる。右心系と左心系[8]とは血液は交通しない。心房は、リザーバーとして戻って来た血液を拡張時に一時的に貯めたのち収縮して心室に送り出す。心室は、拡張して心房から血液を十分受け取ったのち一気に収縮する。左心室は全身に、右心室は肺にそれぞれ血液を送り出す。心房が収縮して血液を心室に送り出す時期には心室は拡張しており、心房が拡張して血液を貯めている時期に心室は収縮して血液を送り出している。このように心房と心室は互い違いに拡張（または収縮）することにより血液を効率的に送り出している。また、左右の心房は同時に拡張または収縮する。左右の心室も同様である（図1）。

4 なぜ移植された心臓は機能するのか。

　心臓移植では、ドナー（臓器提供者）から心臓を取り出し、レシピエントに移植する。心臓はドナーの体から切り離されても条件さえ整えば収縮を続けることができる。心筋の収縮は、右心房壁にある洞房結節の自発的で規則正しい電気的変化（興奮）により始まる。このリズムが心拍数（欄外3参照）を決定するため、洞房結節はペースメーカーの役割をしているといえる。心臓には洞房結節で発生した興奮をすばやく心臓全体に伝えることができる。心臓のたった一カ所（洞房結節）でおこったこの電気的な興奮は、刺激伝導系[9]を通りながらギャップ結合[10]通って瞬時に周囲の心筋に広がり心臓全体に興奮が伝わる。興奮からわずかに遅れてほぼ同時にまず心房全体が収縮し、さらに少し遅れて心室全体が収縮する。

5 心臓の働きはどのように調節されるか。

　心臓には、以下のような調節機構がある。

（1）自己調節：心筋自身に備わっている調節機構である。静脈還流[11]量は一回拍出量と等しい。これは当たり前のようだが実は大変重要なことである。静脈還流量が一回拍出量より少しでも多いなら心臓は徐々に拡張し心不全に陥り死に至る。心臓（特に心室）には、通常より多量の血液が心室内腔に入った場合、すばやく反応して収縮力を増やす働きがある（フランクスターリング機構）。この心筋に備わった性質は、すべての調節機構のうちで最も迅速な心筋自身による心臓の調節である。

（2）神経性調節：自律神経系[12]は一回拍出量や心拍数を増減させる。自律神経系のうち、交感神経系が優位になると、一回拍出量と心拍数は増加し、副交感神経系が優位になるとどちらも減少する。自律神経系は、反射という形で、体の変化により早く対応しようとする。

（3）体液性調節：体の何らかの変化を感知すると副腎髄質[13]からカテコルアミン（アドレナリン、ノルアドレナリン）が産生され、血液中に分泌される。血流で運ばれたカテコルアミンが心臓に届いて作用すると、交感神経系が優位になる時と同様に心機能（欄外3参照）が上昇する。

　これらの調節は、（1）→（2）→（3）の順に時間を要する。移植された心臓では（1）と（3）による調節はあるが、ドナーから摘出される際に分布している神経は切断されるため（2）による調節はなくなる。（**丸山淳子／赤塚結子**）

7）植物性機能と関係が深い。心筋（心臓を構成する筋）と平滑筋（内臓、血管を構成する筋）とがある。

8）右心系とは、右心房と右心室を、左心系とは左心房と左心室のことをいう。右心系は、肺以外の全身から血液を受けとり肺に血液を送る。左心系は、肺から血液を受けとり肺以外の全身に血液を送る。

9）興奮を発生し伝える役割をする特殊心筋で構成される経路。電気的興奮を伝えやすい導線のような働きをしている。

10）隣り合う心筋細胞にはギャップ結合という穴のような構造があり、電気を通しやすい。心臓は刺激伝導系とギャップ結合という特殊な構造を通して洞房結節で生じた電気的興奮がまず瞬時に心房全体に伝わり、続いてわずかに遅れて心室全体に行きわたる。心臓の収縮は興奮のあとにおこる。

11）静脈から右心房に戻ってくる血液量。

12）臓器の働きを促進したり抑制したりする神経系で、交感神経系と副交感神経系から構成される。前者は戦闘、逃亡（Fight & Flight）時に優位になり、後者は安静、消化吸収（Rest & Digest）時に優位になる。戦闘時は酸素がより多く必要になるため、心臓は交感神経系の作用により一回拍出量や心拍数を増加させて心機能を高めて多くの血液（に含まれている O_2）を必要な体の各部に早く届けようとする。逆に安静時は O_2 は戦闘時ほど必要ではなく、副交感神経が優位になり心臓の働きは抑制される。

13）腎臓の上部に位置している小さな臓器で皮質と髄質に分かれる。カテコルアミンは副腎髄質から産生されるホルモン（ある内分泌器官で産生されたのち血流で運ばれ遠い臓器に作用する生理活性物質）である。

6講　感覚器・神経の働き─動物性機能の生理学

　動物は、動くがゆえに動物である。動くためには、生体内外の情報をキャッチし、適切に判断し、対応しなければならない。体内外の情報収集の過程が感覚であり、感覚ニューロンが情報を伝導・伝達し、脳や脊髄にインプットする。感覚を脳や脊髄で統合し、対応する反応をアウトプットするのが運動で、運動ニューロンが担当している。生体内外の情報を末梢の感覚受容器で感知し、感覚ニューロンで中枢に伝え、運動ニューロンで末梢に返し、反応を惹起し、動物は生きている。

　1）内臓感覚は内臓覚、皮膚感覚を皮膚覚と表現する場合もあり、用語は混在している。同じ意味である。同様に、〇〇覚の感を省略して〇覚としている場合も多いので、悩まないで欲しい。

　生体内外の情報を感知するのが感覚である。意識される感覚と意識されない感覚がある。意識される感覚は、11種類あり、意識されない感覚として、筋長、筋の張力、動脈圧、酸素分圧、肺の膨張、酸素分圧、血漿浸透圧などがある（医科生理学展望原書7版）（表1）。いわゆる五感は、視覚、聴覚、味覚、嗅覚、触覚で、意識される感覚である。「動脈圧や酸素分圧が感覚である」というのは意外ではあるが、生体内情報として、無意識のうちにこれらを感知し、生体は反応している。

　感覚器は、感覚を担当する器官であり、例えば、視覚は目、聴覚は耳、嗅覚は鼻が担当している。一方、筋長は筋紡錘、血圧は頸動脈洞や大動脈洞にある伸展受容器によって感知されるがこれらを感覚器というと違和感を持つ人も多いと思う。しかし、生体内外の情報を感知するのが感覚なので、筋紡錘や伸展受容器を感覚器と捉える方が、生体反応を理解するには役立つ。

〈感覚の分類〉

　特殊感覚：嗅覚、聴覚、視覚、味覚、回転加速と直線加速度、皮膚感覚：温・痛・触覚・圧覚、内臓感覚：内臓からの感覚（痛覚を含む）[1]

〈体性感覚〉

　体性感覚（somatic sensation）とは、身体の感覚であり、触覚、温度覚、位置覚（固有感覚）、痛覚（侵害感覚）の組み合わせである（ボロンブールペープ　生理学）。特殊感覚以外の感覚といってもよい。体性感覚受容器は、皮膚、皮下組織、骨格筋、骨、関節、主要な内臓、上皮、心血管系に分布している。つまり、体性感覚とは、四肢・体幹および内臓・血管からの信号といえる。体性感覚野は大脳の中心溝の後ろにある中心後回にあり、その大部分が顔面・手指を中心とする体幹・四肢からの信号を受けているため、また体性という言葉から、四

表1　感覚の種類

感覚の種類	担当受容器・受容体　　and/or	感覚器
1．視	杆体　錐体	眼
2．聴	有毛細胞	耳（Corti器官）
3．嗅	嗅ニューロン	嗅粘膜
4．味	味受容細胞	味蕾
5．回転加速度	有毛細胞	耳（半規管）
6．直線加速度	有毛細胞	耳（卵形嚢　球形嚢）
7．触・圧	神経終末	マイスネル小体　パチニ小体　PIEZO
8．温	神経終末	TRPVチャネル
9．冷	神経終末	TRPMチャネル
10．痛	自由神経終末	PIEZO　P2X　P2Y　ASICチャネル
11．関節の位置と運動	神経終末	ルフィニ・パチニ小体、Golgi受容器
12．筋長	神経終末	筋紡錘
13．筋の張力	神経終末	Golgi腱受容器
14．動脈血圧	神経終末	頸静脈洞　大動脈の伸展受容器
15．静脈血圧	神経終末	大動脈壁や心房壁にある伸展受容器
16．肺の膨張	神経終末	Jリセプター　伸展受容器
17．頭部の血液温度	視床下部のニューロン	
18．動脈血酸素分圧	神経終末	頸動脈体　大動脈体
19．脳脊髄pH	延髄腹側表面にある受容器	化学受容器
20．血漿浸透圧	視床下部前部の受容器	
21．ブドウ糖の同静脈血差	視床下部の細胞	

1-11は意識にのぼる感覚　　　　　　　　　　　　　　医科生理学展望　原書7版を参考に改変

肢・体幹のみからの信号を受けていると誤解されがちである。しかし、内臓からの信号も受け付けていることを忘れてはならない。腹痛や呼吸困難は、感覚受容器からの信号が、体性感覚野および大脳辺縁系経由で前頭前野に入力して知覚されるからである。ただ、内臓からの信号を受ける領域は狭く、細胞数が少ないため、内臓での局在は明瞭ではない。

　各感覚は感覚受容器で感知され中枢神経系に送られる。ここで、内臓感覚とは、腹部不快感とか腹痛、呼吸困難感、胸部不快感、圧迫感などである。体性感覚受容器で感知された刺激は、体性感覚野に到達した後、前頭前野に入り、「熱い、冷たい、痛い、うるさい、明るい、暗い」などのように知覚され、言葉となる。一方、体性感覚受容器で感知された刺激は、快・不快を担当する、大脳辺縁系（島、前帯状回、扁桃体、海馬、側坐核、線条体）と呼ばれる感情を担当する領域にも到達し、ここを経由して前頭前野に入る。つまり、感覚受容器で感知された刺激は、体性感覚野で感覚となり、大脳辺縁系で感情となり、双方が前頭前野に送られ、前頭前野で感情と感覚が統合され、その人の知覚となるのである。

〈神経〉

　神経は、中枢神経と末梢神経があり[2]、末梢神経は体性神経と自律神経に分けることができるが、この分類は機能的分類である。体性神経は動物機能担当で、自律神経は植物機能担当である。体性神経に運動ニューロンと感覚ニューロンがある。感覚ニューロンは求心性線維であり、感覚受容器からの信号を脳へ伝える。自律神経に交感神経と副交感神経があり、それぞれに遠心性線維と求心性線維があり、求心性線維により、感覚信号が伝わる。交感神経・副交感神経というのは、解剖学的分類である。四肢・体幹の感覚は体性神経が担当し、内臓感覚は自律神経が担当している。交感神経というと、遠心性刺激で、血圧や心拍数を上げる作用が強調されているが、内臓の痛みは、交感神経の求心線維で脳へ伝導・伝達される点に注意を要する。自律神経のうち、胸髄の第1分節から腰髄の第2分節の中間外側部から出るのが交感神経で交感神経幹を経由している。一方、脳幹および仙髄の2-4分節から出るのが副交感神経である。

〈神経線維の分類〉

　触覚担当はAβ線維；痛覚担当はAδ線維・C線維；温度覚担当はAδ・C線維である。Aδ線維は有髄線維で伝導速度が速く、C線維は無髄線維で伝導速度が遅い（表2）。

〈内臓感覚〉

　内臓とは、胸腔内・腹腔内・後腹膜にある臓器・器官である。内臓感覚は、自律神経のなかの交感神経系の求心線維（内臓求心線維）、副交感神経の求心線維（迷走神経の求心線維）で伝えられる。内臓感覚は、通常意識されない感覚である。呼吸に伴う感覚を呼吸覚というが、あまり使われていない用語である。英語のrespiratory sensationの和訳である。平時では、呼吸覚を意識することはないが、呼吸困難では、呼吸覚を「苦しい、息ができない、吸えない、はけない」などのように知覚する。

〈四肢・体幹の感覚〉

　皮膚・粘膜・骨・筋・健・関節の感覚は、体性神経（脊髄神経・脳神経）で伝わる。皮膚・粘膜の感覚を表在感覚、骨・筋・腱・関節の感覚を深部感覚という。

〈固有感覚〉

　筋肉が動いている速さ、長さ、位置、緊張度、伸展の程度などを総称して固有感覚という[3]。固有感覚をモニターしながら、運動ニューロンからの刺激が調節され、目的とした運動が達成される。関節の位置と運動は意識される感覚であるが、筋長や張力は意識に上らない感覚である。

〈活動電位の伝導と伝達〉

　体性感覚は、①感覚受容器または自由神経終末で活動電位が発火し、②活動電位が1次ニューロンを脊髄に向かって伝導、②脊髄で2次ニューロンに伝達、③視床で3次ニューロンに伝達、④体性感覚野や辺縁系に到達し感覚と感情を惹起、⑤前頭前野で知覚——という過程をとる。各ニューロンの接合部をシナプスという[4]。

（丸山一男）

2）中枢神経は脳と脊髄である。脳と局所を繋ぐ神経を脳神経、脊髄と局所を繋ぐ神経を脊髄神経という。脳神経（脳と名前がついているが）と脊髄神経は末梢神経である。それぞれに求心線維と遠心線維がある。求心線維を感覚ニューロン、遠心線維を運動ニューロンともいう。脳神経には副交感神経線維が含む神経がある。交感神経線維は脊髄神経のなかを走っている。

表2　神経線維の種類と担当機能

	太さ (μm)	伝導速度 (m/sec)	機能
Aα	20	100	運動・深部感覚
Aβ	10	50	触覚・圧覚
Aγ	5	25	筋紡錘の緊張
Aδ	3	13	痛覚・温度覚
B	2	7	交感神経
C	1	1	痛み・交感神経

3）固有感覚のなかに、位置覚、運動覚、振動覚がある。筋紡錘、ゴルジ腱受容器、ルフィニ小体、パチニ小体などで感知する。深部感覚と固有感覚は、ほぼ同義である。

4）シナプス前に活動電位が達すると、Caイオンが流入し、シナプス小胞にCaが結合すると、神経伝達物質がシナプス間隙に放出される。神経伝達物質がシナプス後の受容体に結合すると、シナプス後で、起動電位が出て、閾値を超えると本格的な活動電位が発火する。

7講 生体防御・免疫学入門—感染を防ぐ機構—

　免疫という言葉は、疫（疫病）を免れるという意味である。感染症に一度かかると、同じ感染症には二度とかからないか、あるいはかかっても軽くすむことは、身近な事例である。免疫にはほとんどの多細胞生物に存在する自然免疫と魚類、両生類、爬虫類、鳥類、哺乳類にのみ存在する獲得免疫に分けられる。免疫は微生物に対する生体の防御機構として発達してきたが、別のいい方をすれば、自分かどうか（自己と非自己）を見分け、自分でないもの（非自己）を撃退する仕組みである。この機構が破綻すると、感染症に対する生体防御だけでなく、アレルギー、自己免疫疾患、癌など、多くの疾病に関連すると考えられている。

1 生体防御 ～自然免疫～

　微生物を排除（防御）する第1段階としてすぐに働くが特異性は低く持続期間も短い。

①バリアー：微生物が侵入しないように防ぐ働き（多くは皮膚や粘膜から侵入する）。
　a）物理的バリアー：皮膚の角質、呼吸上皮の繊毛上皮など。
　b）化学的バリアー：唾液や涙に含まれるリゾチーム、母乳中のラクトフェリンなど。
　c）微生物学的バリアー：口腔内や腸管の常在菌など。

②貪食細胞：宿主体内に侵入した微生物を細胞内に取り込み、殺菌・消化する細胞。担当する主な細胞はマクロファージと好中球である。微生物には存在してヒトの細胞に存在しない構造を認識（パターン認識）し効率よく対処している。代表的なものに Toll 様受容体（TLR）[1]がある。

③ナチュラルキラー（NK）細胞：自己ではない細胞（感染した細胞や癌細胞）を直接殺傷する。

④樹状細胞：微生物を捉えて細胞内で処理し、T 細胞に抗原提示して活性化へと導く。

2 生体防御 ～獲得免疫～（図1）

　自然免疫だけでは対処できない場合など、微生物に特異的な獲得免疫が誘導される。獲得免疫は、自己と非自己を厳密に識別し、多種類の微生物に対応する多様性を備え、記憶する。獲得免疫は、体液性免疫と細胞性免疫に大別されるがその中心はリンパ球である。

①リンパ球：リンパ球には T 細胞と B 細胞がある。

　T 細胞は、細胞の表面に存在する抗原の違いにより、CD 8 陽性 T 細胞と CD 4 陽性 T 細胞に分けられる。CD 8 陽性 T 細胞は、細胞傷害性 T 細胞とよばれ、ウイルスに感染した細胞や癌細胞などの異常な細胞を認識し殺傷する機能をもつ。CD 4 陽性 T 細胞は、ヘルパー T 細胞とよばれ、獲得免疫の調節・活性化

1）Toll 様 受 容 体：TLR、toll-like receptor。パターン認識受容体として初めて同定された受容体。ヒトでは10種のTLRs が発現しており、微生物の特徴的な構造を識別している。

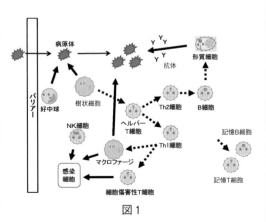

図1

など司令塔的な役割を担う。

　B細胞は、ヘルパーT細胞からの信号をうけ、形質細胞[2]へと分化し抗体を産生する。

②獲得免疫の成立：

　自然免疫で働く樹状細胞などが微生物を貪食し、その情報をCD4陽性T細胞（ヘルパーT細胞）に提示する。情報を受けたヘルパーT細胞は様々なサイトカインを分泌し、他の免疫細胞を活性化させ、細胞性免疫や体液性免疫を担う。獲得免疫に関わるT細胞やB細胞の多くはやがて死滅するが、一部は記憶細胞として何年も体内に存在し続ける。

③主要組織適合抗原（MHC）[3]：自己と非自己を見分ける抗原である。

　ヒトではヒト白血球抗原（HLA）[4]ともよぶ。臓器移植が成功するかどうかは、HLAがどの程度一致しているかが鍵となる。

④抗体とその多様性：体液性免疫の中心が抗体である。（図2）

　抗体は、2本の長いポリペプチド（重鎖、H鎖）と2本の短いポリペプチド（軽鎖、L鎖）が結合し、Y字の形をしている。抗体は、遺伝子の組合せ[5]、遺伝子の突然変異などにより、ほとんどの微生物に対して特異的に対応できる多様性を獲得している。ヒトの抗体は、IgM、IgG、IgA、IgE、IgDの5つに大きく分けられる。

　a）IgM：5量体を形成し、抗原刺激により最初に産生される抗体である。

　b）IgG：血清中に一番多く存在する。また、胎盤を通過し、母体から胎児へ移行する。

　c）IgA：多くは2量体を形成し、粘膜の免疫に関係する。母乳に多く含まれる。

　e）IgE：血清中にはごく微量しか存在しない。抗原[6]（例えば花粉など）がIgEに結合すると、皮膚や粘膜に存在するマスト（肥満）細胞から化学伝達物質（ヒスタミンなど）が放出される。

　d）IgD：機能は不明である。

⑤クローン選択説：

　抗原により刺激を受けると同じ抗原特異性を持ったB細胞が分化・増殖し、同じ抗原特異性をもった抗体が産生される。これをクローン選択説という。つまり、1つのリンパ球は1種類の特異的な抗原を認識し、そこから増殖・分化するリンパ球は、同じ1種類の抗原を特異的に認識する。

⑥細胞性免疫：細胞成分が主体となる免疫反応。

　液性免疫の主体が抗体であるのに対し、細胞性免疫は、細胞傷害性T細胞（CD8陽性T細胞）と、ヘルパーT細胞に活性化されたマクロファージによる細胞傷害が中心である。

⑥免疫寛容：特定の抗原（自己の抗原）に対して免疫反応が起こらない状態をいう。

　免疫反応は、自己には反応せず、非自己のみ認識し排除する仕組みである。正常では、自己にほとんど反応しないリンパ球だけが存在する。自己寛容が破綻し、症状が出現した場合が自己免疫疾患である。

3　医療における免疫の利用

　予防接種は人工的に病原体の抗原を接種して免疫応答を獲得することで、病原体からの罹患を防ぐ。抗体が抗原に特異的に結合することを利用した検査は日常で多くみられる。治療には、ヘビ毒などに対する血清療法などの他、最近では、免疫抑制の阻害によるがん療法を担うチェックポイント阻害剤が開発され、第4の癌治療（免疫療法）として有効な治療法となっている。

（伊奈田宏康／西田圭吾）

2）形質細胞：B細胞が活性化すると、形質細胞へ分化する。形質細胞は抗体を分泌する細胞である。

3）主要組織適合複合体：MHC、major histocompatibility complex。移植の際に拒絶反応を決定する細胞表面にある抗原。クラスⅠとクラスⅡに分けられ、クラスⅠは核を有するすべての細胞と血小板に存在する。クラスⅡは樹状細胞、マクロファージ、B細胞に存在する。

4）ヒト白血球抗原（HLA）：human leucocyte antigen。

5）遺伝子の組合せ：ヒトの重鎖の可変領域には、V遺伝子（約50種類）、D遺伝子（約30種類）、J遺伝子（約6種類）存在し、スプライシングにより組合せは、$50 \times 30 \times 6 = 9,000$種類になる。軽鎖は$\kappa$鎖と$\lambda$鎖の2種類存在し、$\kappa$鎖は、V遺伝子（約35種類）、J遺伝子（約5種類）存在し、重鎖の組合せと合せると、$9,000 \times 35 \times 5 = 1,575,000$（$1 \times 10^6$種類以上）となる。さらに$\lambda$鎖の組合せがあるため、多様性はさらに増える。

6）抗原：免疫応答を引き起こす物質。タンパク質以外に、多糖類、脂質、核酸、薬も抗原となり得る。

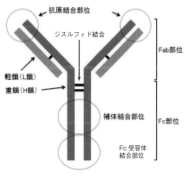

図2

第2部
医学を学ぶための基礎知識

第4章　臨床医学への招待

1講　生活習慣病—メタボリックシンドローム—

　2021年の日本人の死因統計をみると、第1位がん、第2位心疾患、第3位老衰、第4位脳血管疾患、第5肺炎である。がん、心疾患、脳血管疾患は生活習慣病に含まれる。過食、運動不足などの生活習慣により肥満が生じる。肥満に高血圧・高血糖・脂質代謝異常が組み合わさって生活習慣病を引き起こすメタボリックシンドロームが発症する。生活習慣病の予防と早期発見を目的にメタボリックシンドロームに着目した健康診査が行われている。本講義では、生活習慣病とメタボリックシンドロームとの関連と特定健康診査・特定保健指導について仮想症例を通じて医療人としての理解を深める。

1　事例（仮想症例）と質問 Q1 〜 Q4

　症例は、Aさん、45歳男性、会社員。喫煙はしない。会社の定期職場健診を受診し、以下の健診結果が届いた。身長172cm、体重78kg、腹囲88cm、血圧135/87（収縮期 / 拡張期）mmHg、空腹時血糖108mg/dl、トリグリセライド108mg/dl、HDL コレステロール[1]35mmHg。Q1. AさんのBMIを計算できますか？　Q2. Aさんの標準体重を計算できますか？　Q3. Aさんはメタボリックシンドロームですか？　Q4. 特定保健指導プログラムはどれに該当しますか？

1）HDL（high density lipo-protein）コレステロールは、余分なコレステロールを回収して動脈硬化を抑える、善玉コレステロール。一方、LDL（low density lipoprotein）コレステロールは、肝臓で作られたコレステロールを全身へ運ぶ役割を担っており、増えすぎると動脈硬化を起こして心筋梗塞や脳梗塞を発症させる、悪玉コレステロール。

2　生活習慣病とは

　生活習慣病とは、食習慣、運動習慣、休養、喫煙、飲酒などの生活習慣が、その発症・進行に関与する疾患群と定義される。その代表疾患を表1に示す。がんも生活習慣病に含まれる。一方、成人病は加齢に着目した疾患群、生活習慣病は生活習慣に着目した疾患群であり概念的には異なる。しかし、成人病と生活習慣病に含まれる疾患は重複するものが多い。

3　メタボリックシンドロームとは

　メタボリックシンドロームとは、内臓脂肪の蓄積（内臓肥満）に高血圧・高血糖・脂質代謝異常が組み合わさることにより、心臓病や脳卒中（脳出血と脳梗塞）などになりやすい病態をさす。メタボリックシンドロームの診断基準（表2）は、必須項目として内臓脂肪の蓄積があり、① 脂質代謝異常（150mg/dl 以上の高トリグリセライド血症かつ / または40mg/dl 未満の低 HDL コレステロール血

表1　生活習慣と関連性が明らかな疾病（生活習慣病）

食習慣	インスリン非依存糖尿病、肥満、高脂血症（家族性のものを除く）、高尿酸症、循環器病（先天性のものを除く）、大腸がん（家族性のものを除く）、歯周病など
運動習慣	2型糖尿病、肥満、高脂血症（家族性のものを除く）、高血圧症など
喫煙	肺扁平上皮がん、循環器病（先天性のものを除く）、慢性気管支炎、肺気腫、歯周病など
飲酒	アルコール性肝疾患など

表2　メタボリックシンドロームの診断基準

必須項目	（内臓脂肪蓄積）ウエスト周囲径		男性 ≧ 85cm
			女性 ≧ 90cm
	内臓脂肪面積 男女ともに≧100cm²に相当		
選択項目 3項目のうち 2項目以上	1	高トリグリセライド血症かつ / または	≧ 150mg/dL
		低 HDL コレステロール血症	< 40mg/dL
	2	収縮期（最大）血圧かつ / または	≧ 130mmHg
		拡張期（最小）血圧	≧ 85mmHg
	3	空腹時高血糖	≧ 110mg/dL

症)、② 高血圧（収縮期血圧が130mmHg 以上かつ／または拡張期血圧が85mmHg 以上）、③ 空腹時高血糖（110mg/dl）の 3 項目のうち 2 項目以上が該当する場合である。内臓脂肪は臍回りの腹囲で評価し、男性は85cm 以上、女性は90cm 以上のときに、内臓脂肪が過剰に蓄積していると判定する。

④ メタボリックドミノとは（図1）

　生活習慣により最初に内臓脂肪の蓄積がおこり、インスリン抵抗性[2]）をきたし、食後高血糖をもたらす。これに、高血圧、高脂血症が加わるとメタボリックシンドロームを発症する。生活習慣が改善されないと、膵臓のランゲルハンス島からのインスリン分泌が低下し、ついには糖尿病を発症する。糖尿病は、細小血管障害（ミクロアンギオパチー）を引き起こす。細小血管が多くある臓器が障害される結果、腎症、網膜症、神経症が合併症として引き起こされる。これらの合併症が進行すれば、最終的には透析、失明などの重大な合併症をきたすことになる。
　一方、高血圧、高脂血症により、粥状動脈硬化（アテローム動脈硬化）などにより大血管障害（マクロアンギオパチー）が起こり、閉塞性動脈硬化症、脳血管障害、虚血性心疾患を引き起こし、最終的には動脈閉塞による壊疽のために下肢切断を余儀なくされたり、脳卒中、血管性認知症、心不全をきたることになる。2003年に伊藤 裕により、これら一連の疾病の連鎖をドミノ倒しにたとえ、メタボリックドミノの概念が提唱された。メタボリックドミノの最上流には生活習慣に基づく肥満があり、いかに生活習慣を改善することが重要であるか理解できる。

2）インスリン抵抗性とは
　インスリンは膵臓（ランゲルハンス島 β 細胞）から分泌されるホルモンで骨格筋、脂肪組織、肝臓などの標的臓器に作用し、糖の細胞内への吸収を促進することで血糖レベルを調節している。インスリン抵抗性とは、インスリンに対する標的臓器の感受性が低下し、インスリン作用が発揮できない状態である。インスリン抵抗性が持続すると膵臓の β 細胞は高血糖を解消するためにインスリン分泌を増大させるが、やがて疲弊し、ついにはインスリン分泌も低下する。

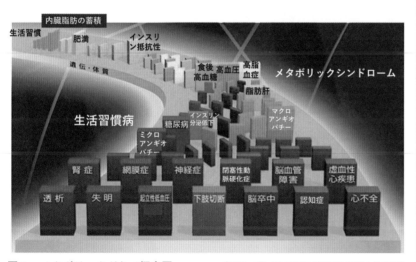

図1　メタボリックドミノ概念図　　　（伊藤　裕 . 日本臨床 2003;61:1837より引用）

⑤ アディポネクチンとレプチンの発見

　アディポネクチンは脂肪組織から分泌される生理活性物質であり、抗糖尿病作用や抗動脈硬化作用がある。しかし、内臓脂肪が増えるとその分泌が低下し、糖尿病、動脈硬化になりやすくなる。一方、レプチンは体脂肪量に比例して脂肪組織より血中に分泌され，視床下部にあるレプチン受容体に作用し、摂食の抑制、エネルギー消費の増大に働き、体重減少に働く（図2）。しかし、肥満があると

レプチンの作用が減弱する抵抗性を示す。

6 脂肪細胞から分泌される生理活性物質（図2）

脂肪細胞からは多くの生理活性物質が分泌されており、糖尿病、高血圧症などの生活習慣病の発症に関連している。生理活性物質は、糖尿病や動脈硬化を抑制したり、摂食調整や熱産生に関連したりする"善玉因子"と、動脈硬化症、血栓形成を促進したり、糖尿病、高血圧症の発症に関連したりする"悪玉因子"がある。内臓肥満になると、脂肪細胞から分泌される善玉因子が減って、悪玉因子が増え、生活習慣病を引き起こすことになる[3]。

3）脂肪細胞から分泌される"善玉因子"と"悪玉因子"
善玉の因子として、抗糖尿病・抗動脈硬化作用をもつアディポネクチン、摂食調整・熱産生に関連するレプチン、女性ホルモンであるエストロゲンなどがある。悪玉の因子として、動脈硬化症を引き起こす単球走化性タンパク質、血栓形成を促進するプラスミノゲン活性化抑制因子、糖尿病発症に関連する腫瘍壊死因子、高血圧症の発症に関連するアンギオテンシンⅡなどがある。

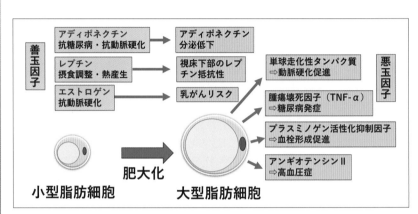

図2　脂肪細胞の肥大化に伴う生理活性因子の変化
内臓肥満になると、脂肪細胞から分泌される"善玉因子"が減って、"悪玉因子"が増える。

7 肥満度を表すBMI（body mass index）と標準体重の関係

BMIは体重と身長から算出される肥満度を表す体格指数である。成人ではBMIが国際的な指標である。計算式は、BMI＝体重（kg）÷（身長 m)^{2}で計算できる。日本肥満学会の判定基準では、BMIが18.5〜25未満を普通体重、18.5未満が低体重（やせ型）、25以上を肥満としている。標準体重はBMI＝22と定義される。身長が分かれば、標準体重（kg）＝22×身長（m)^{2}で容易に計算できる。

8 内臓脂肪の評価方法

内臓脂肪の過剰蓄積の基準は、CTスキャンにより臍周囲の内臓脂肪面積を測定することで判定される。内臓脂肪の面積が100cm^{2}以上は過剰蓄積である。しかし、健診で全員にCTスキャンを行うのは現実的でない。CTスキャンによる内臓脂肪面積と臍回りの腹囲が相関する。男性では腹囲が85cm以上、女性では90cm以上がCTスキャンで計測した内臓脂肪面積100cm^{2}に相当する。日本では女性は男性より皮下脂肪が厚いことを考慮して、腹囲の基準は女性の方が5cm大きい。

9 生活習慣病への対策

現在、日本では、生活習慣病の予防のために、40歳〜74歳までの国民を対象に、

メタボリックシンドロームに着目した「特定健康診査（メタボ健診）」が行われている。特定健康診査の結果から、生活習慣病の発症リスクが高く、生活習慣の改善による生活習慣病の予防効果が多く期待できる人に対して、保健師、栄養士などの専門スタッフにより、生活習慣の見直しを支援する「特定保健指導」が行われている。これには、生活習慣病予防の情報提供に加え、行動目標のみを設定する「動機付け支援」と目標設定後に面接・電話・メールなどにより生活習慣の改善を応援する「積極的支援」の2つがある。いずれも、特定保健指導の終了時に健康状態や生活習慣の改善状況が確認される。

10 特定保健指導の評価

特定保健指導の生活習慣病の改善に及ぼす影響については、肥満、血圧、血糖、脂質のすべてに改善があったとの報告と肥満のみごく軽度の改善はあったが、血糖、血圧、脂質の異常の改善は見られなかったとの報告が相半ばしている。統計解析手法や対象母集団の設定の違いにより解釈が全く逆になる。論文に対して批判的吟味を行うことは重要である。今後とも、施策を科学的手法により評価し改善していくことが求められている。

仮想症例のＱ1〜Ｑ4の回答は欄外にある[4]。

（東川正宗）

4）仮想症例の質問に対する解答
Q1．BMI＝26.4（式＝78/1.72/1.72)、Q2．標準体重65.1kg（式＝22×1.72×1.72)、Q3．メタボリックシンドローム（理由：腹囲に加えて2項目が該当する。腹囲88cm＞85cm＋高血圧（収縮期135＞130 かつ拡張期87＞85mmHg）＋脂質代謝異常（HDLコレステロール35＜40mg/dl)、Q4．特定保健指導の積極的支援に該当する

2 講　がんという病気　悪性腫瘍

「がん」は専門用語で「悪性腫瘍」とも言う。腫瘍の細胞は、臓器や組織のコントロールを逸脱し勝手に（自律的に）、過剰増殖し、原因が取り除かれても増殖が止まらないものである。悪性というのはその腫瘍が増殖して生命を脅かす事態にまで進展する場合である。つまり、悪性腫瘍とは「自律的な過剰増殖をし、結果として生命に関わるほどに増殖するもの」ということになる[1]。

1）「がん」という病名は、専門的には「悪性腫瘍」と言うが、また、「悪性新生物」という言葉もある。いずれも同じ意味であるが、「がん」は、テレビなどのマスコミや一般社会で使われる言葉である。「悪性腫瘍」は病理学の分野、そして、「悪性新生物」は行政機関の統計などで、と、使い分けられている。

2）上皮系・非上皮系：上皮系組織は体表を覆ったり腺を構成する組織で、細胞は相互に結合し細胞塊を形成する特徴をもつ。一方非上皮系組織は上皮以外の組織に共通の構造をもち、軟部組織、造血器、骨、神経などがある。

1　「がん」と「癌」と「肉腫」[1]

「がん」と「癌」は違う。ひらがなの「がん」は、悪性腫瘍一般をさす言葉で、医学の専門用語ではない。漢字で「癌」と記した場合、悪性腫瘍のうち、上皮系[2]のものに限定したものを指す。皮膚、消化管や呼吸器の粘膜、泌尿器系や生殖器系の臓器の粘膜からの悪性腫瘍は、その臓器の名前の最後に「一癌」をつけて、たとえば、皮膚癌、胃癌、肺癌、膀胱癌、子宮体癌などと表記する。

　一方、癌以外の、非上皮系[2]の悪性腫瘍は、専門用語では「肉腫」と呼ぶ。たとえば、骨の悪性腫瘍は骨肉腫、脂肪は脂肪肉腫、筋肉は筋肉肉腫などと呼ぶ。これには、例外があり、血液細胞の悪性腫瘍は伝統的に「白血病」と呼び、脳腫瘍の悪性のものは、その細胞の種類に「一芽腫」をつけて、膠芽腫などと呼ぶことになっている。

2　がんとがん細胞の特徴

　がんの特徴は、組織や細胞が「異型」と呼ばれ、正常ではない形をしている。また、悪性腫瘍は、他の臓器へ転移する。転移をしているような段階の癌を進行癌、それよりも早い段階のものを早期癌とわけて呼ぶ。早期癌は外科手術で摘出でき治癒が望めるものがある。また進行癌でも医学が進歩した現在では、治療により治癒が望めるケースも出てきている。

3　がんがもたらす影響、苦しみ

　悪性腫瘍は、患者の体にいろいろな影響を与える。細胞の増殖は、連続性発育と呼ぶが、体積を増やすことから、周辺組織の圧迫をもたらし、神経に影響を与えると猛烈な痛みを引き起こすことがある。また、ホルモンなどを産生する場合は、全身に影響をもたらす。発熱や食欲不振、体重減少、倦怠感などの非特異的な症状がみられることもある。

　進行期の悪性腫瘍の患者では、急速に増大する腫瘍細胞が、正常の臓器や組織の細胞などから栄養を吸い取るかのように、急速に全身の身体機能を低下させ、衰弱させていく。

　悪性腫瘍の進展は、転移という非連続性の発育をすることが特徴的である。転移は、その経路から、播種、リンパ行性転移、血行性転移、そして、管腔内転移にわけることができる。一般的に、播種や血行性転移がある患者の場合、外科手術でがん細胞の全てを除去することが困難と考えられ、進行期と分類される。そ

れに対して、リンパ節への転移の場合は、そのリンパ節を含めて、がん細胞全て
を除去できることもあるので、進行期とは診断せず外科手術を行うことがある。

　がん患者の予後は、そのがん細胞の悪性度と、がんの進展度による。悪性度と
は、がん細胞の増殖速度のことで、細胞分裂の速度と考えることができる。そし
て、進展度とは、がん細胞の数つまりがんの大きさのことを指す。

　たとえば、同じ悪性度のがんであっても、小さなものよりは、転移があるよう
な大きながんの患者の予後が悪いことになるし、進展度が低い小さながんであっ
ても、悪性度が高い増殖速度が速い場合（悪性黒色腫など）は、予後が悪いと判
断される。

4　がんの原因

　腫瘍発生の外部からの刺激因子、外因としては、放射線や紫外線、喫煙や様々
な化学物質があげられる[3]。また、生物因子としてウイルス[4]や細菌[5]のような微
生物や寄生虫[6]の関与があることもわかっている。

　これらの外因が、細胞の遺伝子 DNA を損傷し、それが遺伝子の変異となって
腫瘍が発生する、と、考えられている。細胞にもともと備わっている、遺伝子の
損傷を修復するメカニズムによって、そのほとんどは修復されるが、うまく修復
されなかったり、あるいは、誤って異常に修復された場合に、遺伝子の変異とな
り、がんが発生する、と考えられている。

　がんの発生に関与していると考えられている遺伝子の変異は、これまでに多数
報告されてきているが、その遺伝子の機能から、発がんを促進するがん遺伝子と、
それを抑制するがん抑制遺伝子に、大きくわけられる。そして、多数の研究から、
がんの発生には、発がん遺伝子よりも、がん抑制遺伝子の機能低下や異常による
場合が多い、ということがわかってきている。

　また、一つの遺伝子の異常が、即座に発がんにつながる、ということはなく、
複数の遺伝子の異常が積み重なって、最終的に発がんに至る、という多段階発が
ん説が支持されている。

　子宮頸癌の予防として、ヒトパピローマウイルスの感染防止のためのワクチン
接種が臨床応用されている。

5　日本人のがんの疫学

　日本人は、以前、胃癌が多かったが、早期発見・早期治療の取り組みと、食生
活などの生活習慣の変化などから、胃癌は急速に減少し、欧米に多い、大腸癌や
肺癌、それに、乳癌や前立腺癌が増えてきている。

　最新の日本人のがんに関する統計では、国をあげてのがん対策の成果もあり、
一部のがんでは死亡率の減少が認められているが、発生率や死亡数は増えている、
という傾向がみられる。高齢化社会を迎え、患者さん一人一人の苦しみのほかに、
がんという病気がもたらす社会的な影響も重要な問題と位置付けて、その対策に
国をあげて取り組んでいる。

（中井桂司）

3）がんの原因を探る歴史は、
病理学の巨匠ウイルヒョウを避
けて通ることはできない。ウイ
ルヒョウは、英国の煙突掃除人
に陰嚢癌の発生が多いという疫
学的な報告から、がんの発生メ
カニズムとして、外部からの刺
激が細胞に加えられることに
よって、細胞が異常となり、が
んとなる「刺激説」をとった。
日本の病理学者山際勝三郎は、
留学先のウイルヒョウのもとか
ら帰国後、ウサギの耳の発がん
実験を行い、世界で初めて、人
工的にがんを作ることに成功し
た。

4）B 型肝炎ウイルスによる肝
癌や成人 T 細胞白血病ウイル
スによる白血病などがある。

5）ヘリコバクター・ピロリ菌
による胃癌などがある。

6）肝吸虫による肝がんや住血
吸虫による膀胱がんが知られて
いる。

〈参考文献〉
・笹野公伸ほか（2015）「シンプル病
理学」、南江堂
・Vinay Kumar ほか（2004）「ロビ
ンス基礎病理学」、丸善出版

3 講　感染症

我が国では悪性腫瘍や心疾患に比べ、感染症は医療関係者の注目を集める領域ではない。しかし、世界的に見れば多くの人命が感染症で失われている。本講義では、感染症の種類、原因病原体、診断、治療、感染防止策、薬剤耐性対策について概説する。

表1-1　日本で経口感染する代表的な病原体

細菌	カンピロバクター属、サルモネラ属、下痢原性大腸菌、エルシニア属、腸炎ビブリオ
ウイルス	ノロウイルス、ロタウイルス、肝炎ウイルス（A型、E型）
寄生虫（原虫）	赤痢アメーバ、ランブル鞭毛虫
寄生虫（蠕虫）	アニサキス属、蟯虫、回虫、日本海裂頭条虫

表1-2　日本で接触感染する代表的な病原体

細菌	基質拡張型βラクタマーゼ産生菌(ESBLs産生菌)
ウイルス	アデノウイルス
ダニ	ヒゼンダニ

表1-3　日本で飛沫感染する代表的な病原体

細菌	A群溶血性連鎖球菌、髄膜炎菌、百日咳菌
ウイルス	インフルエンザウイルス、ムンプスウイルス、風疹ウイルス、SARS-CoV-2

表1-4　日本で空気感染する代表的な病原体

細菌	結核菌
ウイルス	麻疹ウイルス、水痘・帯状疱疹ウイルス

1　感染症とは

　一般的には病原体が人体に侵入して、症状が出る疾患のことをいう。病原体が体に侵入しても、症状が現れる場合（発症）と現れない場合がある。発症するか否かは、感染を受けた人体の状態（免疫能力）と病原体の免疫抵抗力や増殖力で決まる。症状がなく病原体を保有する感染者を無症候性病原体保有者（キャリアー）ということがある。

　世界的規模に立てば、感染症は極めて重要な疾患である。なかでも結核、HIV感染症、マラリアを世界の3大感染症といい、その制圧に向け世界中で研究が行われている。

2　病原体

　細菌、ウイルス、真菌、寄生虫に分類される。寄生虫はさらに単細胞動物である原虫と多細胞動物である蠕虫に分けられる。

3　感染経路

　病原体が人体へ侵入する経路を感染経路という。感染経路は大きく水平感染と垂直感染に分けることができる。水平感染は既に病原体を保有している人を含めた周囲環境から病原体が被感染者に感染する経路であり、垂直感染は病原体を保有している妊婦から胎児へ妊娠中あるいは分娩時に病原体が感染する経路で、母子感染とも言われている。母乳による感染も垂直感染に含まれる。

　水平感染は経口感染、接触感染、飛沫感染、空気感染（飛沫核感染ともいう）などに分けることができる。

・経口感染：病原体が飲食物とともに経口的に摂取されて感染する。この感染経路で感染する病原体の種類は多い。日本における代表的な病原体を表1-1に示した。

・接触感染：病原体と接触して感染する。日本における代表的な病原体を表1-2に示した。

・飛沫感染：病原体保有者の咳やくしゃみ、気道吸引により飛散した病原体を吸入することで感染する。日本における代表的な病原体を表1-3に示した。

・空気感染（飛沫核感染）：空気中に飛散した病原体を含む飛沫が乾燥し、感染性を有する病原体が5μm以下の飛沫核となり空気中を漂う。その飛沫核を吸入することで感染する。日本における代表的な病原体を表1-4に示した。

4　感染病原体に関する検査

病原体を明らかにし感染症の診断に直結する検査として重要なものは、起因病

原体の同定に関する検査である。検出する対象として、病原体そのもの、病原体の遺伝子、病原体の抗原、病原体に対し感染を受けた人体が産生する抗体を検出する方法がある。病原体そのものを検出する方法として培養法、遺伝子を検出する方法として PCR 法などが行われる。

5 感染症の治療

　抗病原体薬を使用する場合は、起因病原体を明らかにした後、その病原体に有効性を示す抗病原体薬を投与することを原則とする。ただし、自然治癒が期待できる感染症が多数存在する。特に急性の上気道感染症や急性の下痢症を呈するものでは自然治癒が期待できることが多い。そのような感染症であれば抗病原体薬を投与することなく自然治癒を待つことが行われる。このことは医療費の抑制のみならず、抗病原体薬の使用を減少させることで薬剤耐性病原体の出現を抑える効果もある。しかし、直ちに（可能な限り早期に）抗病原体薬を投与することが患者の予後にとり、極めて重要な感染症も存在する。その代表として細菌感染症では細菌性髄膜炎、ウイルス感染症でヘルペス脳炎、寄生虫感染症で熱帯熱マラリアを挙げることができる。前2者は原因病原体を特定する前の当該疾患を疑った段階で、抗病原体薬による治療を開始する。

6 感染防止策

　感染者から医療従事者が感染を受けないために、あるいは周囲の人々に感染を波及させないために、「全ての患者や入所者の血液、体液（精液・膣分泌物）、汗以外の分泌物（痰・膿・鼻水等）、排泄物（尿・便・吐物）は感染の危険がある」とみなして対応する方法が主流となっている。これらに触れた後は手洗いを励行し、あらかじめ触れるおそれのあるときは、手袋、エプロンなどを着用するというのがその基本である（表2参照）。

7 抗病原体薬耐性病原体の出現防止

　大多数の病原体を殺滅する抗病原体薬を投与した場合でも、その抗病原体薬に耐性を示す病原体は少数であるが存在する。そのような状況下において抗病原体薬を投与すれば、多くの病原体は死滅するが、耐性を示す病原体が生き残り増殖を開始する。このような事態を防止するには、抗病原体薬の使用頻度減少が必要と考えられる。上述したように急性気道感染症（感冒、急性副鼻腔炎、急性咽頭炎、急性気管支炎）や急性下痢症に抗菌薬を原則として使用しないような動きが高まりつつある。

（大西健児）

表2　感染防止策

項目	対応策
・感染の可能性のあるものに触れた後 ・手袋をはずした後 ・他の患者に接する前	手洗いの励行
・感染の可能性のあるものに触れる時 　（便・嘔吐物等の処理後や他の患者に接する前には、手袋を外し手洗いを行う）	手袋の着用
・咳や痰の多い利用者の介護（医療、保育）や処置時 ・便や嘔吐物等が飛散し、目、鼻、口を汚染しそうな時 ・職員に咳・くしゃみのある時	マスクの着用
・衣服が汚染しそうな時（汚れたガウンはすぐに脱ぎ手洗いを行う）	ガウン・エプロンの着用
・咳、下痢・嘔吐症状等がある者は、可能な限り個室対応とする	個室対応が望ましい

茨城県衛生研究所発行、感染症予防のポイントの表を部分改変 https://www.pref.ibaraki.jp/hokenfukushi/eiken/idwr/documents/kansen_yobo.pdf

4講　運動器の病気「身体障害」

　運動器とは、骨[1]、関節[2]、筋[3]、腱[4]、靭帯、脊髄・脊椎、末梢神経などで構成される器官の総称である。主に身体を支持し運動させる役割を担い、それぞれが連携して運動を司っているが、どこかに異常あるいは病的な状態が発生すると、身体をうまく動かすことが困難となる。
　講義では、これら運動器の病気に起因する身体の障害を中心に説明する。

1　四肢・体幹の機能障害「身体障害」

　運動器の病気の原因としては、前述の器官における外傷や出血、炎症、腫瘍および先天異常などがあげられるが、その後遺症として四肢・体幹の形態が変わったり（変形）、四肢の関節が固まったり（拘縮）、とくに先天性の場合には一部分が欠けたり（欠損）、低身長（小人症）[5]などが発生したりする。このような四肢・体幹の機能障害が身体障害であり、身体障害には視覚、聴覚、内臓の機能障害なども含まれているが、四肢・体幹すなわち運動器の機能障害はとくに「肢体不自由」とも呼ばれている。
　現在、身体障害の種別や程度は、1949年に制定された「身体障害者福祉法」の身体障害者手帳（以下・手帳）における障害等級分類に定められている（表1）。制定当初は、「視覚・聴覚・肢体不自由」の3分類であったが、1967年に「心臓呼吸器障害」が認定されて以降、徐々に内臓障害を中心に追加されてきた。また、「肢体不自由」にのみ「7級」が設定されているが、手帳の等級は「1級～6級」であり、7級としての手帳はない。ただ、障害が重複している場合には、認定等級が上がる場合があり、7級の障害がふたつ有れば「併合等級」として6級が認定される可能性がある。
　障害程度は、1級が最も重く、数値が大きくなるほど軽くなり6級が最も軽度であり、「両目が全く見えない」場合は1級、「「片側の上肢が全廃」は2級、「片側の下肢が全廃」は3級、「両側の下肢が全廃」は1級、「片側の膝から下が欠損」は4級などとなっている。
　一般的に、身体の動きが悪い人や身体の一部に変形、欠損がある人を容易に「身体障害者」と思いがちであるが、その判断基準は曖昧な場合が少なくない。たとえば、「片方の目が全く見えない」「成人で身長が1m程度」「片方の中指・薬指・小指の3指が欠損」「脚長差が4cmで歩き方がおかしい（跛行）」場合、何らかの等級に該当すると思われがちであるが、いずれの場合も手帳が認定されるとは限らない。視覚障害では両側の視力の和が基準となっており、片方の目が全く見えなくても一方の視力が1.0で有れば認定されない。「身長の高低」も認定基準に無く、「成人で身長が1m程度」のいわゆる小人症の場合も認定されることはない。「片側の中指・薬指・小指の3指欠損」も7級と診断はされるものの前述のように7級の手帳は無いため、手帳が発行されることはない。しかし、両手の中指・薬指・小指の3指が欠損していれば、

1）骨は、コラーゲン線維と骨塩からなる硬組織であり、体形の保持、内臓の保護、関節の形成、ミネラル（カルシウム、リンなど）の貯蔵および骨髄での造血などの機能がある。

2）関節は、相対するふたつ以上の骨を連結する構造体で、可動関節および不動関節があり、可動関節では骨折などの外傷後や麻痺性疾患などにより、拘縮（動く範囲の制限）や強直（固まって動かない）が発生することがある。

3）筋には、随意性の骨格筋および不随意性の心筋などの横紋筋と内臓筋である平滑筋などがある。運動器では骨格筋が重要であり、その収縮により四肢の関節を動かす機能がある。

4）腱は、筋と骨の間に存在し、筋の動きを骨に伝えて四肢の関節を運動させる。代表的なものとしてアキレス腱がある。

表1　身体障害者手帳における障害別の等級分類

1）視覚障害　：1～6級（1949年～）
2）聴覚障害　：2～6級（1949年～）
3）肢体不自由：1～7級（1949年～）
4）心臓・呼吸器障害：1・3・4級（1967年～）
5）じん臓機能障害：1・3・4級（1972年～）
6）ぼうこう又は直腸の機能障害：1・3・4級（1984年～）
7）小腸機能障害：1・3・4級（1986年～）
8）ヒト免疫不全ウイルスによる免疫機能障害：1～4級（1998年～）
9）肝臓機能障害：1～4級（2010年～）

7級の重複で併合等級・6級として認定される可能性がある。また、脚長差は5cm以上が基準となるため、「脚長差が4cmで歩き方がおかしい」[6]場合も認定されることはない。

近年、小人症に対して身長を高くしたり、脚長差を補正したりする目的で、下肢を長くする手術（脚延長術）が増加しているが、とくに小人症の場合は両側下肢の手術で延長する量も多いため、治療期間が長期に及ぶことから、経済的な援助も含め、低身長に対する手帳の認定を検討された時期もあったが、これまで実現していない（図1、2）。

2 臨床における身体障害者への関わり

手帳を取得する目的は、単に「障害者として認定」ということではなく、経済面も含め「公的な援助や制度」を受けることに大きな意味がある。ただ、手帳に該当する何らかの身体障害があっても、手帳を取得しなければならない「義務」はなく、援助や制度を受けたい場合に認定を受ける「権利」があるのみである。

外来診療において、脳性麻痺[7]などの四肢・体幹に障害を持った乳幼児の保護者に対して、手帳の取得を勧める際には、非常に神経を遣う場合が少なくない。障害の受け入れが十分でないこともあるが、保護者の中には、手帳を取得することで「治癒や改善が望めない」「身体障害者のレッテルを貼られる」などという「気持ち」から拒否する場合も少なからずあり、説明には十分な時間を掛ける必要がある。しかし、「経済面」よりも「気持ち」を優先させるか否かは、本人または保護者の判断に任せるべきであることは言うまでもなく、「命」や「名誉」「宗教」などに対する「価値観」はそれぞれであり、医療関係者が、自らの価値観を押しつけることは、厳に戒められなければならない。

手帳を取得することにより受けられる援助や制度などの説明も含め、さまざまな情報の提供を丁寧に行いながら、身体障害者やその家族の気持ちを真摯に受け止め、適切に助言をしていくことが医療に携わる者として極めて重要である。　　　　　（二井英二）

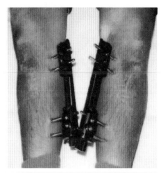

図1　小人症に対する創外固定による両下腿の脚延長術

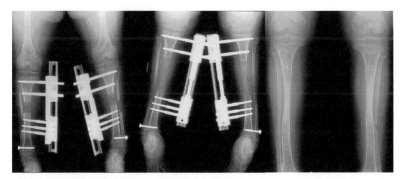

図2　脚延長術の経過
手術後1週間から10日ほどの待機期間を経て1日に0.7mm～1mm程度の速さで骨の延長を行うが、仮骨※の形成や神経・血管の状態を診ながら慎重に行う（仮骨延長術）
※仮骨：骨折の際に骨欠損部を修復するために生じる骨組織

5）小人症で最も多いのは、軟骨無形成症であり、成人でも130cm～140cm程度である（図a）。先天性脊椎骨端異形成症では、成人でも100cm未満であることが多いが（図b）、いずれも低身長として手帳の認定基準にない。
（写真資料：整形外科テキスト・南江堂）

図a　　　　図b

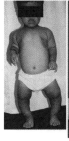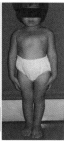

6）先天性右片側肥大症（生まれつき右半身が大きい）による右下肢の肥大と脚長差（4.5cm）
※脚長差は5cm未満のため手帳は認定されない

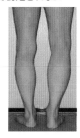

7）脳性麻痺とは、妊娠中から出産までの間に何らかの問題が発生した結果、出生児の脳に損傷が起こり、四肢・体幹の運動機能に障害が生じることである。運動機能障害の程度は、「寝たきり」から「軽度の歩行異常」までさまざまであり、また、さまざまな程度の知的障害、てんかん、言語障害、摂食障害などを合併する場合がある。

5講 脳と神経系—その構造・機能・病気

　人類はすべての動物の中で最も発達した脳を持っていて、動物的な行動だけでなく、言葉や思考のようなヒトにしかできない機能を司っている。脳を構成するのは神経細胞とそれを支えるグリア細胞である。脳は、部位によって感覚、運動、言葉、認識、行為などに機能が分かれていて、障害部位ごとに様々な症状が出現する。障害を起こす原因には、外傷、血管性（出血、虚血）、感染（細菌やウイルス）、免疫異常、変性（原因不明で進行性）、遺伝子異常などさまざまである。神経系の構造と機能の概要および病気の概要を理解する。

1　神経細胞の構造・機能とニューロン（神経単位）

　脳を構成する主役は「神経細胞」である。神経細胞は、電気信号を発して情報をやりとりする特殊な細胞である。神経細胞は、細胞質から出る短い「樹状突起」と、末梢に長く延びる長い「軸索」からできていて、ニューロン（神経単位）と呼ばれる（図1左）。樹状突起は、別の神経細胞とシナプス（図1右）[1]で繋がって信号を受け、軸索終末で次の神経細胞との間にシナプスを作り、信号を受け渡す。多くの神経細胞が繋がり合い、複雑なネットワーク「神経回路」を形成している。

1）シナプス（神経接合部）：上流のニューロンの軸索の神経終末と、下流のニューロンの樹状突起の間の特殊な構造で化学的伝達を行う。神経終末から神経伝達物質が放出され、樹状突起の受容体が反応して電気的に興奮することにより、信号が細胞を超えて伝達される。

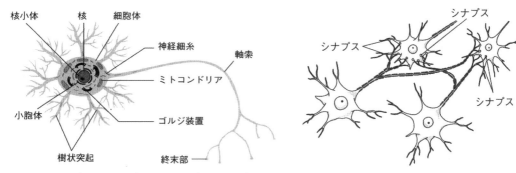

図1 神経細胞（ニューロン）とシナプス

2　中枢神経の構造と機能

　中枢神経系は、頭側から尾側に向かって、大脳、脳幹、小脳、脊髄に分けられ、頭蓋骨と脊椎骨に包まれた丈夫な容器の中で脳脊髄液[2]に浮かんだ状態で存在する（図2左、図3）。そこから外に出て、筋肉や感覚器に分布するのが末梢神経である。神経細胞の数は大脳で数百億個、小脳で1000億個、脳全体では千数百億個にもなる。脳は出生時にほぼ完成しており、5－6歳までに成人とほぼ同じ大きさに発達し、20歳代をピークに萎縮が始まる。

　脳には部位により異なった機能がある（機能局在という）（図2右）。動物と共通しているのは、感覚、運動、視覚、聴覚、嗅覚、味覚、記憶の部位である。その他の広い部分は連合野と呼ばれ、ヒトと類人猿で発達しており、言葉、認識、巧みな行為、思考、計画などを司る。脊髄は、末梢から上行する感覚と、脳から下行する運動、および自律神経[3]の通り道である。脊髄を上行する感覚神経と下行する運動神経は、脳と脊髄の間の延髄下部で左右が交差する。

2）脳脊髄液：脳の脈絡叢から分泌される液体で、脳と脊髄をすっぽりと覆い、水のクッションで脳と脊髄を保護している。循環により物質代謝も担っている。

3）自律神経：意思から独立して、自律的に全身の恒常状態を保ち、生命を維持している神経系で、呼吸、循環、消化と排泄、発汗、体温、瞳孔収縮などを司る。興奮時に働く交感神経系と、安静時に活動する副交感神経系があり、全身の血管、心臓、肺、消化器、腎泌尿器、皮膚などに分布している。

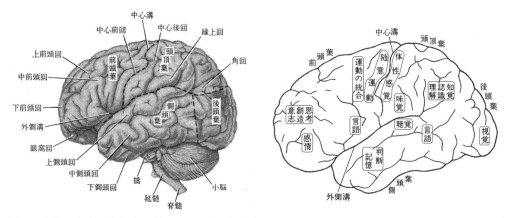

図2　人間の大脳の左半球を横から見た時の部位名と機能局在

3　末梢神経と中枢神経（感覚神経、運動神経、自律神経の働き）

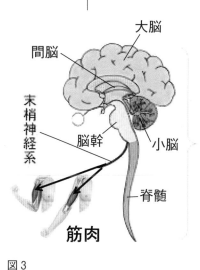

図3

　末梢神経は、感覚神経、運動神経、自律神経という3種類の神経で構成され、感覚器や筋肉に分布している。脳から下方に延びた脊髄は、脳と末梢神経を結ぶ通路である（図3）。目や耳などで感じた視覚や聴覚、皮膚、筋肉、関節にある感覚器で感じた触覚、痛覚、運動覚などは、末梢神経から脊髄、脳幹を上行して大脳に入り、情報として蓄積される。脳は各種の情報を記憶して処理し判断を下して、必要な指示を出す。その指示は電気情報として運動神経を下行し、手足の随意筋を収縮させて合目的的な行動をする（動物機能）。心臓や消化器のような内臓では、感覚も運動も自律神経によって自律的に行われる。自律神経には、興奮や活動時に働く交感神経系と、抑制的に働く副交感神経系があり、基本的生命活動（植物機能）を維持している。

4　障害の種類と症状

　脳の病気で出る障害を大きく分けると、精神障害、意識の障害、知能と認知機能の障害、感覚障害、運動障害、自律神経障害である。脳全体が高度に障害されると、意識障害や痙攣が起こる。頭痛も頻度の高い症状である。海馬の障害では記憶障害が起こる。運動神経と感覚神経は、延髄で左右が交差するために、片方の脳が障害されると反対側の手足に運動麻痺と感覚障害がおこる。言語中枢がある左脳の障害で失語がおこる。脊髄の障害では、手足の麻痺と感覚障害、排尿障害などの自律神経症状が出現する。

5　脳と神経系の病気

⑴精神疾患

　精神や行動、気分（感情）、人格の障害が起こる病気で、精神科で扱う。主要なものを下に示す。脳に器質的異常[4]を認めない。

①**統合失調症**：思考障害、幻覚、妄想、自閉、無為

4）器質的異常：解剖学的形態異常や、病理組織学的異常のこと。通常、精神疾患は脳の器質的異常を伴わず、神経疾患では形態学的・病理学的異常を伴う。

②気分障害：うつ病と双極性障害（躁鬱病）

③神経症：不安、パニック、強迫性障害、外傷後ストレス障害、解離性（転換性）障害

④人格と行動の障害

⑤小児の心理的発達の障害：発達障害、自閉症、アスペルガー症候群

(2)神経疾患

　脳、脊髄、末梢神経、筋肉の病気で、形態、機能、あるいは代謝の異常を伴い、検査では異常を認める。脳神経内科、および脳神経外科（下線をつけた病気）で扱う。

①発作性疾患：てんかん、慢性頭痛、発作性めまい、神経痛

②脳卒中（脳血管障害）：脳梗塞（脳血栓、脳塞栓）、脳出血、くも膜下出血

③認知症：アルツハイマー病、レビー小体型認知症、前頭側頭型認知症、脳血管性認知症

④感染症：脳炎、髄膜炎などで、病原体には、ウイルス、一般細菌、結核菌、真菌、原虫、プリオンなどがある。

⑤神経難病：パーキンソン病、筋萎縮性側索硬化症（ALS）、脊髄小脳変性症、多発性硬化症、視神経脊髄炎、ベーチェット病など

⑥腫瘍：脳腫瘍、脊髄腫瘍

⑦外傷：脳外傷、脊髄外傷

⑧末梢神経疾患

⑨筋疾患：進行性ジストロフィー症、先天性筋疾患

⑩中毒と副作用：水俣病（水銀）、一酸化炭素中毒、スモン（キノホルム）、アルコール性脳障害

⑪先天性：精神発達遅滞、水頭症、脳奇形、先天性代謝異常、精神発達遅滞

6　脳と神経の病気と医療

　精神疾患は**精神科**で、神経疾患は**脳神経内科**や**小児神経科**で、外科的治療が必要な出血、腫瘍、外傷などは**脳神経外科**や**整形外科**で、医療が行われる。精神・心理的ストレスなどが原因で身体症状が出現する心身症は、**心療内科**で扱われる。

　検査は、通常の血液や尿の検査のほかに、CT、MRIのような形態画像検査[5]、SPECTやPETのような機能画像検査[6]で、脳や脊髄の形態異常から機能異常までが詳細に捉えられるようになった。また、感染症に対しては各種の抗体検査が実施され、原因遺伝子が判明している疾患では遺伝子検査も実施される。

　治療は、神経疾患では薬物治療、手術、移植、リハビリテーション、精神科疾患では薬物療法、電気けいれん療法（ECT）、認知行動療法、心理療法などがおこなわれている。研究段階の新しい治療として、ロボットや電子技術を応用した運動機能や意思伝達機能の回復治療、遺伝子治療、あるいはiPS細胞から健康な細胞や臓器を作って移植する再生医療が注目されている。

　脳と神経系の疾患は、完全回復が困難で長い経過をとる病気が多く、精神機能、運動機能や認知機能、コミュニケーション機能に様々な障害をもって生きている人がたくさんいる。医療と福祉に携わるすべての専門職のチームワークで患者さんと家族を支え、障害があっても人間らしく豊かな社会生活を送ることができるような環境づくりをすることが、医療人に期待されていることであり、社会的使命でもある。

（葛原茂樹／佐々木良元）

5）身体部位の解剖学的形態を写し出す検査。腫大、萎縮、拡大、変形、信号強度などが分かる。

6）身体各部位に起こっている代謝や物質の動きを写し出すことにより、機能を反映させる検査。ブドウ糖や酸素の消費、ホルモン、神経伝達物質、受容体分布などを測定する。

〈参考文献〉
・時実 利彦（1962）脳の話（岩波新書）、岩波書店
・フロイド・E　ブルーム他著、中村・久保田監訳（2004）新　脳の探検（上下巻）、講談社
・遠山正弥、高辻巧一（2010）人体の解剖生理学、金芳堂
・酒巻哲夫（2009）患者と作る医学の教科書、日総研出版

Memo

6 講　肺・呼吸器の病気

　呼吸をして我々は酸素を体内に取り込み、細胞内で酸素を消費した結果に生じた二酸化炭素を体外に排泄している。その輸送にはたくさんの構造物が関与し、それぞれの役割を果たしているが、同時に異常な状態から守るための防御機構も有している。実際の我々の生活でどのような異常がどの部分に起こるかを理解すると呼吸器疾患が非常に身近に感じられるようになる。

　初めに、人間が空気を吸い込み、肺から酸素を取り入れ、取り入れられた酸素は血液のヘモグロビンと結合する。心拍動による循環によって血液が体内の各組織に運ばれ、細胞の中に酸素が運搬されることになる（図参照）。どの過程においても、障害が出ることで人間の生命維持に必要な酸素が欠乏し、生命の危険にさらされることになるが、呼吸器はその入口と出口という非常に重要な部分にあたっていることがわかる。

1　呼吸器の構造（解剖学）と疾患

　空気を通す導管（気道）としての気管・気管支があり、最終的には肺胞[1]という嚢状構造に突き当たり、肺胞壁に接した毛細血管へ拡散[2]という状態で酸素が血管へ運ばれていく。気管・気管支には導管としてつぶれないために軟骨が装備されているが、この管が細くなることで、空気の通りが悪くなると呼吸困難という息苦しさを感じるようになる。

　気管の入口に異物が入り込めば窒息として空気が運ばれなくなるし、軟骨が柔らかくなることで細くなる（狭窄）こともあるが、細い気管支のところでそれを取り巻く平滑筋が収縮することで狭窄を起こすことが喘息症状として見られることになる。また、喫煙を繰り返し気管支の壁に肥厚がおこり肺胞壁が破壊されることにより気管支を広げる張力を失っても気管支狭窄がおこり COPD（慢性閉塞性肺疾患）[3]としての症状となる。

　一方、大気中にはたくさんの埃やウィルス、細菌、真菌などが存在し、普通の呼吸により絶えず体内に侵入してくる。消化器のように出口があれば侵入物を排出できるが、呼吸器は入口と出口が一緒のため特殊な機構が存在し、粘液が分泌物として気管支線より分泌され、繊毛細胞[4]の動きにより口側に向かい、常に掃除を行っている（気道クリアランス）。

　性状ではその分泌物（注：分泌物は正常者で 1 日 30 〜 150ml 分泌されているとされ、喉頭に上がってきた状態で、自然に嚥下されている）を意識できないが、異常が起こると量が増え、痰として認識されるようになる。人間の生命を維持するのに酸素摂取は不可欠であるが、肺胞の構造が破壊されることで、空気の通過

1）肺胞は直径0.1-0.2mm の大きさで約 3 億個あるといわれている

2）拡散というのは酸素分圧が高い肺胞から分圧の低い血液へ移動することをいう

3）COPD（慢性閉塞性肺疾患）は主にタバコの煙が原因で起こる疾患で日本呼吸器学会の NICE Study という調査で日本には530万人存在しているといわれている

4）繊毛細胞とは細胞の表面に繊毛があり、その動きにより絶えず口側に粘液を動かす作用を持っている

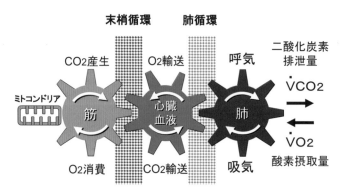

図　酸素と二酸化炭素の輸送

が悪くなり、酸素が運ばれなくなると体内（血液内）の酸素が低下（低酸素血症）し、肺線維症やCOPDで酸素吸入が必要となる。

2 呼吸器の機能（生理学）と疾患

空気を運ぶために、吸気・呼気という運動（換気）が必要であり、酸素と二酸化炭素を交換（ガス交換）する。その運動には指令が必要であり、脳幹部の呼吸中枢が出す信号が乱れれば呼吸運動にも異常が出る。換気運動を行うためには筋力が必要であり、呼吸筋に異常がでれば、力が弱くなるし、筋肉への神経刺激が出なくなれば、空気の移動が停止する（図参照）。肺胞から血液内に移行した酸素はヘモグロビンと結合し移動する[5]。貧血でヘモグロビンが少ないと運ばれる酸素量が減るし、ポンプの役割の心臓の動きが悪くても血液全体の移動が悪くなり酸素の移動が悪くなる。

肺自体の障害で換気が障害される場合は大きく閉塞性障害と拘束性障害とに分類される。閉塞性障害とは気道が狭窄して起こる異常で、呼気時に呼気障害がおこり、呼吸困難などの症状が出現する。これは吸気・呼気で胸腔内圧が変化して呼気で胸腔内圧が上昇して気管支がより狭窄しやすくなるという特徴があり、気管支喘息やCOPDが該当する。この時は呼吸機能検査[6]にて一秒率が減少することになる。

一方、間質（肺胞と肺胞の間の組織）が肥厚、繊維化を起こすと肺の弾性が低下し、肺が硬度を増し進展しにくくなることを拘束性肺疾患と呼び、肺線維症が該当する。この時は肺活量が減少するという呼吸機能検査での特徴がある。さらに肺胞から血液に酸素が運ばれるためには酸素の通り易さが必要であるが、肺胞から血液までの距離（間質）が伸びることにより血液に酸素が運ばれにくくなり、肺線維症では低酸素血症となる。

3 異常を引き起こす原因と疾患

我々が正常な状態で呼吸をしている状況と、異常な状況で疾患で苦しんでいる状況を考える時に、常に考えなければならないのは本来の正常構造や機能に変化が起きているかどうかという事と同時に外部に存在しているものが我々の気道や肺胞に侵入して起こす障害の存在である。感冒や肺炎などは外部からウィルスや細菌が気道に侵入して発症するが、それを迎え撃つ我々の気道のクリアランスは免疫機構（注：気道分泌液にはリゾチーム、ラクトフェリン、分泌型IgAなどの抗菌物質が含まれている）があり、また肺胞にはマクロファージという細胞（注：糖尿病ではマクロファージの食菌作用が低下していることが証明されている）が存在して食菌作用を有している。

喫煙を続けていて線毛細胞が障害されると細菌を排出する作用が弱くなるし、加齢に伴い[7]呼吸筋力が低下すれば痰の喀出する力も低下し、防御的作用が弱くなることになる。アレルギー疾患の喘息では外部から吸入されるアレルゲンと生体のアレルギー反応との関係としてとらえることができるし、塵肺などでは吸入する粉塵と生体反応として考えられる。外部から侵入するものによる障害に対しては侵入を防ぐためにどのような対策をとれるかを考えることが必要であるし、外部からの障害に対して生体の反応に問題があるのであれば、どのような異常があり、どのように影響しているのかを考えることによって対策を立てることが可能となる。

（中原博紀／都丸敦史）

5）動脈血の酸素分圧は血液に溶けている酸素量をみていることになる。その酸素分圧とヘモグロビンの酸素飽和度は直線的でないが関係がある。一般に広く使用されているパルスオキシメーターは酸素飽和度を測定し、患者さんの酸素量を推定できる。

6）呼吸機能検査は肺の障害を検索するのに必要不可欠の検査であり、検査の結果にて閉塞性障害は一秒率が70％をきる時に閉塞性障害、肺活量が予測値の80％を下回るときに拘束性障害として、それぞれの疾患の診断基準などにも用いられている。

7）高齢者や基礎疾患を有する患者さんは感染症に対する防御力が低下していることからインフルエンザワクチンや肺炎球菌ワクチン接種が勧められ、現在では公費助成が65歳以上の人たちに行われている。

7講　消化器の疾患

　食物は消化管で消化・吸収され、エネルギーとして利用されるとともに、生体の維持に必要な物質に合成されたり、蓄えたりされることで、生命は維持されている。

　消化器は、口から食道、胃、十二指腸、小腸、大腸、肛門に至る管状の臓器と生体に必要な物質を合成、貯蔵したり、解毒になどに係る肝臓、消化酵素を産生する膵臓や胆汁を蓄えたりする胆のうなどより構成される。本授業では、主に消化器の解剖生理を学ぶとともに消化器にみられる疾患とその診断方法について学ぶ。消化器の解剖と生理については、第3章2講などで述べられているので、本章では、主な消化器疾患とその診断方法などについて概説する。

1　消化器疾患の概要

1. **口腔内**：歯科領域の疾患をはじめ舌炎、口腔癌などがあり、痛みなどのため咀嚼ができなかったりすると、食思不振、消化不良などを引き起こす。

2. **食道の疾患**：逆流性食道炎、食道裂孔ヘルニア、食道アカラシア、食道憩室、食道静脈瘤、マロリー・ワイス症候群、食道癌などの疾患が存在する。

　　　診断にはX線造影検査、上部消化管内視鏡検査、生検、CT、MRI検査などが用いられる。

　・逆流性食道炎は、胃液が逆流し、食道粘膜が傷害された状態で、主に食道下部に炎症が認められ、心窩部痛、胸やけなどの症状を認める。

　・食道静脈瘤は、肝硬変などの際に門脈圧亢進症に伴って起こる。破裂すると大量吐血を呈し致命的となる場合がある。

　・食道癌は、食道に発生し、3：1で男性に多く、アルコール摂取や喫煙などとの関係が指摘されている。早期には、無症状であるが、進行すると嚥下障害などをきたす。

3. **胃、十二指腸の疾患**：胃炎（急性胃炎、慢性胃炎）、胃潰瘍、胃腫瘍（良性腫瘍、悪性腫瘍）、十二指腸潰瘍などがある。X線造影検査、上部消化管内視鏡検査、胃生検などにより診断される。

　・急性胃炎は胃粘膜の急性炎症を示す状態で、上腹部痛、悪心、嘔吐などを伴う。重症例では吐血を伴うことがある（急性胃粘膜病変）。

　・慢性胃炎は、組織で固有胃腺の減少と形質細胞、リンパ球を中心とした慢性炎症性細胞浸潤が認められる。近年、ヘリコバクター・ピロリ菌（H.P）との係りが明らかにされている。上腹痛や胃のもたれ感、食思不振などを示す。

　・胃潰瘍、十二指腸潰瘍は、胃液中に存在する酸、ペプシンなどの作用により、消化管壁の粘膜下層以下に至る組織が欠損した状態である。原因として、H.Pの感染、薬物（ステロイド剤、消炎鎮痛剤など）、ストレスなどが指摘されている。上腹部痛、悪心、嘔吐に加え、吐血、タール便などをきたす場合がある。制酸剤、粘膜保護剤とともに、H.Pの除菌により、潰瘍再発が抑制される。

　・胃癌は早期胃癌と進行胃癌に大別される。粘膜下層までに癌がとどまり、転移のない早期癌では、内視鏡手術や外科手術により、完治が期待できる。

4. **大腸の疾患**：潰瘍性大腸炎、クローン病、大腸ポリープ、大腸癌、大腸憩室などの疾患がある。診断には、便潜血反応、腫瘍マーカー（CEA）などの血液検査、X線造影検査や下部消化管内視鏡検査、生検などが用いられる。

・潰瘍性大腸炎は粘膜の炎症と潰瘍を認め、免疫機序の関与が指摘されている。

・大腸ポリープは、大腸粘膜表面から内腔に突出した隆起性病変ある。癌化する傾向があり、径10mm を超すものでは内視鏡的切除が勧められる。

・大腸癌は、病変が粘膜下層までにとどまる早期大腸癌とそれ以上に進行した進行大腸癌に大別される。早期大腸癌では、内視鏡的手術が行われる。進行癌では、多臓器転移を呈する場合があり、外科的手術や抗癌剤による治療が行われる。

5. **肝臓の疾患**：急性肝炎、慢性肝炎、肝硬変、肝臓癌、脂肪肝などの疾患がある。診断には血液検査や超音波検査、CT、MRI、肝生検、肝動脈造影などが行われる。

・急性肝炎は、原因として A、B、C、D、E 型肝炎ウイルス、薬剤、アルコール、自己免疫性などがある。劇症肝炎と称し、生命を脅かす重篤な肝炎に進展する例がある。

・慢性肝炎は 6 か月以上、肝炎が持続していると考えられる病態である。原因として先述の B,C 型肝炎ウイルスやアルコール、自己免疫性などがあるが、的確に治療がなされないと肝硬変、肝臓癌へと進展する危険がある。最近、C 型肝炎、B 型肝炎に対する経口剤が開発され、完治が期待されるようになりつつある。

・肝硬変は慢性肝炎が進展し、肝臓が硬くなった状態である。生命維持に必要な肝機能が破綻した状態である非代償性肝硬変では、黄疸や浮腫、腹水、出血傾向、肝性脳症（意識障害）などをきたす。

・脂肪肝は、アルコール多飲や肥満などの際にみられ、大量の脂肪が肝細胞に蓄積した状態である。肝硬変へと進展する例もみられ、注意が必要である。

・肝臓癌は、肝細胞から発生する肝細胞癌と転移性肝癌に大別される。治療として外科手術のほか肝動脈塞栓術、肝動脈動注化学療法やラジオ波焼灼術などがある。

6. **胆のう、胆道の疾患**：胆のう結石、総胆管結石、胆のう炎、胆のう癌などの疾患がある。診断には、血液検査、超音波検査、CT、MRI などの画像検査や内視鏡的逆行性胆道造影検査などが有用である。胆のう癌については、早期発見、外科手術が重要である。

7. **膵臓の疾患**：急性膵炎、慢性膵炎、膵臓癌などがある。診断は、尿中、血中のアミラーゼの測定、CT、超音波検査などの画像診断が有用である。

・急性膵炎は、膵内消化酵素による自己消化により惹起される。アルコールの多飲や脂肪食が誘因となる場合がある。重症膵炎では、予後は不良の場合がある。

・慢性膵炎は再発性で、膵組織に慢性炎症所見がみられる。男性では、アルコールが原因となる場合が多い。

・膵癌の 2／3 は、膵頭部に発生する。膵癌の多くは、発見時、進行癌であり、予後は極めて不良である。

　以上、消化器疾患全般について概略したが、詳細については、参考文献等を参照されたい。

〈参考文献〉
・矢崎義雄　編：内科学　10版．朝倉書店．2013

（高瀬幸次郎）

第3部
社会の中の人と医療

第5章　医療・福祉の変遷と制度

1 講　医学医療史①

　Gapminder というサイトをご覧になったことがあるだろうか[1]。1800年には世界中の国で平均寿命は40歳以下であった。それが2002年になると人類の平均寿命は全世界で40歳以上となった。こうした寿命の延びは食物の供給や衛生的な環境の実現に大きく依存しているが、医学と医療の進歩も重大な要因だろう。医学医療史①ではギリシア、ローマ時代に始まり、19世紀前半までを概観しよう。

1）http://www.gapminder.org/world/　さまざまな指標で素晴らしいチャートが展開します。ここで取り上げたのは、縦軸に平均寿命を刻んだものです。ぜひ一度アクセスしてみて下さい。

2）ヒポクラテス（BC460-377）医聖と言われる古代ギリシアの医師であるが、彼の生涯についてはほとんどわかっていない。迷信や呪術を排し、観察と経験を重視し合理的で科学的な医学の基礎を築いた。医師の倫理について論じた「ヒポクラテスの誓い」は、医師のモラルの最高の指針とされている。

3）ガレノス（130?-200?）アレキサンドリアなどで医学を修めた後、生地ペルガモンの剣闘士道場付きの外科医として経歴を始め、後にローマに移り皇帝マルクス・アウレリウスと皇帝コンモドゥスに仕え名声を博した。彼の医学理論は絶大な権威を誇り1500年の長きにわたって西欧に君臨した。

4）A・ヴェサリウス（1514-1564）現在のベルギーのフランドル地方の生まれで、1537年にイタリアのパドヴァ大学で学位取得。わずか23歳で同大学の解剖学と外科の教授に就任。

5）1543年には天動説から地動説への転回点となるコペルニクスの『天球の回転について』も出版され、日本では種子島に鉄砲が伝来した。ヴェサリウスとコペルニクスの書物を起点として顕微鏡的世界と望遠鏡的世界へと人間の認識は大きな広がりを見せることになった。

6）脳回というのは脳の表面にあるひだのことである。

1　古代の権威ヒポクラテスとガレノス

　古代ギリシアでは病気は体質の変化のように考えられ、今ここに病んでいる人は存在しても外在的な病気の概念は希薄であった。病気を4体液（血液、粘液、胆汁、黒胆汁）のアンバランスと捉えるヒポクラテス[2]の病気観は、病人をその個人特有の状態とみなし、流行病は別にして人々が共通に患う病気をあまり想定しなかった。個々人の体の不調感はさまざまあって当然とする古代の病気観は、近代になって「疾病の存在論」ともいうべき新しい病気観に置き換えられていく。

　古代ローマのガレノス[3]はヒポクラテスの体液説と、アレキサンドリアの医学的伝統をともに継承発展させた。ガレノスによって一層明確に主張されたのは、生命を維持するために生命体に不可欠なプネウマの存在である。血液は身体に栄養を与えるために静脈系によって全身に運ばれ、一部は右心系から隔壁の穴を経て左心系に入る。プネウマはこの左心系に入った血液とともに全身に運ばれ、生命を維持するとされた。そのような心臓の隔壁の穴の存在は16世紀まで信じられていた。

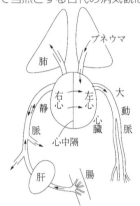

図1　ガレノスの血液理論
出典　村上陽一郎『近代西欧科学』
新曜社　2008年

2　近代解剖学の父　ヴェサリウス[4]

　1543年は科学史上の記念すべき年で、ヴェサリウスの画期的な解剖図譜『人体の構造に関する7つの本』が出版された[5]。骨格図はもちろん、縦横に張り付く筋肉、血管系、神経系などが精緻に描き出され、私たちの身体の構造は新たな認識の段階を迎えた。さらに特筆すべきは頭部の解剖である。頭蓋骨の内部にまで及んで脳回も見事に描かれた[6]。アリストテレスの時代から精神の座と考えられた心臓は、次のハーヴェイによって新たな働きが与えられ、精神の座はやがて脳へと移っていく。

3　ハーヴェイ[7]の血液循環論

　ガレノス以来、血液は身体の隅々にまで送られて消費されてしまうものと考えられていたが、ハーヴェイは見事にこれを論破した。1628年にフランクフルトで

出版された『動物の心臓ならびに血液の運動に関する解剖学的研究』は、実験と科学的推論が織りなす不朽の名著である。講義では彼が、どのようにして血液が循環していることを発見できたのかを考えよう。血液循環論は、近代解剖学・生理学のもっとも重要な発見とされる。

【課題】受講する前に心臓の構造と血液の流れを復習しておこう。血液はどこから肺へ行き、どこに戻って来て、どこから全身へと流れ出すのか？心臓の隔壁に穴を開けたりしないように、実際に自分で絵を描いて確認しよう。

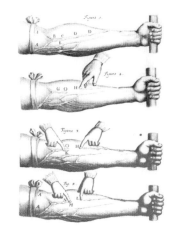

図2　ハーヴェイの結紮実験[8]
出典　『動物の心臓ならびに血液の運動に関する解剖学的研究』岩波文庫より

④　病気を対象化したシデナム[9]

　シデナムは大発見をなした人物ではないが、新しい病気観を打ち立てた。開業医として診療に従事し詳細な観察に基づく記録を残し「イングランドのヒポクラテス」として知られた彼は、麻疹や赤痢や梅毒そして痛風といった臨床像が、別の場所・時・人で確実に繰り返されることを観察し、病人と病気とを明確に区別したのである。経済的見返りを期待できない貧しい人々の診察が、同時代の医者とは異なる新しい病気観を彼に可能にした。熱のある患者を診察しても、伝統的な医者は個々の病人の微妙な個人差を無視できなかったのに対し、貧者を集団的に診察することによってシデナムは個々の病人に共通する病気を対象化しえたのである。ここに「疾病の存在論」が誕生したのである。

⑤　天然痘感染予防のジェンナー[10]

　天然痘は、1980年にWHO（世界保健機構）が撲滅宣言を出し、今日では地上から無くなってしまった病気であるが、かつては世界中で猛威を振るった急性感染症である。18世紀ロンドンでも天然痘は脅威であり、安全確実な予防法が求められていた。天然痘患者の化膿しきった膿疱を切開して別の人に膿を植え付けて免疫を得る方法は、18世紀前半にはヨーロッパにもたらされたが、安全性の面で多くの問題を孕んでいた。ジェンナーは牛痘に罹ったことのある人は天然痘に罹らないという言い伝えを確認する機会を窺っていた。1796年乳搾り女の手にできた牛痘を材料に少年フィップスに接種し、約2か月後に天然痘接種を行って感染しないことを確認した。人類最初のワクチンの誕生である。この観察と実験結果を自費出版し種痘の普及を願ったが容易ではなかった。1802年ようやく英国議会から1万ポンドの研究費を得て、牛痘種痘法は公認されることになった。

　イギリスでは1853年に種痘法が定められ、予防接種が強制されることになり、19世紀末まで激しい反対運動が展開された。

（小川眞里子）

7）W・ハーヴェイ（1578-1657）イギリスの医師。1602年パドヴァ大学で医師資格を取得し、1609年からロンドンのセントバーソロミュー病院医師となり、ジェームズー世、チャールズー世の侍医も務めた。

8）結紮実験：古くより瀉血の際に行われていた結紮によって、静脈弁の働きや静脈における求心方向への血液の流れを明らかにする意図で行われた実験。

9）T・シデナム（1624-1689）オクスフォード大学で医学を学び医学士となった。

10）E・ジェンナー（1749-1823）イギリスの医師、博物学者。ロンドンの有名な外科医ジョン・ハンターのもとで徒弟奉公したのち郷里で開業。カッコウの托卵の研究で1787年王立協会会員に選ばれた。

参考文献
茨木保（2008）『まんが 医学の歴史』医学書院
ハーヴェイ（1961／2002）『動物の心臓ならびに血液の運動に関する解剖学的研究』暉峻義等訳　岩波文庫
村上陽一郎（1971／2002／2008）『西欧近代科学』新曜社
ヒュー・スモール（2003）『ナイチンゲール　神話と真実』田中京子訳　みすず書房
吉村昭（2002）『日本医家伝』講談社文庫
内藤記念くすり博物館（1983）『天然痘ゼロへの道：ジェンナーより未来のワクチンへ』エーザイ株式会社

2講　医学医療史②

　前章では外科にほとんど触れなかったが、外科分野の革命的変化は19世紀の麻酔と消毒によってもたらされた。また19世紀のもう1つの革命は病原菌理論の発展である。パストゥールやコッホの登場によって、感染症の克服が図られた。他方、産婆の長い伝統はあっても医学医療史は男性ばかりである。しかし19世紀後半からは看護の重要性を世に知らしめたナイティンゲールが登場し、女医も活躍し始めた。

1）J・リスター（1827-1912）英国の外科医。石炭酸溶液による傷口の消毒法を開発し、近代外科手術に貢献した。そうした功績から95年に王立協会会長に、さらに97年には男爵の爵位を得た。

2）L・パストゥール（1822-95）フランスの化学者・細菌学者。1849年ストラスブール大学の化学教授、1854年リール大学理学部長、1857年母校のパリ高等師範学校副学長を経て、1867年ソルボンヌ大学化学教授となった。50歳代で再び母校に戻り、晩年は新設のパストゥール研究所所長となった。酒石酸の旋光性の研究に始まり、発酵の研究、自然発生説の否定、牛乳の低温殺菌法の開発、ワクチンによる狂犬病の予防など、多大な恩恵を人類にもたらした。

3）R・コッホ（1843-1910）ドイツの医学者。ゲッティンゲン大学のヘンレのもとで医学を修め1866年卒業した。普仏戦争従軍後にヴォルシュタインで地方医療に貢献しつつ研究を始めた。彼は最初に取り組んだ炭疽菌の研究で、大きな謎とされていた炭疽菌のライフサイクルを解明し名を揚げ、続いて固体培地の開発、結核菌やコレラ菌の発見など近代細菌学の樹立者。1905年ノーベル賞受賞。余談ながらコッホは1908年に来日し、北は日光東照宮、南は厳島神社（安芸の宮島）まで日本各地を訪問し、同年8月1日には伊勢神宮に参詣して記帳を行った。

4）特定病因説：特定の疾病には固有の病因が特定されるとするもので、病原菌理論の一般化と共に、ある感染症に固有の病原体を特定する「コッホの条件」

1　全身麻酔と消毒法

　抜歯すら麻酔なしで行うことは今日では考えられないが、麻酔法が開発される前は足の切断であろうと開腹手術であろうと、そのまま行わざるを得なかった。1840年代から当時流行していた「エーテル遊び」にヒントを得て、幾人かのアメリカ人によって麻酔法が開発された。イギリスではエーテルに代わってクロロフォルム麻酔が開発され、ヴィクトリア女王は1853年クロロフォルム麻酔で第8子を出産した。麻酔法の普及に伴って手術件数は増加し創傷感染予防が重要になった。イギリスのリスター[1]がパストゥールの仕事に示唆を得て1860年代後半に開発した防腐法は、1870年の普仏戦争でその威力を発揮しドイツやフランスほか、大陸で受け入れられ、やがて無菌法の普及に繋がっていった。

2　パストゥール[2]と微生物学

　パストゥールは立体化学に大きく貢献したのち、微生物学へ転じ、最初に手掛けた乳酸発酵の研究で発酵の真の原因が微生物の増殖によるものであることを突き止めた。発酵と微生物の関連を踏まえた上で生物の自然発生に関する巧妙な実験を行い、幾世紀も続いてきた論争に終止符を打ち、自然発生説を否定した。

　1865年政府の依頼を受けて南フランスで大流行したカイコの伝染病に対処し、その後ウシの炭疽病の研究によってコッホの炭疽菌発見へと繋がる仕事をなした。1880年ニワトリのコレラ研究でワクチンを開発し、続くヒツジの炭疽病ワクチンについてはプイイ＝ル＝フォールの集落で、世界初となる公開実験を実施し見事な結果を世界に知らしめた。1885年には狂犬病のワクチン開発による予防に貢献した。ジェンナーの牛痘種痘開発から約90年の年月を経て、ヒトの伝染病に有効なワクチンが誕生し、これ以降多くのワクチンが実用化され人類に恩恵を齎すことになった。パストゥールは元来医学者ではないが、病気の病原菌理論の基礎となる微生物学に多大な寄与をなした。

3　コッホ[3]と病原菌理論

　病気の病原菌理論の確立者である。コッホは様々な原因が想定されていた感染症について微生物を原因とし、個々の病気固有の病原菌の同定に大きく貢献した。1876年彼は炭疽菌のライフサイクルを解明し、炭疽病の病原菌を同定することに成功した。この功績はブレスラウのF・コーンによって高く評価され、彼の名が世界に知られるきっかけとなった。彼は1880年ベルリンの保健局に職を得て、85

年にはベルリン大学教授となった。この間に彼は細菌の培養・染色の技術を改良し、結核菌やコレラ菌も相次いで同定した。またコッホの弟子であるベーリングと北里柴三郎はジフテリアや破傷風の抗毒素を発見し、血清療法を確立した。19世紀後半に数々の病原微生物が同定されたことによって、特定病因説[4]が主流となった。その影響から20世紀になって、脚気のような特定のビタミン不足から生じる病気にも脚気菌が想定されたり、精神性疾患にまで安易に特定病因説が適用されたりする事態も生じた。

④ ナイティンゲールと女医たち

病気は医師の力や薬の力だけで治るわけではなく、治療不可能と宣告された病人が忍耐強い看護で回復する事例すらある。医療史に看護の重要性を刻んだナイティンゲール[5]は、クリミア戦争後に看護学校を創設し、看護という仕事を職業として確立した。正規の医学教育が女性に開かれていなかった19世紀半ば、アメリカのエリザベス・ブラックウェル[6]は苦学の末1849年学位を取得し、イギリスに渡って1859年に運よく医師登録の機会を掴み女医の第1号となった。彼女はイギリスにおける女医の誕生にも尽力した。彼女の激励を受けたエリザベス・ギャレット・アンダスン[7]は国内での学位取得を断念し、1870年パリ大学で学位を取得し帰国して英国医学協会の医師に登録されて最初の女医となった。同じ頃エディンバラ大学で学んでいた7人の女子医学生は、1873年大学の学位授与拒否に遭遇する事態となった[8]。このような国内事情を受けて、やがて彼女たちは医学校の開設へと動き、女性も医師となれる確かなルートを確保していった。日本では公許女医第1号は荻野吟子、本格的な女子の医学教育は吉岡彌生によって開かれた。

⑤ X線と抗生物質

1895年にドイツの物理学者レントゲン[9]によって発見された物質透過能力や写真感光作用をもつ新たな電磁波はX線と名付けられ、身体内部の様子を知る手段に応用されて、骨折などの診断に用いられるようになった。1972年にはコンピュータ技師によってコンピュータ断層X線写真法が開発され、頭蓋骨内の診断など威力を発揮した。医学は実験室医学へと変化し、血液検査を初めさまざまな検査が診断に用いられるようになった。

他方病気の病原菌理論が確立するや、ワクチンや血清療法（抗毒素血清療法・抗菌血清療法）の開発によって、病気の治療や予防が行われ、さらには病原菌そのものを殺すことのできる抗菌薬がフレミング[10]のペニシリンの発見でもたらされた。以来、病気を引き起こす特定の病原菌を殺す作用をもつ抗生物質が次々に開発され感染症の克服に絶大な力を発揮した。エールリヒ[11]が「魔法の弾丸」と呼んだ抗物質の発見で20世紀も60年代終わりには伝染病撲滅の夢は確信され始め、先に述べたように1980年にはWHOによる天然痘撲滅宣言が出された。しかし皮肉なことに、その翌年に青天の霹靂（へきれき）のごとくエイズ患者が現れ、薬剤耐性菌やエマージングウィルスの出現で、感染症の克服は今日なお困難を極めている。

（小川眞里子）

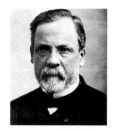

ルイ・パストゥール

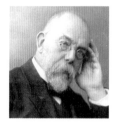

ローベルト・コッホ

と深く結びついている。この条件はウィルス発見以前のものであり、動物実験を前提としており今日必ずしもこのまま通用するわけではない。

5）フローレンス・ナイティンゲール（1820-1910）クリミアの天使と呼ばれその功績が讃えられる。ブラックウェルとは友人。

6）エリザベス・ブラックウェル（1821-1910）妹のエミリーも医師となり、姉妹協力して母子のための施療院を開設し、女子医学生の実習も引き受け、人材育成に尽力した。

7）E・G・アンダースン（1836-1917）英国の女医第1号。妹のミリセントはイギリス婦人参政権運動のリーダーとして有名である。

8）7名の中でもっとも有名なのが、ソフィア・ルイザ・ジェクス・ブレイク（1840-1912）で、ロンドン女子医学校の設立に尽力した。

9）W・K・レントゲン（1845-1923）ドイツの実験物理学者。最初のノーベル物理学賞受賞者。

10）A・フレミング（1881-1955）イギリスの細菌学者。アオカビからペニシリンを抽出。1945年ノーベル生理学・医学賞受賞。

11）P・エールリヒ（1854-1915）ドイツの細菌学者。1910年秦佐八郎と共に梅毒治療薬サルバルサンを発見した。1908年にノーベル生理学・医学賞受賞。

3 講　人口統計と健康寿命

　我が国は、国民皆保険制度を通じて世界最高レベルの保健医療水準を実現し、日本人の平均寿命は男女とも世界の中でトップクラスとなるに至った。しかしその一方で、急速な高齢化が進み老年疾患の罹患率が上昇している。日本の少子高齢化の現状は、平成19（2007）年に超高齢社会となり、令和3年の高齢化率は28.9%で4人に1人が65歳以上である。今後、令和47（2065）年には高齢化率が38.4%に達して、国民の約2.6人に1人が65歳以上、約3.9人に1人が75歳以上となる社会が到来すると推定されている。また、子供の数は減少を続けていることから、社会を支える役割を中心的に担う若者の数も当然少なくなっていく。令和47（2065）年には65歳以上の者1人に対して15～64歳の者1.3人の割合になる。この講義では、日本の現状を世界と比較しながら人口統計や医療統計などにより明らかにし、日本社会の将来像について考えていく。

1）国勢調査：日本に住んでいるすべての人及び世帯を対象とする統計調査で、国内の人口や世帯の実態を明らかにするため、5年ごとに行われている。この調査では、男女の別、出生の年月、国籍、現住居の居住期間、教育、就業状態など人に関する事項や世帯の種類、世帯員の人数、住居の種類など世帯に関する事項を調査する。これらの解析結果から、現在の人口、将来人口の推測、国内の労働力の把握、国民の教育状況などが明らかになる。

1　人口静態統計（国勢調査[1]）

⑴人口ピラミッド

　日本の人口ピラミッド（図1）は、昭和20（1945）～21（1946）年に終戦にともなう出生減があったが、昭和22（1947）～24（1949）年の第1次ベビーブームもあり昭和25（1950）年の人口ピラミッドは富士山型で、人口動態が成長期となっている。しかし、昭和46（1971）年～49（1974）年の第2次ベビーブーム後の出生減などにより、平成27（2015）年では凹凸を持つ人口ピラミッドとなった。今後、さらなる高齢化の進展により令和47（2065）年の人口構成は、第2次ベビーブーム世代が高年齢層に入りまた低い出生率のもとで世代ごとに人口規模が縮小していくと推定され、人口ピラミッドも逆富士山型となる。日本の総人口は、平成17（2005）年に戦後初めて人口減少となった後横ばいを続けてきたが平成23（2011）年以降は減少過程に入っている。平成27（2015）年の1億2711万人を経た後、長期にわたって減少を続け令和37（2055）年には1億人を割り込み、令和42（2060）年には8640万人になるものと推計されている。

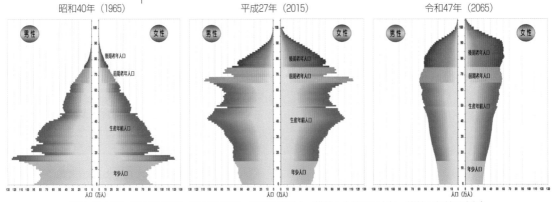

（緑：0-14歳、青：15-64歳、橙：65-74歳、茶：75歳以上。横軸：人数10万人毎。縦軸：年齢10歳毎）

図1　人口ピラミッドの推移
出典：国立社会保障・人口問題研究所ホームページ
http://www.ipss.go.jp/site-ad/TopPageData/PopPyramid2017_j.html

2　人口動態統計

　日本では、出生・死亡・婚姻・離婚及び死産の5種類の「人口動態事象」について、人口動態統計を作成している。調査の期間は調査該当年の1月1日から同年12月31日までで、日本における日本人及び外国人、並びに外国における日本人

の当該事象の全数を調査対象としている。

(1)出生

　出生数の年次推移をみると、第2次世界大戦後は、第1次ベビーブーム期（昭和22〜24年）と第2次ベビーブーム期（46〜49年）に200万人を超えたのを除いて、減少傾向である。

　出生の動向を観察する指標として合計特殊出生率[2]がある。合計特殊出生率の年次推移をみると、第1次ベビーブーム期には4を超えていたが、昭和20年代後半に急激に低下し昭和31年には2.22となり、初めて人口置き換え水準[3]を下回った。第2次ベビーブーム期の昭和47、48年の合計特殊出生率は2.14で、その後低下に転じ、昭和50年に2を下回ってからも低下傾向が続いている。近年の合計特殊出生率の低下傾向は、主に20歳代の出生率の低下によるものであるが、30歳代の出生率は増加している（図2）。

(2)死亡

　令和2年の死亡数は137万2648人で前年より8445人減少し、また死亡率（人口千対）[4]は11.1で、前年の11.2を若干下回った。令和元年の年齢調整死亡率[5]は男4.6、女2.4で、年々低下している。死亡数は、昭和50年代後半から増加傾向となり、平成15年からは100万人をこえ、その後も増加傾向であった。令和2年の日本の死因別死亡順位は、第1位が悪性新生物、第2位が心疾患、第3位は老衰である。

a　悪性新生物：悪性新生物の死亡率の年次推移をみると、一貫して上昇を続け、昭和56年以降死因順位の第1位となり、令和2年の全死亡者に占める割合は27.6%となっている。しかし、悪性新生物による死亡は部位により状況が異なる。

b　心疾患：昭和60年に死因順位の第2位となり、その後も死亡数・死亡率ともに上昇傾向であり、令和2年の全死亡者に占める割合は15.0%となっている。

c　脳血管疾患：昭和26年に死因順位の第1位になったが、昭和45年をピークに低下しはじめ、昭和56年には悪性新生物にかわり第2位となった。昭和60年には心疾患にかわって第3位となり、その後も死亡数・死亡率ともに低下傾向である。令和2年の全死亡者に占める割合は7.5%となっている。

d　肺炎：平成23年に脳血管疾患にかわり第3位となったが、平成29年には第4位となりその後も死亡率は低下している。令和2年の全死亡者に占める割合は5.7%となっている。

3　生命表

　生命表は、ある期間における死亡状況（年齢別死亡率）が今後変化しないと仮定したときに、各年齢の者が1年以内に死亡する確率や平均してあと何年生きられるかという期待値などを死亡率や平均余命などの指標（生命関数）によって表したものである。特に、0歳の平均余命である「平均寿命」は、死亡状況を集約したものとなっており、保健福祉水準を総合的に示す指標として広く活用されている。

　令和元年の簡易生命表によると、男の平均寿命は81.41年、女の平均寿命は87.45年と前年と比較して男は0.16年、女は0.13年上回った。平均寿命の諸外国との比較は、国により作成基礎期間や作成方法が異なるので厳密な比較は困難であるが、日本は男女ともにトップクラスの長寿国である。　　　　　　　　（及川伸二）

2）合計特殊出生率：15歳から49歳までの女性の年齢別出生率を合計したもので、一人の女性が仮にその年次の年齢別出生率で一生の間に生むとしたときの子どもの数に相当する。WHOの定義をもとに算出しており、国際比較にも用いられる。

3）人口置き換え水準：人口が将来にわたって増えも減りもしないで、親の世代と同数で置き換わるための大きさを表す指標。

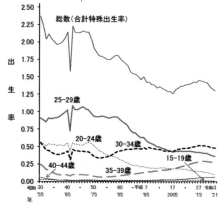

図2　母の年齢（5歳階級）別にみた合計特殊出生率（内訳）の年次推移

出典：令和3年（2021）人口動態統計月報年計（概数）の概況（厚生労働省）

4）死亡率：人口1000に対する年間死亡者数の割合で、その年の死亡者数をその年の人口で割り、1000倍したもの。

5）年齢調整死亡率：年齢構成の異なる地域間で死亡状況の比較ができるように年齢構成を調整した死亡率。

4講　社会保障制度

　社会保障制度は、近代国家成立後、貧困問題解決のために発展を遂げ、現在のような形になった。公的扶助と社会保険の2つの柱となる制度により国民生活の安心、安定を図っており、セーフティネットと呼ばれる。日本は、急激に進む少子高齢化により、この制度をいかに維持し、発展させていくかという大きな課題に直面している。

1）元々の意味は転落防止ネット。意味が転じて、生活困窮者に対する様々な救済策のことを指すようになった。すなわち社会保障制度のこと。

2）国家が国民に対して行う最低限の生活保障のこと。

3）イギリスのウィリアム・ヘンリー・ベヴァリッジによる社会保障制度のあり方をめぐる報告書「社会保険と関連サービス」のこと。

4）社会保障制度による給付が相当かどうかを判断するために行う申請者への収入・資産等の調査のこと。

5）生活保護受給について、信条、性別、社会的身分等により差別されないこと。

6）生活困窮者が資産、能力等を生活を維持するため活用することを要件として生活保護を行うこと。生活保護受給者が所有する土地家屋を原則売却する、自動車保有が原則認められないことなど。

7）日本には次のような公的保険のための組織がある。①健康保険（医療）、②厚生年金保険（年金）、③雇用保険（失業等）、④労災保険（労災）、⑤介護保険（介護）⑥国民年金（年金）、⑦船員保険（医療・失業等・労災）、⑧国家公務員等共済（医療・年金）、⑨地方公務員共済（医療・年金）、⑩私立学校教職員共済（医療・年金）、⑪国民健康保険（医療）、⑫後期高齢者医療（医療）

8）全国民を義務的に加入させる保険のことで、日本の医療保健制度はその典型である。ただ、最近国民健康保険の保険料未払いにより皆保険から抜け落ちる人の存在が問題になっている。

1　社会保障の起源—救貧から防貧へ—

　ILOの1942年「社会保障への道」では、社会保障は「社会の成員がさらされている一定の危険に対して適当な組織によって国民に提供される保障」と定義される。そして、その保障は「合理的な生活を維持するに必要な質と量をそなえなければならないが、それが慈恵的なものではなく、権利として請求できるものであること」とされている。日本の厚生労働省によると、社会保障制度とは「国民の『安心』や生活の『安定』を支えるセーフティーネット[1]」であり、その分野を「社会保険、社会福祉、公的扶助、保健医療・公衆衛生」として「人の生活を生涯にわたって支えるもの」であるとしている。

　公的扶助の前史には、イギリスの16世紀、農地の囲い込みによって生じた浮浪貧民の対策としての救貧法を挙げることができる。社会保険は、19世紀、ドイツの疾病保険、労災保険、年金保険に始まった。現在の社会福祉の基礎となるナショナル・ミニマム[2]の考え方は、1942年、イギリスのベヴァリッジ報告[3]によるものであり、同報告は、社会保険を中心として、公的扶助、関連サービスを統合し「ゆりかごから墓場まで」の生活保障を目指すものであった。第二次世界大戦後、社会保障制度の充実を目標とする福祉国家（welfare state）が誕生した。社会保障の歴史は、救貧から防貧へ、慈恵的救済から権利としての生活保障へと発展した。

2　日本における社会保障制度の確立

(1)公的扶助

　公的扶助は、税を財源とし、国家の手による所得の再分配を基本とする制度である。公的扶助は、その受給者に対して資力調査[4]（means test）を課すことを原則とする。日本における本制度の起源は、1874年の恤救規則にある。この規則による救済は国家によって行われたが、極度に制限的であり、また慈恵的な施しであった。本格的な救貧立法は1929年の救護法であるが、この法律も慈恵的要素を拭うことはできなかった。第二次世界大戦敗戦後、総国民窮乏状態の中、1946年に生活保護法が成立した。日本国憲法の成立により、国家の責任による国民の最低生活保障（憲法25条）が明らかにされ、1950年にその精神に則った新たな生活保護法が成立した。この生活保護法では、国家責任のほか最低生活保障、無差別平等[5]、補足性[6]の原理が明らかにされている。

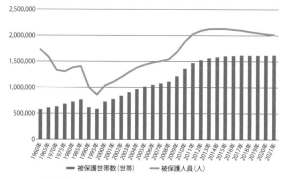

図1　生活保護の受給状況（年次）

出典：令和３年度被保護者調査（速報令和３年７月末日現在）、令和２年度被保護者調査（速報令和２年７月末日現在）、2019年度被保護者調査（年次調査、年次推移）－厚生労働省より作成

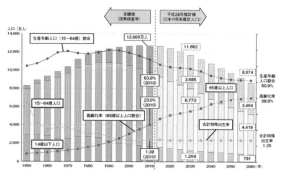

図2　日本の人口推移

出典：総務省「国勢調査」及び「人口推計」、国立社会保障・人口問題研究所「日本の将来推計人口（平成24年1月推計）：出生中位・死亡中位推計」（各年10月1日現在人口）、厚生労働省「人口動態統計」

(2)社会保険

　社会保険は、個人が保険料を出し合って集団でリスクの分散を図ることを基本原理とする制度である。公的保険は、一定の条件の人は全て加入を強制される保険であり、国が責任を持つ。公的保険[7]の種類には、医療保険、年金保険、介護保険、労災保険、雇用保険がある。

　医療保険は、1922年の鉱山等危険な職場で働く労働者に始まり、1961年、改正国民健康保険法の実施により国民皆保険[8]となった。年金保険は、1941年の労働者年金保険に始まり、1961年、拠出性の国民年金制度の確立により国民皆年金[9]となった。介護保険は2000年に始まり、40歳以上の人が被保険者となる。労災保険と雇用保険は雇用された人を給付対象とした保険で、労働保険と呼ばれる。

3　社会保障制度の将来

　日本は、現在少子高齢化が進行中であり、2060年には高齢化率[10]が約40%になると推計されている。しかも、75歳以上の高齢者の全人口に占める割合が急増する。高齢化の進行は当然社会保障費用を増大させる。増大する社会保障費の財源をどう捻出するかが大きな課題である。

　グローバリゼーション[11]の進展により先進国の福祉国家像が大きく揺らいでいる。国境を越えた経済活動は、税の負担の重い国から軽い国へ資本が逃避する結果を生み、高負担によって支えられていた高い水準の福祉が崩れる可能性が指摘されている。また、地球の資源は有限のものであり、物質的豊かさの拡大には限りがあるので、人類が末永く生存していくためにはそれを可能な限り有効に、かつ再生させつつ消費することが必要である。限りある資源を奪い合う弱肉強食の社会は非人間的で不安定であり、公平で平和な社会を実現するために充実した社会保障制度の確立が必要である。今後はグローバルな視点で社会保障のあり方が構想されなければならないであろう。日本は先進国の中で最も深刻な少子高齢化社会に突入しつつあり、課題先進国と言われている。日本がこの課題にどう立ち向かうかを世界は注視している。

（藤原正範／松浦　信）

9）全国民が何らかの年金制度に加入すること。

10）65歳以上の高齢者の総人口に占める割合。平成26年10月1日現在、日本の高齢化率は26.0%である。

11）グローバリゼーション　経済活動が国境を超え地球規模化すること。政治、文化、環境等の活動について使うこともある。

最近の生活保護の動向

　生活保護の被保護人員は、2011年に、200万人を超えて、その後もおおむね上昇傾向が続くが、2016年に減少傾向に転じ、2021年現在2,011,942人となっている。2021年における生活保護の被保護世帯のうち「高齢者世帯」の占める割合は、56%である。生活保護世帯の保護開始理由として、高齢者世帯、母子世帯、障害者世帯、その他世帯では、「貯蓄等の減少・喪失」が最も多くなっており、傷病者世帯では「世帯主の傷病」が最も多い。また、母子世帯では、「有職者の離別等」が、障害者とその他の世帯では「世帯主の傷病」も理由として多くなっている。

5 講　日本の医療政策の現状と課題

　医療とは何を指すのだろうか。医療の目的を狭義と広義に分けて心筋梗塞を事例として考察し、日本の医療政策の現状と課題について基本的理解を深める。最後に、一次予防・二次予防の概念と健康日本21（第 2 次）を紹介する。

① 医療とは何か

　目の前にいる人が苦しんでいれば、また死にそうになっていれば、何とかして助けようとするのは自然である。一方、社会全体で何らかの病気にかかる人が多ければ、あるいは亡くなる人が多ければ、何とかしてそれを減らしたいと思うのも自然である。医療は、これらの思いを実現させる一連の行為である。ここでは、前者を「狭義の医療」とし、後者を「広義の医療」と呼ぶことにする。両者の科学的基盤と対応は共通するところもあれば、異なるところもある。医療政策の現状と課題を捉えるにはこのことを理解する必要がある。以下、具体的な病気として心筋梗塞を例として考えてみよう。

② 狭義の医療と政策：患者の苦痛を軽減し死から救うこと

　急性冠症候群という病気がある。これは、心臓の筋肉、つまり心筋に酸素と栄養を含む血液を運ぶ冠動脈という血管の内腔で生じた不安定なプラーク（動脈硬化巣）と呼ばれる塊が突然、破綻をきたして血栓を形成し、冠動脈の急性閉塞を引き起こす。閉塞の状態や変化によって不安定狭心症、急性心筋梗塞、あるいは心臓性突然死まで様々な病気が生じる[1]。

　これらの病気の中でも、心筋梗塞は冠動脈が閉塞して血液の流れが減少した状態が続き、多くの場合、激しい痛みが長時間あり、患者の心筋は部分的に死んでしまう。そのため、心臓の機能が低下して心不全と呼ばれる状態に陥ることが多い。医療の目的は狭義には患者の病気を診断し治療することにある。この目的の中には、患者の苦痛を軽減し、死亡率（致死率）を改善させ、さらに、再発を防止し、再び社会で活動できるように働きかける一連の行為が含まれる。角度を変えてみると、後遺症と言うべき心不全や不整脈をコントロールして患者の生活の質（QOL）を保つことも含まれる。

　心筋梗塞が原因で患者が死亡する可能性は20%から30%程度であり、発病後、速やかに診療を受ける必要がある。注意を要するのは、心筋梗塞による死亡者のおよそ半数は病院に到着する前に不整脈のために亡くなることである。致死率を改善するためには病院に到着するまでの医療体制の整備も重要な課題になる。心筋梗塞、脳卒中、あるいは外傷のように突然、発生し、急激に死に至る可能性のある場合、悪性新生物（がん）のように進行が比較的緩やかな病気とは異なる対応が必要になる。

　病気の数は膨大だが、それぞれの病気の性質やメカニズムに応じて適切な診断と治療の体系を誘導しなければならない。心筋梗塞に関わる狭義の医療の政策的課題は、第一に、診断や治療を支える医療従事者の養成と適切な配置、第二に、診療を行う病院の確保と、患者が病院に搬送されるまでに必要な処置を施す体制の整備、第三に、心筋梗塞の病態に関わる科学技術の整備・開発にあると考えられる。特に、発病してから病院に到着するまでに適切な対応をとれるよう、医療従事者以外の国民も啓発するよう政策的に行う必要がある。

③ 広義の医療と政策：社会における患者数・死亡数を減らすこと

⑴国民の疾病負担：罹患率と死亡率

　国全体の死亡率や平均寿命に関与する主要な病気には、悪性新生物（がん）、

1）MSD マニュアル（Merk マニュアル）
http://merckmanual. jp/mmpej/sec07/ch073/ch073c.html

脳卒中、および心筋梗塞が含まれる。厚生労働省の人口動態統計によれば、令和元年（2019）に日本で死亡した人の総数が1,381,098人であり、上記の3つの病気による死亡数（割合）は、それぞれ、376,392人（27.3%）、106,506人（7.7%）、31,512人（2.3%）であり、これらだけで全死因の37.3%を占める[2]。心筋梗塞を含む心疾患（高血圧性を除く）で死亡した人は194,926人（15.6%）であり、心筋梗塞に替えて左の計算に用いると、悪性新生物、心疾患（高血圧性を除く）、および脳卒中で全死因の半分近い48.3%を占める。

この年の日本の心筋梗塞の死亡率は、人口10万人当たり25.5人であった。仮に、上記の致死率20～30%を当てはめると、人口10万人当たり発生する患者数（罹患率）は114～172人と推計される。ここでは、心筋梗塞の死亡率は罹患率と致死率の積と考えているのだが、心筋梗塞の広義の医療が、社会全体の死亡率（34.3人／人口10万）を改善することを目的とするならば、狭義の医療の主要な課題といえる致死率（20～30%）だけではなく、罹患率（114～172人／人口10万人）の改善が医療政策の課題として加わることになる[3]。

罹患率を正確に求めるためには、病気の発生前から発生の有無が観察されるまでの追跡調査が必要である。追跡開始時点の人口と病気の発生とを個人単位で結びつけなければならない。一方で、病気の発生を一定の基準でもれなく把握するためには「疾病登録」とよばれる仕組みをつくるのが望ましい。医療政策を正確な根拠（エビデンス）に基づいて行うために、心筋梗塞に限らず、人口と病気の発生を観察する追跡調査の実施自体が医療政策の課題といえる。

(2)一次予防：要因への介入による罹患率の抑制

心筋梗塞や脳卒中は突然、激しい症状を伴って発生し、短い経過で死亡したり、重い後遺症が残ったりする場合がある。従って、心筋梗塞や脳卒中の予防は、病気発生の危険性を小さくして罹患率を抑制することが大切である。病気の発生の危険性を小さくすることを「一次予防」という。

社会全体の心筋梗塞の罹患率を悪化させる要因として明らかにされているものの中には、喫煙習慣、高血圧、高コレステロール血症がある。その他にも、糖尿病、肥満、あるいは、ストレス等が知られている。心筋梗塞の罹患率を低下させるためには人々の間でこれらの要因に関する生活習慣の改善や慢性疾患の治療が必要である[4][5]。

(3)二次予防：検診による早期発見・早期治療

悪性新生物についても、罹患率を抑制する一次予防はやはり大切である。しかし、一旦悪性新生物が発生しても上で述べたように悪性新生物は、心筋梗塞や脳卒中に比べてゆっくりとした進行を示す。無症状で患者として病院を受診しない間に進行することがある。そのような場合でも、がん検診で早い段階で発見されて治療すれば、治癒や延命が期待できる、すなわち、致死率の改善が期待できることがある。このように病気を早い段階で発見し治療することを「二次予防」という。

(4)第4次国民健康づくり対策：健康日本21（第二次）[6]

終わりに、広義の医療に関わる政策として「国民健康づくり対策」を紹介する。昭和53年から始まった厚生労働省の「国民健康づくり対策」は、第1次で健康診査の充実、昭和65年からの第2次で運動習慣の普及、そして、平成12年からの第3次（通称「健康日本21」）で一次予防の重視が掲げられてきた。この健康日本21の期間に、健康増進法（平成15年）の施行、医療制度改革関連法案（平成18年）の成立、また、特定健康診査・特定保健指導（平成20年）が開始された。特に、健康日本21では、主要な疾患に関する予防の目標が設定された。平成25年から第4次（通称「健康日本21（第二次）」）が開始され、少子高齢化や疾病構造の変化が進む中で、従来からの一次・二次予防の徹底に関する目標とならんで、健康寿命の延伸と都道府間の健康格差の縮小が目標として掲げられ、期間が令和5年度まで延長された。

（箕島　茂）

2）人口動態統計 第7表 死因簡単分類別にみた性別死亡数・死亡率（人口10万対）：http://www.mhlw.go.jp/toukei/saikin/hw/jinkou/kakutei11/dl/11_h7.pdf

3）広義の医療政策課題に取り組むのは、公衆衛生学（Public Health Medicine）という学問である。

4）人々の集団の中で疾患発生の要因を明らかにして、疾患の発生をコントロールする方法を明らかにするのが疫学（Epidemiology）という学問である。

5）男性であること、また、年齢が高いことは心筋梗塞に陥る可能性を高くする。男女の割合や年齢構成の相違で集団全体の罹患率や死亡率が大きく異なることに注意しなければならない。性や年齢による影響を除いて比較するために調整した罹患率や死亡率が用いられることが多い。

6）厚生労働省　国民の健康の増進の総合的な推進を図るための基本的な方針 http://www.mhlw.go.jp/bunya/kenkou/dl/kenkounippon21_01.pdf 健康日本21（第二次）の推進に関する参考資料 http://www.mhlw.go.jp/bunya/kenkou/dl/kenkounippon21_02.pdf

6講　福祉政策と医療制度

　生活保護法による医療扶助をはじめとして、児童福祉法による自立支援医療、障害者総合支援法による育成医療、精神保健福祉法による措置入院など、厚生労働省が管轄する各種法律による医療制度と弱者救済は深く関係している。つまり、これらの法律によって障害者や生活困窮者等は医療サービスを無料又は低額で受けることができる。本単元では、これらの法律と医療サービス制度について学ぶ。

1　生活保護法と医療扶助

　生活保護制度は、公的扶助の一形態であり、ミーンズテスト[1]を前提として、貧困な生活状態であることを確認し、独力で自立した生活を送ることが困難である者の申請に基づき、国が定めた自立した生活を送るのに不足する生活需要分だけを国や地方自治体が全額公費負担によって給付することで、ナショナルミニマム[2]を達成するための公的社会保障である。

　受給者数は、令和3年12月の集計で約204万人、国民59人に1人の割合、％でいえば全国民の1.7％にのぼる。そして、保護費の総額は3.8兆円。生活扶助他、計8種類の扶助があるが、総額の約半分（50.2％）を医療扶助が占めている。これは、受給者に高齢者や傷病・障害者が多いためである。心身の不調の際に、受給者は、「医療券」を生活保護指定医に提示することで、治療・投薬・入院・医療機関までの交通費までもがすべて公費で負担されるため自己負担はない。行政サイドも減額化を図るためにジェネリック医薬品[3]の使用、重複投薬、頻回受診の適正化などの取り組みを強化している。

2　感染症法と結核

　再興感染症[4]の代表的な疾患である「結核」は、平成30年度15.590人の新規患者があった。患者は抵抗力の低下している高齢者が大半を占め、また、地域によっては東南アジアからの技能実習生等も含まれる。感染力の強い疾患であり早急な治療が必要となる。入院・通院治療については、公費負担（助成）がある。本人・世帯員の所得により全額公費負担、一部自己負担がある。

3　児童福祉法と健全育成

　18歳未満の悪性新生物や慢性腎疾患などの長期にわたり療養が必要な児童とその家庭に対して、児童の健全育成と医療費の軽減を図るため自己負担分の一部を助成する制度がある。これを小児慢性特定疾患医療支援事業という。

　また、自立支援医療（育成医療）として、視覚・聴覚・肢体不自由などの障害があり、医療を行うことで確実な効果があると認められる疾患について、これにかかる医療費の支給がなされる。

1）ミーンズテスト
資力調査ともよばれ、申請者が真に生活に困窮しているかの事実を確認し、保護の確定をするための調査。収入、資産、稼働能力、扶養義務者の扶養能力等が対象。

2）ナショナルミニマム
国民的最小限。憲法第25条が定める生存権を保障するための所得・医療・住宅・教育・環境等の最低限をさす。

3）ジェネリック医薬品
後発医薬品ともよばれる。医薬品の有効成分の特許が切れ、他の製薬会社が同じ成分で製造する医薬品。開発費等がないため製造単価を安くできるメリットがある。

4）再興感染症
新興感染症の対語。かつて猛威を振るった感染症が、一旦下火となったものの最近再び患者数が増えてきたものをさす。狂犬病、デング熱、結核など。

4 母子保健法と未熟児医療

　未熟児養育医療として、出生時体重2000グラム未満、指定医が入院の必要を認めた未熟児[5]に対して扶養義務者の所得に応じて、医療費の全額、もしくは一部の助成がなされる。各市町村によって助成の内容が異なる、

5 障害者総合支援法と障害軽減医療

　心身の障害の除去・軽減をはかる制度として、自立支援医療がある。医療費の自己負担額の助成がなされる。対象者の区分は３つあり、①精神通院医療は、統合失調症などの精神疾患があり継続して通院治療の必要な者。②18歳以上の身体障害者手帳を所持する者で、治療を受けることでその障害が確実に軽減すると見込まれる者。③上記３.の育成医療と重複。

　この自立支援医療については、市町村民税23.5000円以上の世帯にあっては、一定以上の所得があるとして、重度かつ継続の区分以外の者の医療費の助成はない。また、人工透析患者への医療費補助[6]は大きく、医療費自体を圧迫している。

6 精神保健福祉法と措置入院医療

　精神的疾患のため入院治療を受けなければ自傷・他害のおそれのある者に対して、都道府県知事の権限で入院させる制度を措置[7]入院という。なお、この場合は２人以上の指定医の診断が必要となる。医療費の補助については、三重県の場合、措置入院者及び扶養義務者の前年度の所得が147万円未満の場合は全額公費負担となる。

7 これら以外の法律と医療制度

　被爆者援護法により広島・長崎の原子爆弾の被害者で被爆者健康手帳を所持する者は、医療費を国に請求できるほか、麻薬取締法による措置入院者、難病法による指定難病患者[8]等については医療費補助が全額又は一部なされる。戦病者特別援護法では、旧軍人・軍属で戦傷病者手帳を有する者には更生医療の給付がなされる。

8 まとめ

　令和元年の我が国の医療費は44兆３千億円を超え、毎年２％前後の伸長となっている。人口一人当たりの国民医療費は約35万円。増加は人口の高齢化とリンクしており、今後高齢化が進むにつれて一層の高騰が予測される。早期退院を促す病院への報酬増、紹介状なしの大病院受診患者への高額な追加負担、薬価改定のルールの改定など、政府も次々と対応策を講じ歯止めをかけようとするが功を奏しているとはいえず、今後、後期高齢者の窓口負担の増、国民健康保険の保険者の市町村から都道府県へ等の移管や前述の障害者や児童、生活困窮者の医療費にも何らかの負担増が見込まれる。

（藤原芳朗）

5）未熟児
　早産などにより出生時の体重が2000グラム未満、もしくは生活能力が薄弱な低体重児。ただし、在胎週数が長い場合の出生児は未熟児といわない。

6）透析患者の自己負担
人工透析は月額約40万程度の医療費がかかるが、通所所得で月額１万円、一定以上の所得者でも自己負担は２万円が上限。

7）措置
行政庁による社会福祉サービス（主として施設サービス）の決定ならびに給付行為。近年の介護保険での選択の対極にあるものとして比較される

8）指定難病
難病のうち人口の0.1％に達していない。また、客観的な診断基準が確立していることを条件に先天性機関狭窄症など331疾患が指定されている。

7講　医療・介護の保険制度

　わが国では、国民すべてが必ず公的な医療保険に加入することになっている。この制度のおかげで日本のどの地域で病気やけがをしたとしても、安心して医療機関に行って必要な治療や検査を受けることができる。また介護保険は、認知症や寝たきりなど介護が必要になった当事者に対して、可能な限り本人が住み慣れた地域で暮らすことができるように、社会全体で支える制度である。

1　医療保険制度

(1)国民皆保険制度

　わが国は、「誰でも」、「どこでも」、「いつでも」保険を使って医療を受けることができる素晴らしい医療保険制度をもっている[1]。しかも、国民が自分自身の判断によって自由に医療機関を選ぶことができる体制を整えている[2]。さらに、大病院かあるいは小さな診療所であるかにかわらず、診療報酬が点数制[3]の公定価格になっているため、医療費自己負担額にはほとんど大差がみられないことが利点となっている。

(2)医療保険制度の類型

　わが国の医療保険は、①職域保険、②地域保険、③長寿医療制度に大別することができる。

①職域保険には、一般の被用者が加入する被用者保険と、その扶養親族を対象とした健康保険、公務員や私立学校教職員などを対象とする共済組合がある。健康保険は、中小企業の被用者等を対象とした全国健康保険協会管掌健康保険（協会けんぽ）と、大企業の被用者等を対象とした組合管掌健康保険とに分けられる。

②地域保険は、自営業者や年金生活者などが加入する国民健康保険制度がこれに当たる。

③長寿医療制度は、年齢区分によって作られた政策であり、75歳以上の高齢者が加入する後期高齢者医療制度である。

(3)医療保険制度の仕組み

　わが国の医療保険制度は、保険者（健保組合、市町村など）、被保険者（患者）、保険医療機関（病院、診療所など）、審査支払機関（支払基金、国保連合会など）によって成り立っている。

　被保険者（患者）が病気やケガをした場合、保険医療機関で診療を受ける。その際、患者は医療費の一部負担金を窓口で支払うことになる。保険医療機関は、実際にかかった医療費の請求について一部負担金を差し引いた金額として保険者に請求する。保険者[4]は、保険医療機関から請求された診療報酬明細書（レセプト）を確認して審査支払い機関に診療報酬を支払い、その後審査支払機関を通じて保険医療機関へ診療報酬が支払われる仕組みになっている。

(4)医療保険制度の給付内容

　本制度における給付には、医療給付（現物給付と療養費払い）[5]と現金給付[6]が含まれる。

(5)医療給付の負担金

　医療機関を利用した場合、被保険者は診察や治療、検査等にかかった医療費の請求を受けることになる。その負担額は、年齢や所得によって差はあるものの定められた割合[7]（原則3割）が一部負担金として請求されることになっている。

(6)高額療養費制度

　病気やケガで入院が長期に渡ったり、手術を何回も受けるような場合には、お

1）この仕組みは1961年に実現し「国民皆保険制度」と呼ばれている。

2）国民が自分の意志で自由に医療機関を選べる体制を「フリーアクセス」という。

3）この点数制を「診療報酬制度」という。なお、診療報酬は1点＝10円と決められている。

4）保険者は業務効率の観点から、審査支払機関に審査・支払業務を委託していることが多く、保険医療機関が保険者に直接請求することは少ない。

5）医療給付（現物給付）には、診療、検査、治療材料等の支給や手術、入院など医療行為に対するものが含まれる。

6）現金給付には、傷病手当金や出産手当金、出産育児一時金、移送費、埋葬料等が含まれる。

7）従来75歳以上の高齢者は現役並み所得者（3割負担）である場合を除き1割負担であったが、2021年の法改正により新たに75際以上の一定所得がある者に対しては2割負担の区分が新設された。

のずと医療費の一部負担金が高額になってしまう。そこで、すべての公的な医療保険には患者の負担を軽減する制度を準備している。それが、高額療養費制度である。本制度は、公的な医療保険の対象となる診察、治療、検査などにかかった医療費が、一定金額を超えた場合に超えた金額が払い戻される制度である[8]。

また、この他に人工透析等の高額長期疾病患者に対する負担軽減制度もある。対象者は、①人工腎臓を実施している慢性腎不全（人工透析）患者、②血漿分画製剤を投与されている先天性血液凝固第Ⅷ因子障害・先天性血液凝固第Ⅸ因子障害、③抗ウイルス剤を投与されている後天性免疫不全症候群（HIV感染を含み、血液凝固因子製剤の投与に起因する医療を受けている患者）である。

該当者は、自己負担限度額1万円（月額）を支払うことにより、治療を受けることができる。なお①のうち、70歳未満の上位所得者とその被扶養者の自己負担額は2万円に設定されている。

⑺国民医療費

当該年度内に医療機関等において保険診療の対象になった傷病の治療費等を推計したものを国民医療費と呼ぶ。国民医療費には、医科（歯科）診療にかかる診療費や薬局調剤費等が含まれるが、正常な妊娠・分娩に要する費用や健康の維持・増進を目的にした健康診断・予防接種等に要する費用は含まないことになっている。

わが国の国民医療費は年々増加の一途をたどっているが、2019（令和元）年度の国民医療費総額は44兆3,895億円に達し、人口1人当たりの国民医療費は35万1,800円であり、65歳未満の19万1,900円に対し65歳以上は75万4,200円と4倍近くになっている。国民医療費の推移をみると、人口の高齢化がその増大の一因になっていることは明らかである。今後も国民皆保険制度を継続するためには、高齢者の自己負担額引き上や無駄な医療費の抑制などを含めた制度改革だけでなく、死生観を含めた意識の変容なども必要になってくるのではないだろうか。

2　介護保険制度

⑴介護保険制度導入の経緯

従来わが国では「介護は家族でするのが当たり前」という意識が強かった。しかし、急激な高齢化の進展に伴って要介護高齢者を取り巻く課題は一挙に深刻さを増し、既存の老人福祉や老人医療制度では対処することができなくなったのである。そこで、新たな社会保険方式を導入することによって、高齢者介護を社会全体で支え合うシステムとして創設されたのが介護保険制度[9]である。

⑵保険者・被保険者

保険者は全国の市町村および特別区（東京23区）である。被保険者は、基本的には40歳以上のすべての人である。なお、被保険者は年齢によって次の2種類に分けられる。
①第1号被保険者―――65歳以上の者
②第2号被保険者[10]―――40歳以上65歳未満の医療保険加入者

なお、国籍要件がないため、市町村または特別区の区域内に住所を有していれば、外国籍の人も被保険者になる。

⑶申請方法、審査、認定

サービスを利用するには、寝たきりや認知症など、サービスを受けられる状態かどうかの認定（要支援・要介護認定）を受けることが必要である。申請を行うと訪問調査や審査などを経て、認定結果が通知される。その結果によって、利用できるサービスの量や内容が異なってくる。

⑷要支援・要介護状態区分

要介護1〜5と判定された場合は「介護給付」を、要支援1・2と判定された場合は「予防給付」を受けることができる。

（松原　新／河尻純平）

8）ただし、本制度において①入院時の食事療養費自己負担金②差額ベッド代③選定療養費・評価療養の自己負担分④歯科診療のうち自由診療分⑤その他保険適用外の費用などは対象外となる。

9）本制度は2000年4月から実施され、要介護高齢者の身の回りの世話に留まらず、自立支援、利用者本位等を目指した制度である。

10）第2号被保険者は、がん末期、関節リウマチ、筋萎縮性側索硬化症、初老期における認知症（アルツハイマー病、脳血管性認知症等）等、加齢に伴って生じる特定疾病（2020年現在－16疾病）に限って保険給付を受けることができる。

第3部
社会の中の人と医療

第6章　人々の生活と医療

1講　日本の疾病構造の変遷と生活習慣

　我が国の最大の健康問題は70年前まで感染症であった。それが次第に克服され、平均寿命が延びるに伴い、疾病構造が大きく変わった。生活習慣病が代わって最大の問題に浮上し、主な死亡原因になった。食事や運動・喫煙・飲酒・ストレスなどの長期にわたる生活習慣が深く関与している。以前は「成人病」と言われていたが、20年ほどから「生活習慣病」と呼ばれるようになった。現在、日本人の三大死因はがん・脳血管疾患・心疾患である。これらの原因が糖尿病・高血圧症・脂質異常症などで、いずれも生活習慣病である。

1）悪性新生物：「がん」のことで、以下の三つの特徴がある。
1：自律性増殖（とまらない増殖）
2：浸潤と転移（がん細胞の拡大）
3：悪液質（体力の衰弱）

2）心疾患：心臓に起こる病気の総称で、心疾患の大部分を占めているのが「虚血性心疾患」で狭心症と心筋梗塞に分けられる。

3）脳血管疾患：脳の血管が障害を受けることによって生じる疾患の総称である。脳血管疾患は脳出血と脳梗塞の2つに分類され、脳梗塞は脳血栓および脳梗栓に分類される。脳血管疾患では食生活の変化により脳内出血に代わり脳梗塞が大半になっている。

4）感染症：ウイルスや細菌などの病原体が体内に侵入して増殖し、発熱や下痢、咳等の症状がでることである。第4章3講参照。

5）生活習慣病：第4章1講参照。代表的な生活習慣病として、脂質異常症、肥満、2型糖尿病（高血糖）、高血圧、悪性新生物、心疾患、脳血管疾患などがある。肥満を重視し、脂質異常症（高LDLコレステロール血症を含む）、2型糖尿病、高血圧を含むメタボリックシンドローム（内蔵脂肪症候群）は動脈硬化症のリスク要因であり、循環器疾患発症に関与する。

6）リスク要因（リスク因子）：疾病などになり易い原因となる物質や習慣のこと。

1　感染症から生活習慣病への疾病構造の変化

　現在日本の主要死因別の（粗）死亡率は1位が悪性新生物[1]、2位が心疾患[2]、3位が脳血管疾患[3]となっている。これらが3大死因である（図1）。死因の年次推移をみると、1950年代に結核から脳血管疾患に変わり、さらに1981年以降、悪性新生物が1位で、1985年以降、2位は心疾患となって現在に至っている。2019年の悪性新生物による死亡数は約37万人である。悪性新生物（がん）、心疾患、脳血管疾患のうち、悪性新生物が死亡総数に占める割合は27.4%で、心疾患（15.3%）と脳血管疾患（7.9%）を合わせた循環器疾患の割合より多い。感染症[4]は、新興感染症や再興感染症が社会問題化することがある。また急性感染症は今回の新型コロナウイルス感染のように国際的に人類の大きな驚異になることもある。しかし現在は生活習慣病[5]の時代である。ただ特定の慢性感染症により、がん発症に10%程度関与しているので後に述べる。生活習慣病とは、①生活習慣が発症に関与する疾患群である②加えて加齢、遺伝因子も関与する③精神疾患や感染症は含まれない。生活習慣病は食習慣、運動、喫煙、飲酒などの生活習慣に起因している（図2）。

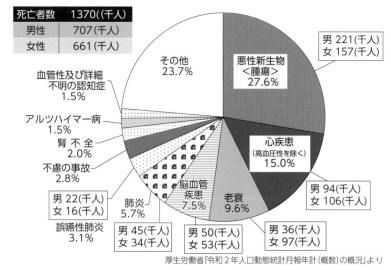

厚生労働省「令和2年人口動態統計月報年計（概数）の概況」より

図1　わが国の死因別死亡数の割合（令和2年）

2　生活習慣病のリスク因子[6]

　生活習慣ごとのリスク因子と死亡者数の相関図によると、ほとんどの疾病が循

環疾患か悪性新生物に関わっている（図3）。最大のリスク因子である喫煙[7]は悪性新生物（約70%）と循環器疾病（約20%）の寄与がある。喫煙からは肺がん、咽頭がんや膀胱がんなど14種のがんのリスクになる。そのほか、喫煙は動脈硬化のリスク要因である。また肺炎の死因は5位ですが、その原因の一つである慢性閉塞性肺疾患（COPD）も喫煙によりを引き起される。

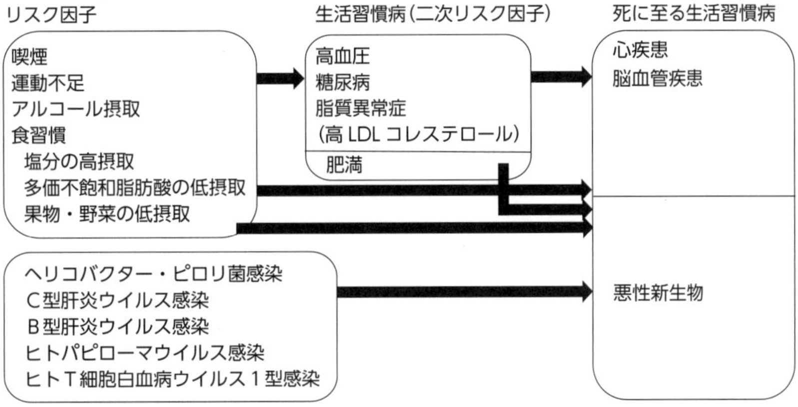

リスク因子
- 喫煙
- 運動不足
- アルコール摂取
- 食習慣
  - 塩分の高摂取
  - 多価不飽和脂肪酸の低摂取
  - 果物・野菜の低摂取

生活習慣病（二次リスク因子）
- 高血圧
- 糖尿病
- 脂質異常症
  （高LDLコレステロール）
- 肥満

死に至る生活習慣病
- 心疾患
- 脳血管疾患

- ヘリコバクター・ピロリ菌感染
- C型肝炎ウイルス感染
- B型肝炎ウイルス感染
- ヒトパピローマウイルス感染
- ヒトT細胞白血病ウイルス1型感染

悪性新生物

図2　生活習慣病におけるリスク因子

二番目のリスク因子の高血圧は脳血管疾患や心疾患など循環器疾患の最大のリスク因子である。高血圧は心拍数、血液量、末梢血管抵抗性によるが、そのリスク因子には食塩、肥満、ストレス、飲酒、喫煙などがある。食塩は浸透圧により血液量を増す。肥満はインスリンを増やし、食塩の排泄を妨げる。ストレスは交感神経系の活性化を介して心拍数を増やす。交感神経系の活性化はWNKシグナルを介して食塩の再吸収と末梢血管抵抗性をもたらす。また、不規則な生活は時計遺伝子に異常をきたし多量に発現し、その結果アルドステロンが多くなり高血圧を引き起こす。他方、塩分の高摂取ではヘリコバクターピロリの繁殖がしやすい胃内環境となり胃がんを引き起こすため食塩は循環器疾患に加えて、胃がんのリスク因子である。

アルコールには主に悪性新生物と非感染症疾病があり、過度にアルコールを摂取するとアルコールは代謝の際に生じるアセトアルデヒドが肝硬変や発がんを起こす。アルコールは高血糖と共に肥満のリスク因子でもある。肥満が大腸がん、乳がんや前立腺がんの発症率に関与している。他方、肥満による内臓脂肪からはアディポサイトカインという物質が分泌され、血栓ができやすくなり、動脈硬化

7）タバコの煙には7,000以上の化学物質が含まれており、その中にはホルムアルデヒド、タバコ特異的ニトロソアミン、多環芳香族炭化水素、金属類、芳香族アミノ化合物など100種類以上の発がん物質が存在する。

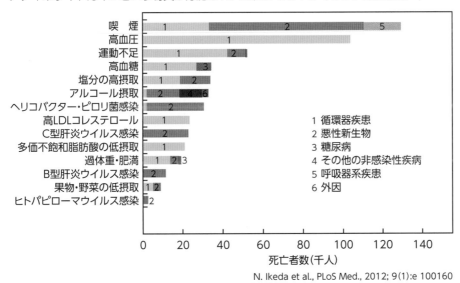

1　循環器疾患
2　悪性新生物
3　糖尿病
4　その他の非感染性疾病
5　呼吸器系疾患
6　外因

N. Ikeda et al., PLoS Med., 2012; 9(1):e 100160

図3　わが国における死亡者数に対するリスク因子

n-3系油：
αリノレン酸（アマニ油、えごま油）
EPA, DHA（さんま、いわし）

n-6系油：
リノール酸（大豆油）

を促進する。また、多価不飽和脂肪酸（n-3系）の低摂取とn-6系の過剰摂取と高 LDL コレステロールは動脈硬化を起こし、循環器疾患に関与する。

ウイルス発がんでは C 型や B 型肝炎ウイルスが肝がんのリスク因子となり、ヒトパピローマウイルスが子宮頸がんのリスク因子となる、ヒト T 細胞白血病ウイルス 1 型感染（HTLV 1）は白血病をもたらす。

③　女性はなぜ長生きするか

　ここで女性が男性よりなぜ長生きするのかを生活習慣の視点から考えてみたい。3 大死因のうち男性と女性では心疾患や脳血管疾患はほぼ同じである。唯一がんによる死は、男性の方が1.4倍程度多い（図4）。

　部位別がん死亡率では、男性の肺がんは女性の2.5倍である。その原因は女性より男性の方が喫煙率が多いことに起因している。胃がんも男性の方が女性に比べて約 2 倍の死亡率がある。これは、男性の食塩多量摂取とピロリ菌に対する免疫的な抵抗が女性の方が強いことに起因している。大腸がんのうち結腸がんでは男女比は変わらないが、直腸がんでは男性の方が1.9倍多い。これは、男性の加工肉の低摂取や果物・野菜の低摂取によると考えらえる。肝臓がんについては男性の方が2.0倍多い。これは、男性のアルコールの摂取が多いことに起因しているが、更に肝炎ウイルスに対する女性の免疫力の強い抵抗性によると考えられる。膵臓がん、胆のうがん、胆管がんは男女の差は見られない。食道がんは、5 倍程度男性の方が多い。これは、男性のタバコとアルコールの摂取率の高いことに起因している。

　以上のように、男性にがんが多い理由は喫煙率の高さ、食習慣の悪さ及びアルコールの摂取が多いことに起因している。それに加えて感染症に対する免疫力の強さが女性に認められることによる。従って、禁煙、適度なアルコール摂取、バランスの取れた食生活それに運動習慣が、健康長寿に必須である。特にメタボリックシンドロームの予防には運動習慣が重要であるが、運動時の筋肉からがん抑制に効果のあるマイトマインが放出されていることが最近明らかにされた。

（川西正祐）

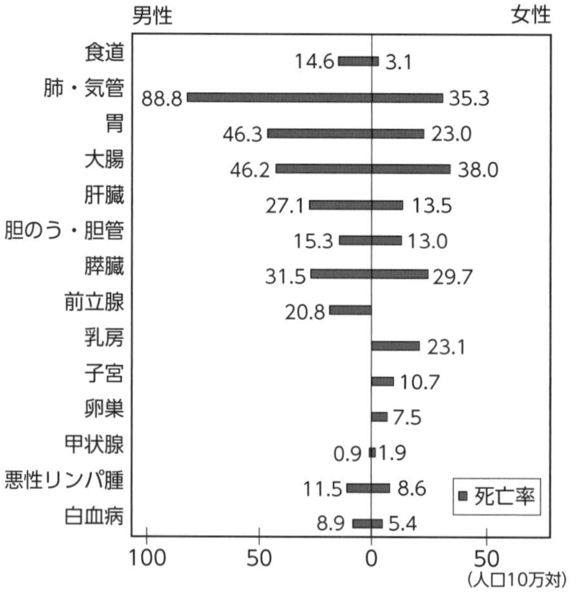

図4　部位別がん死亡率（2020年）、および死亡率の男女比

部位別がん死亡数を死因順位別に見ると、トップは男性肺がん、女性大腸がんである。
がん罹患数は男女ともに膵がんが増加している一方で、男女共に肝臓がんが減少傾向である。また、女性乳がんが増加傾向である。

主な部位別 がん死亡率の男女比	
部位	死亡率の男女比#
食道	4.7
肺・気管	2.5
胃	2.0
大腸*（直腸）	1.2（1.9）
肝臓	2.0
胆のう・胆管	1.2
膵臓	1.1
甲状腺	0.5
悪性リンパ腫	1.3
白血病	1.6

#：男性の死亡率／女性の死亡率
*：大腸は、結腸と直腸 S 状結腸移行部及び直腸とを示す

Memo

2講　労働環境と職業病

「職業病」には様々な疾病が含まれるが、ここでは化学物質による疾病について述べる。私たちが日常的に使用している製品を製造する工場では、多くの化学物質が使用されている。その中には、労働者にがんや神経障害などの重大な疾病をもたらす有害物質が存在する。このような化学物質がどのように体の中に侵入してどのような健康障害を起こし、法律や規則などでどのように労働者の健康が守られているかについて学ぶ。また、化学物質による職業病は決して過去の問題ではなく、最近でも起こっている。このような問題をいかに防ぐかについても考えたい。

1　化学物質はどのように体内に侵入するか

化学物質は気体（塩素、一酸化炭素など）、液体（有機溶剤、コールタール、硫酸など）、あるいは固体［金属化合物、アスベスト（石綿）など］として存在する。有機溶剤は気化して、呼吸により気管を通して肺に侵入する(経気道曝露)。コールタールや硫酸は、液体の微細なかけら（ミスト）として経気道曝露する。固体でもクロム化合物やアスベストは微細なかけら（粉じん）として肺に侵入し蓄積する。ベリリウムや亜鉛などの金属は、高温で溶けた物質が気化して空気中で凝固した状態（ヒューム）で存在し、気道から侵入しうる。有機溶剤などの油に溶けやすい物質は皮膚から吸収される（図1）。

2　化学物質による職業病

職業病の歴史は古く、ヒポクラテスは紀元前370年頃、鉛中毒による腹部の疝痛（せんつう）[1]について記載している。職業がんで最も古いのは、イギリスの外科医のポットが18世紀に報告した煙突掃除夫の陰嚢がんであり、すすが原因と考えられている。実際に産業現場で使用されてきた主な有害化学物質には以下のようなものが挙げられる。

(1)有機溶剤：他の物質を溶解する有機化合物の総称であり、塗装、洗浄、印刷などの作業に広く使用される。常温では液体だが、揮発性が高く呼吸器（気管や肺など）や皮膚から吸収される。どの溶剤でも起こりうる一般的な作用は頭痛、皮膚障害、精神障害などである。ベンゼンは血液のがんである白血病や再生不良性貧血[2]を起こすため、現在は原則使用禁止となっている。

(2)金属化合物：一部はヒトの必須金属であるが、過剰に曝露されると健康障害を起こす。鉛化合物は貧血、腹部疝痛、伸筋麻痺（手指を伸ばすことができない）などを起こす。有機水銀化合物は視野が狭くなる、言葉が出にくい、歩きにくいなどの症状をもたらし、水俣病の原因物質でもある。クロム化合物は皮膚炎、鼻中隔穿孔（せんこう、穴があくこと）、肺癌などを起こす。カドミウムは腎障害、骨粗鬆症などを起こし、イタイイタイ病の原因物質でもある。

(3)繊維・粒子状物質：代表的な物質はアスベストであり（図2）、曝露してから数十年の期間をかけて肺癌や悪性中皮腫[3]を起こす。悪性中皮腫による死亡者数は、1995年の統計開始以来増加している（図3）。アスベストを使用していた兵庫県尼崎市の工場で働いていた労働者に加えて、周辺の一般住民にも多数の悪性中皮腫患者が発生し、大きな社会問題となった（2005年）。

(4)その他の有害物質：ベンジジンやβ-ナフチルアミンは染料の原料などに使用されていたが、膀胱癌を起こすため、現在では使用禁止となっている。

1）胃や腸などの平滑筋の異常収縮によって、周期的に反復して起こる痛み。

2）骨髄で赤血球、白血球、血小板が形成されなくなり、貧血、感染症にかかりやすい、出血しやすいなどの症状を起こす病気。

3）胸膜（肺と胸腔の表面を覆う組織）または腹膜（胃や腸などの臓器と腹腔を覆う組織）に認められるがん。ほとんどはアスベストの曝露が原因である。

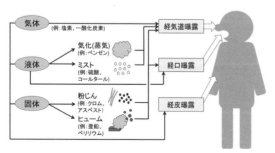

図1　化学物質の侵入経路

出典：著者作成

③ 有害物質を扱う労働者はどのように守られているか

労働安全衛生法：1972年に制定され、労働者の安全と健康を確保し、快適な職場環境を形成するために、事業者（経営者）や労働者が守るべき事項などを定めた法律である。関連する政令や厚生労働省令［特定化学物質障害予防規則（特化則）や有機溶剤中毒予防規則（有機則）など］も定められている。

労働安全衛生法による製造禁止物質：黄りんマッチ、ベンジジン、4-アミノジフェニル、アスベスト、4-ニトロジフェニル、ビス（クロロメチル）エーテル、β-ナフチルアミン、ベンゼンゴムのり

労働衛生の3管理：(1)作業環境管理、(2)作業管理、(3)健康管理の3つを指す。(1)を最優先に行い、続いて(2)を行った上で(3)を行うのが原則である。

(1)作業環境管理：有害物質の発散の防止や除去により、適正な作業環境を確保すること。有害物質を取り扱う作業場では、作業環境測定を実施し、その結果に基づいて必要な改善措置を行う。

(2)作業管理：有害物質の曝露を防止するための作業手順を定め、マスクや手袋などの保護具の使用、作業の軽減などにより労働者への健康影響を少なくする。

(3)健康管理：健康診断により労働者の健康状態を把握し、その結果に基づく適切な措置を行い、健康障害を未然に防ぐ。労働者の血液や尿を採取して化学物質やその代謝物の量を測定し、曝露量を推定することもある（生物学的モニタリング）。

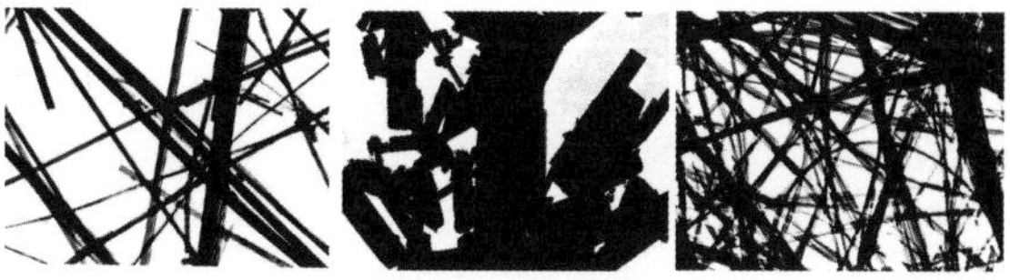

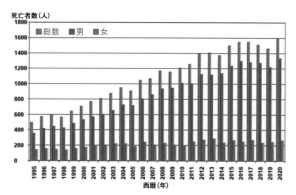

図2　アスベストの電子顕微鏡写真
倍率：クロシドライトは60,000倍、他は30,000倍。
出典：三上理一郎編（1984）「石綿肺」中央労働災害防止協会より

図3　悪性中皮腫の年次別死亡者数
出典：厚生労働省「人口動態統計」に基づいて著者作成

④ 今でも起こる職業病と今後の動向

以上のような労働衛生管理体制が整備されても、なお最近新たな職業病が発生している。

(1)ブロモプロパン：フロン化合物[4]に代わる溶剤や洗浄剤などとして使用されたが、ブロモプロパンの曝露を受けた労働者に神経毒性、生殖毒性、貧血が発生した。

(2)インジウム化合物：携帯電話やテレビの液晶画面などに使用されているが、インジウム化合物を扱っていた労働者に間質性肺炎[5]が生じ、死亡例も報告されている。

(3)印刷工場の胆管癌：印刷機の洗浄に従事していた労働者に胆管癌が多発したことが2012年に報道され、大きな社会問題となった。洗浄剤として使用されたジクロロメタンと1,2-ジクロロプロパンが原因物質と推定されている。

科学技術の進歩に伴い、産業現場では次々と新しい化学物質が使用されている。化学物質が法律の規制を受ける場合、企業は規制のない別の物質を代わりに使用することがある。しかし、法規制の対象外の物質でもヒトに有害性を示すことがあるため、健康影響が不明な物質でも、労働者への曝露を極力少なくするような管理を行うなどの対策が必要である。最近の職業病事例の発生を受けて、現在、厚生労働省では化学物質規制の大幅な見直しが行われている。具体的な内容は執筆時ではまだ検討中であるが、新しい化学物質管理体制のもとでは、国の指示に受動的に従うのではなく、事業者や労働者が化学物質のリスクを評価して自律的に作業環境を管理するという意識の転換が必要になると思われる。　　　（平工雄介）

4）冷蔵庫やエアコンなどの冷媒や溶剤として使用されたが、オゾン層を破壊するため、現在は製造されていない。

5）肺炎の一種で、肺胞の周囲に炎症を起こして肺胞壁が厚く硬くなる。

3講　高齢者医療

　高齢者は、加齢に伴う全身の生理的機能の衰えによって、様々な臓器に多数の疾患を合併する（多臓器多疾病）。頻度の高い疾患は、悪性腫瘍、認知症、脳卒中、運動器疾患などであるが、その中で高齢者に特有な疾患（骨粗鬆症、認知症、白内障など）は老年症候群と呼ばれる。高齢者は、ひとたび罹患すると回復に時間がかかるだけでなく、様々な合併症を併発しやすい。疾患のために体を動かさないことによって起こる二次的合併症を廃用症候群という。また、薬の副作用も出現しやすい。高齢者医療は、全身臓器と精神機能を考慮して総合的に行う必要がある。また、終末期医療に関しては、単なる延命治療に走ることなく、QOL を重視した医療を実施することが推奨される。

表1　加齢による臓器の生理機能の変化

- 骨塩量の低下
- 筋萎縮（サルコペニア）と筋力低下
- 肺活量の低下と残気量の増加
- 血圧の上昇
- 運動時の最大心拍数や心拍出量の低下
- 視覚、聴覚の低下
- 免疫機能の低下
- 記憶力低下、反応時間遅延

1）流動性知能．新しいものを学習したり覚えたりするような、経験の影響を受けることが少ない、むしろ生まれながらもっている能力に左右される知能。30歳代にピークに達したあと60歳ごろまでは維持され、それ以降は急速に低下する。

2）結晶性知能．一般的知識や判断力、理解力などで過去に習得した知識や経験を基にして日常生活の状況に対処する能力で、60歳ごろまで徐々に上昇し、その後は緩やかに低下する。

3）サルコペニア（sarcopenia）。進行性および全身性の骨格筋量および骨格筋力の低下を特徴とする老年症候群。筋肉量の低下を必須項目とし、筋力または身体能力の低下を伴う。

1　加齢による臓器の萎縮と生理機能低下

　加齢によって、全身臓器の生理機能は徐々に低下する（表1）。低下が特に著しいのは呼吸器と腎で、消化器、循環器、神経系は軽度である。脳は萎縮し、流動性知能[1]（記憶力や反応速度）は低下するが、結晶性知能[2]といわれる応用力は老年期まで保たれる（図1）。臓器の大部分は加齢によって萎縮するが、心肥大や前立腺肥大のように肥大するものもある。加齢によって体内水分減少が起こり、特に細胞外よりも細胞内水分の減少が著しい。脂肪は増加する。腎や肝からの薬物排泄は遅延するために副作用が増える。

2　老年症候群（図2）

- 老年症候群の定義：青壮年者には見られないが、加齢とともに現れてくる身体的および精神的諸症状と疾患を老年症候群と言う。
- 多くの病因が影響しあって、高齢者という一個人に病的症状などを表す。

3　廃用症候群／ロコモティブシンドローム

　運動不足や寝たきりによって二次的に出現する症状で、筋萎縮（サルコペニア）[3]、関節拘縮、起立性低血圧、精神的閉じこもりなど（図2の灰色部分）。高齢者に特有の運動機能低下を中心とした症候について、整形外科領域から提起された概念。高齢者の筋力低下のほか、関節拘縮、骨密度の低下（骨粗鬆症）、疼痛、バランス制御能力の低下、そして、それらによる骨折も含めて包括的にとらえられている。

4　フレイル（Frailty）

　わが国の老年医学において、frailty の日本語訳として使用される。Frailty の

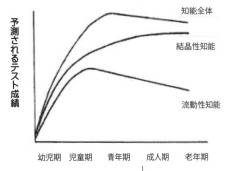

図1　流動性知能、結晶性知能と加齢

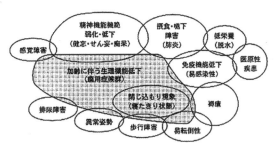

図2　老年症候群から廃用症候群へ

元来の意味は「虚弱」、「老衰」、「衰弱」、「脆弱」であるが、老年医学では「加齢に伴って身体的、精神心理的、社会的に老い衰えた状態ではあるが、しかるべき働きかけにより再び健常な状態に戻すことができる」という可逆性を包含する意味で使用される。簡単に言えば、健常と要介護の中間の状態といえる。フレイルに陥った高齢者を早期に発見し、適切に介入をすることにより、生活機能の維持・向上を図ることが期待されている。フレイルの評価法は、下記の3つが該当すれば「フレイルの疑い」となる。

□体重減少（日本人の体格だと、1年間で2 ～ 3kg減っていたら要注意）
□（最近、以前より）疲れやすくなった
□筋力の低下（例えば、買物で2ℓのペットボトルなどを運ぶのが大変に）
□歩くのが遅くなった（横断歩道を青信号の間に渡るのが難しくなった）
□身体の活動性の低下（最近、趣味のサークルに出かけたりしなくなった）

5 認知症（Dementia）

高齢化に伴い加速度的に増加する。近年の調査からのは、65歳以上の高齢者で認知症は462万人、その予備軍の軽度認知障害（MCI）は400万人で、高齢者の7人に2人が認知症かその予備軍と推計されている。原因疾患（図3）としては、アルツハイマー病が最も多く、血管性認知症、レビー小体型認知症、前頭側頭型認知症と続く。認知症老人の介護と医療には莫大な予算が必要であり、その予防と克服は高齢者社会の最大の課題の一つである。

6 高齢者医療と、老年症候群、廃用症候群の予防・対策、総合機能評価

▷高齢者の疾患は、加齢に伴うさまざまな原因を基盤に、高齢者の生きざま、精神機能、社会における環境に影響される。

▷個々の臓器ではなく、人間として、高齢者の全体像を評価することが重要である。

▷この意味からも、総合機能評価をすることが高齢者医療には求められている。
　高齢者総合的機能評価
　日常生活　食欲、排便・排尿、入浴、睡眠、1日の過ごし方
　既往歴・内服歴　現在有する疾患、通院中の医療機関、内服中の薬剤（お薬手帳の確認）、服薬状況、服薬管理、残薬
　家族背景と介護状況　同居人、配偶者、独居かどうか（日中のみ独居も）、兄弟や子供（その居住地、親密かどうか）キーパーソンが誰か
　視力の評価　日常生活の維持、転倒予防
　聴力の評価　日常生活の維持、会話の減少や閉じこもり、抑うつ
　その他　栄養状態（体重の変化）、アルコール摂取量、自動車運転・交通事故歴
　介護負担

▷終末期医療に関しては、QOLを重視した医療を実施することが最優先となり、医療者側の一方的な考えを押しつけるのではなく、本人および家族の意向を確認した上で、本人が幸せと感じられるような医療を実施することが推奨される。

（葛原茂樹／中井桂司）

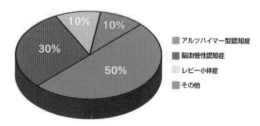

図3　認知症の原因疾患

高齢者への対応時の留意点
　高齢者に対応する場合は、高齢者の特徴を踏まえて対応方法を検討することが重要である。
【高齢者の特徴】
①加齢による生理機能の低下
②体力低下により疲労感が出現しやすい
③年齢・性別・疾患が同じでも状態は多様であり、個別性が著しい
④複数の疾患に罹患していることが多く、非定型的な症状を示しやすい
⑤視力や聴力など感覚機能の低下により反応が遅くなる
⑥細胞内水分が少なく、脱水などを起こしやすい
⑦慢性疾患に多く罹患しており、完全治癒が難しい
⑧薬物の体内動態の変化により、薬の副作用が出現しやすい
⑨社会的・心理的な状態が疾患の治癒経過・予後に影響を与えやすい
⑩新しいことを覚える記憶力と以前の出来事を思い出す想起力の低下
⑪定年退職など社会的役割の変化や親しい人との死別などから喪失感を感じやすい

〈参考文献〉
・改訂第3版 老年医学テキスト（2008）。日本老年医学会（編）、Medical View社。
・「長生き病」を考える（2012）、小澤利男（著）、東京図書出版
・日本看護協会編、認知症ケアガイドブック、照林社（2016）

4講　地域医療・僻地医療・家庭医療（プライマリケア）

地域医療とは、最期まで人を幸せにし続ける医療である。僻地医療とは、過疎地域で行われる地域医療のことである。家庭医療とは、地域医療を行う上での最も重要な方法論である。医療従事者は人を健康にするために存在する。「長生きをさせることが、人の健康であり、幸せである」という時代は終わった。長生きをすることと幸せであることはイコールではない。

1）WHO憲章：WHO（世界保健機関）が1946年7月ニューヨークで61ヵ国代表により署名され、1948年4月に発効した。

1　そもそも健康とはなんだ？

「健康とは、身体的、精神的（宗教的）、社会的に満たされた状態である。ただ単に病気がない、という状態のことではない。」WHO憲章[1]で定義されている。病気がなかったとしても、お金がない、家族がいない、仕事がうまくいかないなどの社会的要素が満たされていないことでこの先の生活が不安であれば不健康である。精神的、社会的に満たされていないからだ。家族がいても遠方でほとんど交流がなく、同級生はみんないなくなり、夫にも先立たれ、自分が生きている意味を自覚しづらくなる。「生きがい」という項目が新たな健康を満たす要素となっていることは間違いない。それを感じることができる環境、地域を作ることがこれからの医療の大きな一つのテーマであり、看護師やリハビリ、ヘルパーやケアマネなどのコメディカルスタッフが大いに活躍する時代となる。

2　地域医療とは

「先生、長い間、本当にありがとな。あなたに診てもらえて、本当に幸せな人生を送ることができた。ありがとう。」この言葉を自分たちが担当する全ての患者、そしてその家族に思ってもらえるような人生を、医療介護従事者、家族、そしてその患者を取り巻く地域住民とともに一緒になって作っていく、これが地域医療である。

一人の患者が人生を最期まで幸せに送れるようにするためには、多くの周囲の人の関わりが必要である。すなわち、周囲の人々も健康であり幸せでなければ、成り立たない。

「一人を健康にするためには、その周囲の人々も健康であり、それを取り巻く、地域全体が健康である必要がある。」それを成り立たせるためにある医療が地域医療である。

3　「家族」という最高の治療薬

コラム1を見てください、この高齢女性が最期まで自分の人生を全うできた、彼女が健康なまま生き続けることができた最大の理由は「家族」である。そしてそれを支えたヘルパーや訪問看護師などの医療介護従事者である。あの場で、腕の良い名医、素晴らしい特効薬、AIなどは何の役にも立たないだろう。住みなれた町、住みなれた家で生きがいをもち最期まで暮らすことができる。ほとんどの高齢者が持つこの普遍的な希望を叶えることが、地域包括ケアシステムの理念であり、一番重要な要素は「家族」が同地域内に暮らしていることである。それは人生の最期のタイミングに限ったことではない。

コラム1）「家に帰りたい」

　90代女性、1ヶ月前から徐々に食事が食べられなくなり入院。　非侵襲的な検査の結果、食欲不振の原因は特定できなかった。本人はそれ以上の侵襲的な検査は望まれなかった。本人の希望は「家に帰りたい、家で最期まで暮らしたい。」しかし、長男夫婦、遠方にいる長女は反対した。なぜなら、父親が自宅で突然死していた経験があるから、母親が家で亡くなることに抵抗があった。自分たちが仕事で家を空けているときに何かあったら、その不安が先行する。「病院でみとってください」これが家族の希望だった。

　何度も家族と私たちで話し合った。どうしたら本人が最期まで希望を持って生きることができるか？本人にとって最高の人生とは何か？本人は病室で静かに待っていた。ただ家に帰ることを希望して。そして入院して1ヶ月後、本人は家に帰ることができ、最期の4日間家で過ごすことができた。

　午前2時、息が止まっているとの報告を受けて自宅へ向かう。「先生、本当にありがとう。母親が家に帰ってきて本当に良かった。家で最期まで過ごすことができて本当に良かった。最期まで嬉しそうな顔をして穏やかで、すごく幸せそうだった。」家族が笑みを浮かべ、涙を流しながら話してくれた。反対していた長女も遠方から訪れ、ずっと付き添っていらした。

④　再び地域医療とは

　一人の患者を健康にするために、その患者が住む地域全体を治療することである。コラム2をご覧ください。一人の高齢者が住みなれた地域、住みなれた家で最期まで健康に暮らすためには、ただ生命を伸ばすことだけでなく、生きている意味を感じながら暮らせる環境、まちづくりが必須であり、それは医療介護福祉分野だけでなく、全ての分野の人々と作っていかなければならない。そしてその一番のキーとなる存在は「家族」であり、医療介護従事者である。少子高齢化人口減少時代にそれを実践して行く方法を創っていく事が、これからの全ての医療人に求められる能力であり、マインドである。これまでの医療従事者の行ってきた医療、「長生きをさせるために病気を治す」であった。これからは「幸せにするために、病気を治し、生活を支え、生きがいを創出する支援をする」に変えていかなければならない。患者の価値観はすでに大きく変わってきているから、地域ごと、患者ごと、その異なる価値観に合わせたオーダーメイドの医療をこれからの世代でつくっていきたい。

（江角悠太）

コラム2）「あなた幸せですか？」

　2018年秋、ある地域に暮らしている50名ほどの人にインタビューをした。ほとんどの方が高齢者、独居の方も半分ほどいた。商店もなく診療所もない。バスは1時間に1本ほど。一軒一軒の家に突撃訪問。「こんにちは、今あなたは幸せですか？」予想に反して75%の人が「何不自由なく幸せに過ごしている」と答えた。その他の困っていると答えた25%の人との圧倒的な違いは**「家族が近くにいない」**ことだった。家族がいれば買い物に連れて行ってくれる、病院に連れて行ってくれる、愛情を感じる、災害に対してもそんなに不安はない。畑で育てた野菜や果物を喜んで食べてくれる家族がいる、そのことで自分の存在が認められ、生きがいとなる。それが理由だった。マズローの段階欲求を全て満たしている。**実際の寿命と健康寿命が10年ほど乖離している**、この社会問題の解決方法でも**「家族」**はとても重要な要素となっている。

5講　救急医療・災害医療

救急医療は目の前で苦しんでいる方のためにあり、医療の原点である。地域を守るために医療を24時間体制で病状に合わせて提供する。災害は予想できず、災害医療と救急医療の違いを医療資源の需要と供給の関係から考え、適切な配備が必要である。救急医療・災害医療体制を理解する。

❶　救急医療は医療の原点である。

救急医療とは、急に発生した怪我や病気を治すための医療であり、目の前で苦しんでいる方々に対する医療の原点であると考えられる。そして、救急患者とは救急医療を必要とする患者であり、これらの救急患者に対し、医療を提供する医療機関を救急医療機関という。わが国では、救急患者に対して常に医療を提供できるよう、24時間365日準備しておくことが求められている。そのために救急医療機関は、十分な医薬品、医療資器材などの医療供給ができる環境下において、医療スタッフによって必要とされるすべての医療を施すことでが求められている。無論予想外のことも起こり得るが、救急患者の発生は疾患、数ともに予測できるものであり、その対応環境は十分に準備されている。つまり救急医療は救急といえども日常の医療の範囲内にあるものでなければならない。

救急医療という言葉にあてはまる英語は emergency medical services(略称 EMS)と考えられる。救急医療は医師が直接行う救急診療だけを指すものではなく、救急患者に対する広い範囲の医療サービスと理解されるべきである。

扱う患者の重症度に応じて一次救急医療、二次救急医療、三次救急医療に分けられる。また、それぞれの医療体制は医療圏ごとに整備することになっており、一次医療圏は市町村単位、二次医療圏は広域市町村単位、三次医療圏は北海道など広域道県を除き都府県単位が標準となる。

一次救急(初期救急)医療は、入院を必要とせず、外来で対処できる帰宅可能な軽症患者を対象とする。自治体(市町村)が体制を整備し、内科・外科・小児科などの夜間や休日の当番病院や診療所・医院の在宅当番医、休日夜間急患センター、小児救急センター、休日歯科医院などがその任にあたる。

二次救急医療は、入院治療や手術を必要とする重症患者を対象とする。広域市町村レベルで医療圏を設定し、地点ごとに体制を整備する。患者のたらい回しを防止するため、病院群輪番制によって当番病院を決めて任にあたり、拠点ごとの救急病院や小児救急病院、周産期母子医療センターなどが地域医療の中核的役割を果たす。

三次救急医療は、複数の診療科領域にわたる傷病など、二次救急医療では対応できない、特に高度な処置が必要であったり、一刻を争う重篤な救急患者を対象とする。広範な地域をカバーする都府県レベルの医療圏の中で救急医療に特化した高度な診療や処置を専門医が施し、各種救命救急センターや小児救急センター、総合周産期母子医療センターなどがその役割を担う。

わが国の救急医療体制図

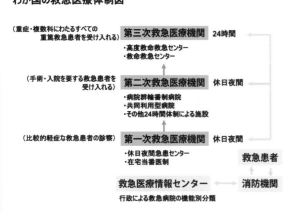

② 災害時の医療需要は予測できない

救急医療と災害医療どちらとも、「急に発生した病気・怪我」に対する医療である。しかし、両者の医療は医療資源の需要と供給の点で大きく異なる。災害時には、救急医療から災害医療への速やかな切り替えをすることが重要となる。

日本国内での災害対応に関して、決して準備されていないわけではない。国、地方公共団体や病院など、各レベルに応じた災害対応計画の策定や、医療資器材、医薬品の備蓄や災害拠点病院の整備など災害時医療対応のための準備がなされている。

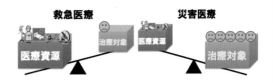

救急医療と災害医療の相違

限られた医療資源で最大多数の傷病者に最善を尽くす

災害医療とは需要が供給を上回る状態で行うもので、時間・人材・資機材が限られた状況下において内因・外因を問わず様々な傷病に対して緊急対応が求められる。

しかし、災害といっても様々で、タイプや規模によって違いがある。どのようなタイプ、あるいは規模の災害が発生するかの予測は困難であり、全ての災害に対応できるように準備を行うことは現実的な問題として難しい。たとえ予測していた災害だとしても、突発的な傷病者の急増（医療需要の急増）や様々な要因による医療供給の低下や、医療の供給と需要のアンバランスが発生する。医療は急激に増大した医療需要（傷病者）と医療供給の低下という環境の中で、限られた医療資源を有効に使い一人でも多くの命を救うためのものである。単に救急医療の規模が大きくなったものが災害医療ではなく、救急医療と災害医療の質は全く異なるものである。

③ 救急医療から災害医療へ　災害の認識・宣言の重要性

災害時には病院は直ちに救急医療体制から災害医療体制に切り替え、傷病者の受け入れや医療救護チームを派遣することが求められる。その際の初動として重要なことは災害を認識し、宣言することである。災害の認識・宣言の遅れは災害医療対応の遅延に直結するため、災害に敏感になることが求められる。

④ 災害医療体制の確立の必要性

災害医療には3T（Triage：トリアージ、Treatment：治療、Transport：搬送）を実施することが重要とされているが、災害時には医療体制の機能は低下・崩壊しており、まず災害時の医療体制を立ち上げなくては3Tの実践はできない。例えば、多数傷病者を受け入れるのであれば災害対策本部を設置し、一般外来診療や予定手術の中止を実行するなどの指揮命令系統を確立するための医療体制を立ち上げる必要性がある。

これらの体制を立ち上げる上で重要な災害対応の基本原則は、英国のMIMMSコース、米国のBDLS/ADLSに定められている。

⑤ おわりに

救急医療は、地域の人たちの生命のため、苦しみを取るために医療を提供する責務がある。地域医療を守るという視点で考えると日常であろうが災害時であろうと、医療というものは同じところに位置するものなのである。

（今井　寛）

6講　国際保健

　国際保健という言葉を聞くと、途上国の健康問題を解決するために、途上国で活動することや自国でそのための方策を研究開発することと思われがちであるが、そもそも、地球全体の健康に関する問題は、一つ一つの医療機関、地域・国家における適切な医療と公衆衛生活動の総体としてはじめて解決できるものであり、医療人は、どこで活動していても、国際保健を担っているのであることを理解すべきである。

1　グローバルビレッジの一員として健康問題を考える

　国際的に健康問題を考える学問は一般的には、国際保健医療学と呼ばれるが、国際保健は直訳するとインターナショナルヘルス（International Health）となる。インターナショナルには、国家間という意味合いがあり、これまでは先進国から途上国への経済的・技術的援助による国際医療協力という意味合いを持たせて使用されることが多かった。一方、現在ではグローバルヘルス（Global Health）という言葉が一般的になっている。

　世界は民族的、宗教的、政治的理由などで多数の国家に分かれており、国境という障壁が存在するが、これは人間が勝手に決めたものであって、人間の移動と物流のみに適用されるものである。地球上に存在する他のもの、空気、水、動物、植物などにとってはなんら障壁はない。そして、国境を越える人間と物についても、現代の交通と物流の発達により移動速度は飛躍的に早くなっている。現在も過去も同様であるが、地球は物理的には一つのものであり、我々を含むあらゆる生命体は一つの地球の上で生活している。

　多くの国に分かれていたとしてもひとつの地球で生活している限り、地球上の問題は特定の国だけの努力だけでは解決できないのは当然である。環境としての地球温暖化は日本だけで努力しても解決できない問題であることは自明であり、また今般の新型コロナウイルス感染症パンデミックでも示されたように、一つの国で発生した新興感染症は瞬く間に世界を席巻するのである。いまや国際的な交流無しでは我々の生活は成り立たなくなっており、感染症の海外からの流入から逃れることはできず、国内に常在しない感染症や一旦自国で強力な対策を行って感染者数を抑制したとしても、海外との往来が活発になれば即座に流入してくるのは当然である。

　我々は、医療人として常に考えておかねばならないことは、世界は一つであり、常につながっていると言うことであって、地域で医療を行っている一人一人がグローバルビレッジの一員として、世界の状況に目をむけ、グローバルヘルスという視点をもっている必要があるということである。

2　輸入感染症、新興感染症とパンデミック

　現在では日本人、外国人を問わず海外からの渡航者が日常診療に現れるのは特に珍しいことでは無く、言語の問題は常に存在するが、それ以上に人種的な疾病構造、宗教的・文化的背景から、感染症のリスクまでを念頭に置いて診療にあたることが望まれる。特に今般2020年から2022年の現在にわたって続いている新型コロナウイルス感染症（COVID-19）パンデミック[1]に代表されるような感染症については、初診時に的確な対応を行わないと、医療従事者の感染につながったり、そこから院内クラスタを介して増幅されたりするリスクがある。これまでも2015年の西アフリカにおけるエボラウイルス病[2]や2003年の重症急性呼吸器症候群[3]はいずれも医療機関でのクラスタによって大きく増幅されている。

　ここにあげた3つを含めて、近年多くの新興感染症[4]が国際的な問題となっているが、これまで知られていなかった新たな感染症が次々と出現し、それは現在のグローバル化した世界では瞬く間に世界に広がっている。では、なぜこんなにも新しい感染症が出現するのであろうか。人間に感染症をおこす、つまり病原性

1）新型コロナウイルス感染症（COVID-19）：2019年12月に中国湖北省武漢市において発生したSARS-CoV-2による感染症。瞬く間に全世界に広がりパンデミックとなった。上気道症状に始まり、肺炎を起こすとともに心血管系や中枢神経系にも器質的な影響を及ぼし、これらはその後の後遺症につながる。

2）エボラウイルス病：1976年にスーダンで初めて見つかったウイルス性出血熱。症状は高熱、下痢、出血症状で致死率は50-95%。

3）重症急性呼吸器症候群（SARS）：2003年に中国広東省から始まって世界に広がったコロナウイルス（SARS-CoV-1）感染症。発熱に始まり重症肺炎をおこし、致死率は10%。世界で8,422例の患者と916の死亡例をだして封じ込められた。

4）新興感染症：人間において初めて認識された感染症で、新しい病原体のヒトへの侵入、以前よりあったもののそれまで探知されていなかった病原体、あるいは既知の疾患が新たに感染症であると判明したものなどが含まれる。

をもつ病原体は1,415 species（種）存在するとされているが、このうち868種が人獣共通感染症、つまり脊椎動物から人間へ自然な状態で感染しうる疾病あるいは感染であり、動物が自然界における病原体の維持に基本的な役割を果たしている病原体である。そして、新興感染症の175病原体のうち、132種（75%）が人獣共通の病原体なのである。地球上では微生物は人類よりも先に存在しており、人類が出現するまでは微生物は人類よりも先に出現していた動物において生存していたわけである。人間の疾患として思われているかもしれないが、インフルエンザウイルスはそもそも水禽が起源であるし、AIDS の原因である HIV 1 型はチンパンジー、HIV 2 型はスーティー・マンガベイ（Sooty mangabey）という猿、麻疹ウイルスは羊が起源なのである。これらのウイルスが長い間に自分たちの生存により適した動物、すなわち人間に移ってきただけであり、この動きは今後も継続するものと思われるし、また、人間の活動がそれを促進しているのである。

米国医学研究所はこの理由として13の要因を挙げて議論しているが（図1）、そのうちの「微生物が生存のために新しい環境に適応して変化する」という一つを除くと、すべて人間側の要因である。そしてこれは、必ずしも発生国に問題があるわけではなく、熱帯雨林の開発を進め、新たな医薬品を開発し、世界を飛び交う世界中の国がこれに加担している。グローバルビレッジは人間だけで構成されているわけではない。近年では、「One health」の理念[5]が提唱され、人間の健康、動物の健康および健全な環境は、お互いに大きく関連しており、これらすべてを健全な状態に保っていくことか最終的に人間の健康に緊がるという考え方が進みつつある。図2に示すように、人間が環境を変え、気候が変動し、地勢を変え、感染症を媒介する昆虫の分布が変わり、人が開発した抗菌薬は、適切な使い方がなされなかったために、人の世界で薬剤耐性を生み出し、また、それらは成長促進剤として家畜に投与され、動物の中で耐性病原体が生み出され、それらはすべて人間に帰ってくる。これらはすべて人間が原動力になっているのである。

③ Think globally, Act locally （世界のことを考え、現場でできることを行う）

国際保健（クローバルヘルス）とは、単なる国際協力にあらず、特定の国だけの努力だけでは解決できない問題に地球全体で取り組むということである。国際的な健康危機管理の枠組みである国際保健規則[6]ではその基本戦略として発生地での早期探知と早期封じ込めが最も重要としており、各国が国内で適切な対策を行うことにより、全地球において健康安全保障（Global Health Security）が成し遂げられるというものである。自分の周りのことのみならず、世界の状況を鑑み、海外からの感染症に対応し、感染症を新たに広げないような活動を行い、新たに新興感染症を発生させないような動物における健康、健全な環境を維持していく。また、新たな薬剤耐性を発生させないために、抗菌薬を適切に用い、院内感染対策を行う。すべてがグローバルヘルスに直結するのである。そして、これが、「Think Globally、Act locally」ということである。 （谷口清州）

5）One Health：人間の健康を維持するためには、人、動物、環境の健康のすべてが健全である必要があり、それぞれの健康を担う関係者が緊密な協力関係を構築することにより、これら3者の健康を医事・増進していこうとするもの。

6）国際保健規則：International Health Regulation で IHR と略される。世界での健康危機に対応するために、世界保健機関（WHO）加盟国が合意した国際的な規約。

〈参考文献〉
・日本国際保健医療学会編. 国際保健医療学第3版. 杏林書院. 2013年.
・Emerging Infections: Microbial Threats to Health in the United States. Institute of Medicine (US) Committee on Emerging Microbial Threats to Health. Joshua Lederberg, Robert E. Shope, Stanley C. Oaks Jr., editors. Washington (DC): National Academies Press (US); 1992.

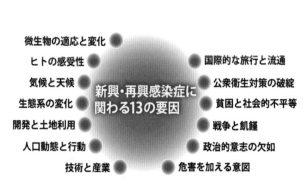

図1　新興・再興感染症に関わる13の要因（参考文献2より）

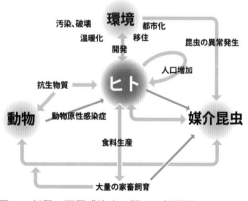

図2　新興・再興感染症に関わる相関図

7講　医療事故・医療訴訟と医療の安全・安心

　近年、医療過誤訴訟が世間の注目を浴び、マスコミでも広く取り上げられるようになり、「インフォームド・コンセント」という言葉も社会に定着した感がある。その背景には、患者の権利意識の台頭がある。この章では、医療事故（医療過誤）があった場合、医療機関としていかに対応すべきかを考えてゆく。

1　医療事故・過誤とは

　医療事故とは、医療によって生じた不良転帰全般（不良とは予測される範囲外の意）をいい、医療過誤とは、医療事故のうち、医療機関・医師等に法的責任のあるものをいう。

2　法的責任の内容

　不幸にして医療過誤が起きた場合、医師などは刑事責任[1]、民事責任、行政責任[2]などの法的責任を負うことになる。

1）業務上過失致死傷罪（刑法211条）で刑事裁判を受け、刑罰（5年以下の懲役若しくは禁錮又は100万円以下の罰金）を科されることもある。

2）医師法では、厚生労働大臣が「戒告」、「3年以内の医業の停止」、「免許の取消し」の処分を行うことができると規定されている（医師法7条2項）。

3　民事責任の法的根拠

(1)患者が医療機関で診療を受けるとき、患者と医療機関との間で診療契約が締結されている。その際、医師は、患者に対し、善良なる管理者の注意義務が課せられ、危険防止のために必要とされる最善の注意義務を負う。この注意義務を怠って医療過誤が発生した場合、医療機関は、義務違反すなわち債務不履行による民事責任を負うことになる（民法415条）。患者にはどの様な治療を受けるかを自分で決定する権利があり、その前提として、医師には治療内容などを患者に説明し、同意を得ることが必要である（インフォームド・コンセント）。これを怠ると、たとえ治療によって患者の健康状態が改善しても、患者の自己決定権侵害と評価され責任を問われる。

(2)医療機関は、患者に治療を施すに当たって、善良なる管理者の注意義務が課せられ、危険防止のために必要とされる最善の注意義務を負う。この注意義務を怠って医療過誤が発生した場合、医療機関は、義務違反すなわち不法行為による民事責任を負うことになる（民法709条）。

(3)契約関係にある注意義務違反が債務不履行であり、契約関係にないのが不法行為であると整理されるが、どちらで構成するかによってほとんど差異はなく、両者は競合する。

4　具体的な損害賠償請求の方法

(1)医療過誤による損害賠償について、医療機関と患者側が話し合いをし、合意に達すれば和解となる。しかし、合意に至らず、裁判所へ民事調停の申立てをすることがある。これは調停委員が間に入って、両者の言い分を調整して合意点を見つけ、解決する手段である。ただし、民事調停も両者の合意を前提にしている。

(2)両者の合意が得られない場合、患者側（原告）が医師又は医療機関を相手（被告）として、裁判所に民事裁判を提起し、裁判所の判決によって解決を図る場合もある。

5 民事裁判における患者側の苦労

(1)民事裁判を起こし、医療行為で患者の症状が悪化したとか死亡したということを単に主張しても勝訴することはできない。それは、訴訟上のルールで、損害賠償を請求する方（患者側）が、法律に定める要件を主張・立証しなければならないとされているからである。すなわち、主張・立証責任を負うのは原告である患者側であり、被告である医師又は医療機関において、自己に責任が無いことを立証する必要はない。

(2)法律に定める損害賠償の要件とは、①医師又は医療機関に過失（注意義務違反）があること、②患者の症状の悪化や死亡の結果が生じたこと、③過失と結果の間に相当因果関係があること、④賠償の具体的内容、を主張立証することである。

(3)過失の主張・立証であるが、医療行為は極めて専門的な行為であり、医学的知識のない患者側が医師の過失を具体的に主張・立証することは簡単なことではない。また、医療事故が発生した段階で、医療記録は全て医療機関にある。患者側は情報を得るまでに時間がかかり、その間に医療機関がカルテの改ざんなどを行ったケースもあり、情報から遠い患者側にとって、医療機関の過失の特定は困難である。

(4)相当因果関係であるが、特に不作為による医療過誤（例えば、適切な検査を行わなかったがために癌の早期発見が遅れ、結果的に患者が癌で死亡した場合など）における相当因果関係の主張・立証は困難である。この例で、癌がスキルス胃癌であった場合、仮に検査で数か月前に発見されていても、スキルス癌の特質上、死という結果は避けられなかったとすると、検査をしなかったという過失と死との間に相当因果関係は認められないとする裁判例もある。

(5)東京地裁・大阪地裁・名古屋地裁・千葉地裁などには医療集中部が存在しているが、裁判官は法律の専門家ではあっても、医療の専門家ではなく、裁判官に訴訟内容を理解してもらうためには、患者側で訴訟を担当する弁護士に相当な医学的知識が求められる。そのため、限られた弁護士が医療過誤訴訟を担当しているというのが現実であり、裁判所ウェブサイトによれば、平成20年から平成29年までの患者側の第一審での勝訴率は2割前後にとどまる。更に、弁護士費用、患者側に立つ医師への依頼、訴訟資料を得るための証拠保全[3]、医学鑑定の申立てなど、訴訟提起及び遂行のための費用も高額になる場合があり、このことも患者側を苦しめている。

6 医療過誤に対する医療機関のあるべき態度

(1)医療過誤の場合、患者側が最も願うのは真実を知りたいということであり、医療機関からの謝罪、再発防止の実施、適正な賠償金を得ることと続く。

(2)医療は人間が行うもので、日々、多数の医療行為を行うものである以上、過誤の発生は不可避である。そのことを前提とするならば、医療機関にとって求められるのは、医療機関全体として再発に向けての努力のはずである。そして、再発防止の方策を考えるためには、医療機関が持つ情報を開示することが出発点となる。情報を開示し、ミスをした者のみの責任とせず、その情報をあらゆる角度から検討し、医療機関全体として、過誤の原因を見付け、再発防止の方策を策定することが重要である。

(3)人は完全無欠ではない。医師も医療従事者も人である以上過ちを犯すことはある。その際に大切なことは、その過ちの責任を取るという覚悟である。その責任を回避しようとすることこそ、最大の過ちである。

（中川大河）

3）患者側が、訴訟の準備段階で、カルテの改ざんなどを防ぐために、裁判所に申立てをし、裁判官が医療機関に出向いてカルテなどの検証を行ったりすること。

第4部
チーム医療と他職種理解

第7章　多職種連携の基礎

1講　チーム医療とは（総論）

　医療技術の高度化・複雑化が急速に進む現状において、患者に患者中心の高度で安全な医療を提供するためにはチーム医療の存在は必要不可欠である。チーム医療のメンバーであるためには、チームを組む他職種に対する深い理解が必要である。「多職種連携の基礎」では、医師、看護師、薬剤師、診療放射線技師、管理栄養士、臨床検査技師、理学療法士、作業療法士、臨床工学技士、社会福祉士、精神保健福祉士、公認心理士、臨床心理士、診療情報管理士、医療情報技師、鍼師・灸師などの職種について、この人達ってどのような仕事をしているか、そしてどのような役割でチーム医療に係わっているかを中心に学ぶ。その第1回目の本講義ではチーム医療の概要を説明する。

1) 医療は患者のために為される行為であり、概念的には医療チームの中心に患者が居ることになる。患者の権利は、世界医師会リスボン宣言（1995）で述べられている。そこには、良質な医療を受ける権利、選択・拒否（医師、病院など）の自由、自己決定の権利、自己の健康状態情報を得る権利、個人情報保護を受ける権利、尊厳を保護する権利などがある。

2) 良質な医療とは、その医療施設が有する高度（医療行為の内容・技能）で安全で患者を満足させる最適な医療をいう

3) 理想的には病院の患者の一人一人に最適なチーム医療がなされるのが望ましい

4) 人がどれだけ人間らしい生活を送り、自らが理想とする生き方を送れているかを尺度として捉える概念

① チーム医療ってなに？

　「チーム医療」とは、医療に従事する複数の職種がチームを組み、目的と情報を共有化し、それぞれの専門分野における高度な知識や技術を用いて自らの専門性を発揮して業務を分担しつつも、お互いに意見交換や協働連携をし、さらには補完し合いながら、患者の状況に的確に対応した患者中心[1]の良質な医療[2]を患者に提供しよう[3]というものである。従って、チーム内におけるメンバーはお互いに対等の立場で、自らの専門分野に関する考えを提言できることが重要であり、そのためには発言できる（職種間で上下関係のない）チーム環境であること、そしてメンバーとして常に最先端の知識や技能を身につけていることが必要である。

　このような医療形態が必要とされるようになってきた背景には、医療の多様化や複雑化、医療技術の高度化が日進月歩の現状において、1人の医師が何もかもこなすということは不可能になってきたこと、さらに高齢化が進む現代社会において、より一層、患者のQOL（Quality of life、生活の質）[4]への配慮が求められ、医師や看護師など特定の職種のみのサポートでは医療が立ち行かなくなってきたという背景事情がある。

　なお、厚生労働省は、チーム医療の取り組みに対して保険点数化し、各医療施設におけるチーム医療の推進を図っている。

② チーム医療の目的はなに？

　チーム医療の目的は、第1に医療の質の向上である。第2に多職種が目を光らせることによる医療安全の確保である。即ち、患者中心の良質な医療を効率的に患者に提供しようというものである。ここで、効率的に達成するためには、①一元管理された電子カルテなどによる情報の共有化、②業務内容の拡大（業務独占による範囲の見直し）、③業務の標準化などが必要である。

③ どのようなチーム医療があるの？

　患者の病状が急性期か回復期であるかによって、また急性期の場合には重症度の程度によって必要とされるチーム医療も自ずと異なってくる。医療機関によって、急性期医療を担うかあるいは慢性期医療を担うかによって、医療職種のスタッフ数なども様々である。そのような状況下で、病院内での医療のニーズに応じたチーム医療が展開されている。栄養サポートチーム、感染制御チーム、摂食嚥下

チーム、褥瘡対策チーム、口腔ケアチーム、緩和ケアチーム、呼吸サポートチーム、周術期管理チーム、糖尿病療養指導チーム、救急医療チーム、医療安全管理チーム、リハビリテーションチーム、医療機器安全管理チームなど、様々なチーム医療が多数存在する。

④　チーム医療は病院内だけのことなの？

　病院での一定の回復期医療を終え、障害を抱えたまま一般社会生活に復帰する患者も多い。入院から在宅への移行支援、在宅医療を担う医療機関と訪問看護を担う機関との連携がより必要である。特に、障害を抱えて在宅医療を受ける高齢者の患者や介護を必要とする高齢者の数は、年々増加の一途であり、社会復帰への支援、在宅医療・介護における患者のQOL向上を目指した訪問診療、訪問看護、訪問介護、訪問リハビリテーションなどによるチーム医療が求められている。特に在宅医療では患者への終日対応を可能とする連絡体制の確立が必要である。一方、在宅で受ける福祉システムとして、障害者や高齢者を対象とした福祉施設がある。障害者は「障害者自立支援法」により、高齢者は「介護保険制度」により、日中活動系サービス、訪問系サービス、居宅系サービス、短期入所（ショートステイ）などの福祉サービスを受けることができる。

⑤　チーム医療教育って必要なの？

　チーム医療のメンバーとして活動するためには、専門職としての高度な知識や技能に加えて、他職種理解さらにはチームメンバーとしてあるいはチームリーダーとしてのコミュニケーション能力やファシリティマネジメント（facility management)[5]能力が必要であり、これらは一朝一夕に身に付けられるものではない。従って、学生時代からチーム医療を前提とした教育を受けることにより、その能力が効果的に養われるものと考える。幸いにして、本学は医療・福祉分野で活躍する多職種の医療技術者を養成する医療系総合大学であり、多職種連携教育が行われるに相応しい環境にある。「多職種連携の基礎」、「事例で学ぶ多職種連携」、「実践で学ぶ多職種連携」といった授業を通してチーム医療に必要な能力を段階的に修得する。

（森下芳孝）

5）病院という建築物の効率的な運用のために、その設備・管理組織・人員を総合的に管理運営する手法をいう。

参考文献
1）厚生労働省・チーム医療推進方策検討ワーキンググループ（チーム医療推進会議）（平成23年6月）「チーム医療推進のための基本的な考え方と実践的事例集」
2）水本清久、岡本牧人、石井邦雄、土本寛二編著（2011）「実践チーム医療論　実際と教育プログラム」医歯薬出版株式会社

2講　チーム医療と診療放射線技師

現代の医療では、病気の検査や治療に放射線は欠かせない。放射線と聞くと不安や恐怖を感じる人も少なくない。診療放射線技師は医療現場で放射線を扱う専門職種として、患者および医療従事者の放射線による被ばくをコントロールし、放射線を安全かつ適切に利用する必要がある。

1) CTとは Computed Tomography の略でコンピュータ断層撮影装置という。ガントリーと呼ばれる円筒上の穴の中に身体を入れ、撮影をしたい部分にエックス線を当てる。人体を透り抜けたエックス線はガントリーの中に配置されているエックス線検出器で受け取って画像化する。エックス線は発生スイッチを押さないと発生しないのでガントリーの中に身体を入れただけでは被ばくはない。

2) MRIとは Magnetic Resonance Imaging の略で、核磁気共鳴画像と呼ばれる。MRIでは放射線は用いない。人の身体の大半を占める水に含まれる水素原子が強い磁場に反応することを利用し、磁場の強さを調整することによってあらゆる方向の画像を撮影できる。CTでは見ることのできない部分を写し出せるが、金属などの影響を大きく受ける。骨や空気の多い部分は MRI では十分に映し出すことができない。

① 診療放射線技師とは

「診療放射線技師」は医師又は歯科医師の指示の下に、放射線を人体に対する照射（撮影を含み、照射機器を人体内に挿入して行うものを除く。）することを業とするものをいう。(診療放射線技師法第2条第2項)。人体に放射線を照射することができるのは医師・歯科医師・診療放射線技師のみである。

診療放射線技師は、放射線を用いた画像撮影検査や MRI、超音波検査など、診断には欠かせない画像の撮影や読影を行う。また、X線透視下で行われる治療や放射線治療などで放射線照射の調整を担う。さらに、放射線検査による患者の被ばく線量評価や医療スタッフの被ばく管理の責務も担う。加えて、放射線機器の保守管理を行うことも重要な役割である。

② 教育年数および受験資格と教科内容

(1)教育年数および受験資格：診療放射線技師になるには、診療放射線技師国家試験に合格し、厚生労働大臣の免許を受けなければならない。診療放射線技師国家試験の受験資格は、文部科学大臣の指定した大学または厚生労働省の指定した診療放射線技師養成校において、3年以上診療放射線技師として必要な知識及び技能の修習を終えたものに対し与えられる。

(2)教科内容：放射化学、診療画像機器学、診療画像検査学、核医学検査技術学、放射線治療技術学、医用画像情報学、基礎医学大要、放射線生物学、放射線物理学、医用工学、エックス線撮影技術学、画像工学、放射線安全管理学、医療安全管理学

③ 勤務先と職務内容

(1)病　院
①放射線・画像技術部門：一般X線撮影（歯科撮影も含む）、消化管造影検査、CT[1]検査、MRI[2]検査、血管撮影、透視撮影、マンモグラフィ、骨密度検査、超音波検査を行う。
②核医学検査部門：核医学検査を行う。また、検査で使用する放射性物質の保管・管理や放射性医薬品を投与された患者の放射線管理を行う。
③放射線治療部門：放射線治療計画や放射線照射に携わる。
④放射線管理：放射線検査で受けた患者の被ばく評価や医療スタッフの被ばく管理を行う。
(2)健診機関：健診施設や検診車での胸部X線撮影、胃造影検査、マンモグラフィ、骨密度検査、超音波検査などを行う。
(3)医療機器関連企業：各種医療機器のアプリケーションスペシャリストや機器開発など
(4)放射線被ばく測定・管理関連企業
(5)製薬会社
(6)その他

④ 診療放射線技師に関係する法律と特徴

(1)**診療放射線技師法**：診療放射線技師の資格を定めている。また、診療放射線技師法では次にあげる電磁波または粒子線を「放射線」と定めており、診療放射線技師が取り扱う放射線である。（診療放射線技師法第2条及び診療放射線技

師施行令政令第265号）
①アルファ線及びベータ線
②ガンマ線
③100万電子ボルト以上のエネルギーを有する電子線
④エックス線
⑤陽子線及び重イオン線
⑥中性子線

(2)**電離放射線障害防止規則**：放射線業務区域の放射線線量の限度や放射線業務従事者の被ばく限度、放射線防護に関する規定などを定めたものである。診療放射線技師をはじめ、医師・看護師などの医療従事者が放射線業務区域で業務を行う場合、法に規定された被ばく限度を超えて業務を行うことはできない。

⑤ かかわる医療チームと構成及び役割例

(1)心臓カテーテルチーム

①チームの紹介

　心臓カテーテルとは、冠動脈にカテーテルを挿入し血管の狭窄[3]や梗塞[4]の確認を行ったり、カテーテルから治療器を挿入し狭窄した血管の内側から治療を行う。医師、看護師、臨床検査技師、臨床工学技士、診療放射線技師などで構成される。

②チーム内での役割

　a　心血管用X線診断装置（心カテ装置）の準備と患者情報の登録をする。
　b　造影剤注入器の準備をする。
　c　心カテ装置の操作を行う。
　d　撮影画像の処理により診断に寄与する画像を再構成する。
　e　撮影画像及び再構成画像から疾患箇所の計測を行う。
　f　検査中の患者及び医療スタッフの被ばく防護および線量管理を行う。

(2)嚥下[5]対策チーム

①チームの紹介

　嚥下障害とは食べ物を飲み込む働きが弱くなることで、悪くなると口からの食事ができなくなる。嚥下チームでは栄養状態や食事状態、口腔内の衛生状態などを確認し、治療や訓練を行うことで食べる機能の回復や誤嚥による肺炎などを防止することを目的とする。医師、看護師、管理栄養士、言語療法士、歯科衛生士、診療放射線技師などで構成され、診療放射線技師は嚥下機能の診断や確認をするための検査を担当する。

②チーム内での役割

　a　嚥下機能の確認のためのX線造影検査におけるX線透視撮影装置の準備を行う。
　b　X線照射と撮影、画像の記録を行う。
　c　記録画像を加工する。
　d　患者および医療スタッフの被ばく防護および線量管理を行う。

(3)災害時医療チーム

①チームの紹介

　天災、人災による被害が生じた場合の医療活動チーム。災害時には設備や医療資源が乏しくなることが想定されるが、それぞれのメディカルスタッフの専門性を活かし状況に応じたサポートを行う。

②チーム内での役割

　a　可搬型X線撮影装置[6]や移動型CT装置などを使用して負傷者の検査を行う。
　b　被災地のMRI装置や超音波装置などが使用できる場合はそれらの装置を用いて撮影を行う。
　c　放射線災害[7]を伴う場合は、住民の放射線被ばく調査を実施する。
　d　地域住民の不安に対する被ばく相談や被ばくカウンセリングを行う。
　e　放射線汚染による汚染状況の測定や状況に応じて除染作業を実施する。

（松浦佳苗）

3）狭窄とは血管の内側が狭くなること。例えば冠動脈が狭窄すると激しい動作をしたときに心臓全体に十分な血液が供給できなくなる。

4）梗塞とは血管の内側が詰まって血液が流れなくなること。血液が流れなくなると詰まった血管の周囲にある組織に酸素や栄養分がいきわたらなくなり組織が壊死してしまう。

5）嚥下とは口の中の飲食物をのど→食道を経由して胃に運ぶ動作をいう。

6）可搬型X線撮影装置とは、移動可能なX線撮影装置を言う。手術室や病室などに持ち込み、ベッドサイドで撮影を行うことができる。また、在宅医療などで用いることができる軽量コンパクトな携帯型もある。

7）放射線災害が起こると、地域住民の放射線不安が大きくなる。従って、日頃から放射線の影響に関する知識を習得し、災害時には発生場所や災害規模の大きさを把握し的確に行動する必要がある。

3講　管理栄養士とチーム医療

食事は治療の一環であるのと同時に、入院生活の楽しみでもある。個々の状態に合わせた食事の提供や指導は管理栄養士が主となるが、詳細な栄養状態の把握は他の職種の協力なしにはできない。管理栄養士がどのような仕事をするか、チーム医療での役割や他の職種との関わりについて学ぶ。

1 栄養とは

私たちは、食べることによって生命を維持している。食物を摂取することで「栄養素」を取り入れそれを利用する過程を「栄養」という。以前は食物の生産や加工、献立や調理が中心であった食物栄養学が中心であったが、現在は、食生活などに起因する生活習慣病や低栄養などに対する人間栄養学が中心となっている。

2 管理栄養士とは

管理栄養士とは、治療や健康維持に必要な食生活の指導を行う者をいう。医療・福祉の分野では治療のために必要な栄養指導、患者の身体や栄養状態の評価、栄養ケアマネジメント[1]の実施、適切な栄養アセスメント[2]が業務である。また、病院や高齢者施設、社員食堂など特定多数の人に対して継続的に食事を提供する施設では、利用者の身体の状況、栄養状態などに応じた特別の配慮を必要とする給食管理[3]を行う。

3 教育年数および受験資格と教育内容

(1)管理栄養士[4]の国家試験を受験するには、4年制の管理栄養士課程を卒業もしくは教育年数と実務経験の年数があわせて5年以上となることが条件となる。
(2)教育内容は、社会・環境と健康、人体の構造と機能及び疾病の成り立ち、食べ物と健康、基礎栄養学、応用栄養学、栄養教育論、臨床栄養学、公衆栄養学、給食経営管理論などである。

4 管理栄養士の関わる医療チームと構成の役割

(1)栄養サポートチーム（NST：Nutrition Support Team）

医療機関において、患者の栄養管理を症例個々や各疾患治療に応じて、様々な専門職の視点で管理・支援するチームのことである。患者に対する治療及びケアを医師、看護師、薬剤師、管理栄養士、理学療法士、言語聴覚士、作業療法士、臨床検査技師、臨床心理士、医療事務、調理師などが連携し、チームで積極的に介入し、栄養状態の改善、治療効果の向上、合併症の予防やQOLの向上を目的としている。管理栄養士は主に栄養スクリーニング[5]、栄養アセスメント、栄養ケア計画の作成、実施、再評価などを行う。また、個々の患者にあった食事の提供をするための中心的な役割を担う。

(2)糖尿病透析予防チーム

糖尿病透析予防に関する指導の必要性がある患者に対して、糖尿病性腎症のリスク要因に関する評価を行い、その結果に基づいて指導計画を作成し実施する。医師、看護師、薬剤師、臨床工学技士、医療事務員、調理師などで構成される。
管理栄養士は主に栄養状態や食行動の評価・判定を基に、療養に必要な栄養・食事に関する指導を行う。

1）栄養ケアマネジメント：対象者に最適な栄養ケア（栄養介入）を行い、その業務を効率的に進めるためのシステム。

2）栄養アセスメント：対象者の栄養状態に関する問題の程度や問題に関連する要因を明らかにする。身体計測、生理・生化学検査、食事調査、知識・態度調査など。

3）給食管理：食事内容の決定から調理、提供、摂取、評価までを適正に運営すること。

4）栄養士：栄養士法で定められた資格であり、都道府県知事から栄養士免許を受ける。

5）栄養スクリーニング：対象者の栄養状態に関するリスク判定を行い、低栄養などのリスクのある対象者を抽出する。

(3)摂食・嚥下支援チーム

　脳血管障害や加齢などに起因する筋力の低下による摂食・嚥下機能低下、機能障害に起因する誤嚥性肺炎や栄養障害を予防することや機能の回復を目的とするチームのことである。医師、看護師、薬剤師、言語聴覚士、理学療法士、作業療法士、管理栄養士、放射線技師、臨床検査技師、調理師などで構成される。管理栄養士は主に栄養状態の評価、必要栄養量の算出、個々に応じた嚥下食の作成と食事形態[6]の調節を行う。

(4)褥瘡予防チーム

　褥瘡は長期的な寝たきりによる血流障害と栄養不良によって起こるため、除圧、スキンケア、栄養管理などが必要となる。褥瘡の予防・早期発見、適切な褥瘡管理、褥瘡の改善・治癒に医師、看護師、薬剤師、管理栄養士、理学療法士、臨床検査技師などがチームで取り組む。管理栄養士は患者の必要な栄養量を算出し、実際の摂取栄養量・不足栄養素・栄養状態の評価をして、栄養補給方法を計画立案する。また、食事形態（普通食・きざみ食・とろみ食など）の提言、使用する食品や調理法の決定や患者の嗜好への対応などを行う。

(5)緩和ケアチーム

　疼痛やその他の身体症状および精神症状の緩和を目的とする。医師、看護師、薬剤師、管理栄養士、理学療法士、臨床検査技師、臨床心理士、調理師などで構成される。管理栄養士は患者の栄養状態の評価、必要栄養量の算出、食欲不振による栄養障害を把握し、個別対応食を提供する。

(6)病院での栄養指導

　医師の指示に基づき、腎臓食、糖尿食等の治療食[7]が必要な患者、手術前後の栄養管理が必要な患者、がん患者、摂食・嚥下機能が低下した患者、低栄養状態にある患者に対して栄養・食事の指導を行い、退院後の外来でも在宅での栄養・食事について指導をする。指導は個別、集団（糖尿病教室など）、在宅など患者のニーズにあった形式で実施する。また、退院後の栄養・食事について在宅担当医療機関への情報提供を実施する。

5 地域での役割

　超高齢者社会を迎える日本では、在宅における介護や栄養ケアのニーズが拡大している。各地域の栄養ケアステーション機能を充実させ、在宅訪問栄養食事指導で活躍できる管理栄養士が必要となってきている。栄養ケアステーションは、管理栄養士・栄養士が所属する地域密着型の拠点であり、地域住民、医療機関、自治体、健康保険組合、民間企業、保険薬局などを対象にニーズに対応したサービスを提供している。

6 その他

(1)特定保健指導

　特定保健指導では、対象者に健康改善に向けた意識を持ってもらうため、情報提供だけでなく、生活習慣や食習慣の行動変容を実現できるような指導能力のある管理栄養士が期待されている。

(2)管理栄養士のフィールド

　管理栄養士は医療・福祉施設以外に行政（保健所・保健センター）、学校（栄養教諭）、企業、寄宿舎、スポーツの場などで食の専門家として健康増進や疾病予防に携わっている。

（吉村智春）

6）食事形態：食事の形状の違い。主食の軟らかさに対応した分類や、きざみ食、とろみ食、ゼリー食、ミキサー食など物理的な形状の違いによる分類。

7）治療食：疾病の治療や病状、病態の改善を目的とした食事。病院では医師の発行する食事箋に基づき提供される。

参考文献
北島幸枝編者（2020）「ステップアップ栄養・健康科学シリーズ⑩応用栄養学（第2版）」化学同人
日本給食経営管理学会監修（2020）「給食経営管理用語辞典」第一出版

4 講　臨床検査技師とチーム医療

　　医師の診断、治療効果の判定に欠くことができない臨床検査を仕事とするのが臨床検査技師である。臨床検査ってどのような検査？　臨床検査技師が係わるのはどのようなチーム医療？　そこでの役割は？　について学ぼう。

1）検体検査については業務独占とされていないので、臨床検査技師（名称独占）と名乗らなければ法的には無資格者でも行うことは可能である。しかし、実際には無資格者が病院内の臨床検査に携わっていることはほとんどない。

2）生理機能検査のうち、MRIと超音波検査は診療放射線技師も、また眼底写真検査（無散瞳）は視能訓練士及び診療放射線技師も業とすることができる。

3）採血は、政令で定められた部位（耳朶、指頭及び足蹠の毛細血管、並びに肘静脈、手背及び足背の表在静脈、その他の四肢の表在静脈）から検査目的に限り採取できる。採血量は法制定された当初は20ml以内とされていたが、近年では20ml以上の採血も可能と解釈されている。

4）認定資格には、細胞検査士・国際細胞検査士、超音波検査士（循環器、腹部など）、認定輸血検査技師、認定臨床微生物検査技師、日本糖尿病療養指導士、一級・二級検査士、緊急臨床検査士、認定血液検査技師、認定一般検査技師、認定臨床化学者、NST専門療法士、健康食品管理士、認定臨床エンブリオロジスト、治験コーディネータ、POCTコーディネータなどがある。

5）SGA（Subjective global assessment）シート（主観的包括的評価シート）
体重の変化、食物摂取量の変化、消化器症状、生活機能状態、疾患と栄養必要量の関係、皮下脂

1　臨床検査技師ってどのような検査をするの？

　臨床検査技師は、医師または歯科医師の指示の下に、医師の診断、治療効果の判定に欠くことができない臨床検査を業とする医療従事者である。臨床検査には臨床化学検査、免疫・血清学的検査、一般検査、血液学的検査、遺伝子学的検査、微生物学的検査、輸血学的検査、病理学的検査などの検体検査[1]、心電図検査、心音図検査、超音波検査、脳波検査、呼吸機能検査、筋電図検査、熱画像検査、MRI（磁気共鳴画像検査）、重心動揺計検査、基礎代謝検査、眼振電図検査、眼底写真検査、毛細血管抵抗検査、経皮的血液ガス分圧検査、聴力検査、嗅覚検査、味覚検査などの生理機能検査[2]がある。又、診療の補助としての採血[3]も業務とする。

2　認定資格[4]ってなに？

　医学・医療の進歩は日進月歩であり、このことは臨床検査領域についても同様であり、自らが業務とする専門分野においては常に最先端の知識や高度な技術の修得が求められる。国家資格である臨床検査技師を資格要件として各専門分野に特化した各種の認定資格があり、臨床検査技師の多くはそれらを取得して日常の検査業務に携わるのが一般的である。これらは、関連学会の認定資格であり法的な規制はないが、細胞検査士のように細胞診スクリーナーとしての必須資格のように扱われているものもある。

3　臨床検査技師が関わるチーム医療はどのようなものがあるの

(1)NST（Nutrition Support Team, NST、栄養サポートチーム）
　NSTは患者さんの栄養管理をすることで治療効率を高め、回復・退院・社会復帰など患者のQOL（生活の質）の向上をチームでサポートするものである。
　入院患者に対して、NSTが係わる手順は、①栄養状態の初期評価をSGAシート[5]で、また身体計測や血液検査による栄養評価をODAシート[6]にて行う、②栄養不良患者の抽出、③NST介入対象患者の決定、④栄養ケアプランの作成、⑤病棟回診（ラウンド）により患者及び担当看護師からの栄養摂取状況などの聴取、⑥ミーティング、⑦主治医への提言、⑧モニタリングと評価である。医師、NST専門療法士の資格を有する看護師、管理栄養士、臨床検査技師、薬剤師、理学療法士等で構成される。
　臨床検査技師として、ミーティングでは検査データを基に患者の現在の栄養状態[7]はどうか、消化管機能はどうか、肝機能は正常か等について説明が求められる。そこで、検査データから栄養状態、水・電解質のバランスを解析して病態を客観的に評価し、データについての説明やモニタリングに必要な検査項目などを提案しなければならない。データには治療の経過や栄養摂取に伴う病態の変化だけでなく、薬剤による影響も現れるので投与薬はもとより輸液やアルブミン製剤の使用の有無をチェックしたり、また、データ上で栄養状態が改善されたように

見えても、下痢や発熱などで脱水状態になりデータが基準値になっている場合も多く見られるのでデータの解釈には注意しなくてはいけない。

(2)ICT（ICT：Infection Control Team、感染制御チーム）

多くの医療機関では院内感染対策委員会及び下位のICTが組織化されており、ICTは、院内での感染症に関するすべての情報を把握し、院内感染やアウトブレイク[8]を監視する実践部隊である。病棟や病室を巡回して適切な指導をしたり、医療関係者への感染予防教育・啓発などをしたりして、ICTの活動は院内感染予防対策に大きな成果を上げている。

ICT専門の知識や技能を有するとして認定された感染制御医師（ICD）、感染管理認定看護師（ICN）、感染制御認定臨床検査技師（Infection Control Microbiological Technologist, ICMT）、感染制御認定薬剤師（BCPIC）などで構成される。

臨床検査技師の役割は、入院患者における細菌やウイルスの検出状況や薬剤耐性菌の出現状況などに関するサーベイランス[9]の情報を定期的にICTメンバー等の医療関係者に提供することである。これにより、抗生剤の適正使用を促すことで耐性菌の発生を抑え、院内感染防止につながる。また、院内感染が発生した場合には、感染原因や対処について意見を求められることから、直ちに原因究明にかからねばならない。即ち、感染原因は細菌かウイルスか、感染元はどこかを追跡調査する必要がある。時には遺伝子検査をするなどして原因を特定する必要がある。そして、抗生剤は効くのか効かないのか、効くとすればどのような抗生剤が効くのかなどについて助言しなければいけない。これらについてICTの中でよく討議した上で対処方法が決定されることになる。その後は、発生元の病室や病棟の消毒、医療関係者による感染予防対策により二次感染防止がなされることになる。

(3)糖尿病療養指導チーム

糖尿病療養指導チームの仕事は、糖尿病通院患者が適切な自己管理が行えるよう援助する（療養指導をする）ことである。日本糖尿病療養指導士（Certified Diabetes Educator of Japan, CDEJ）として認定された看護師、管理栄養士、薬剤師、臨床検査技師、理学療法士等で構成される。

臨床検査技師の役割は、患者が自己管理できるように、①自己血糖測定（Self-Monitoring of Blood Glucose, SMBG）機器を用いて患者に血糖測定が正しく行えるように指導・教育する ②SMBG機器の管理（精度管理及び校正テストによる機器の点検）③患者データの管理と解析などである。また、糖尿病患者を集めた糖尿病教室で糖尿病検査を中心とした講義や療養指導を行う。

(4)治験チーム

医薬品等について、国の承認を得るために、その有効性や安全性について行われる臨床試験（人を対象とした試験）を治験といい、治験は「薬事法」と「医薬品の臨床試験の実施の基準に関する省令」（Good Clinical Practice, GCP）に基づいて実施される。従って、治験は、治験依頼者（製薬企業）、医師（医療関係者）、被験者（一般市民）の3者の協働による治験チームで行われることになる。治験が適正かつ円滑に実施できるようにコーディネートする専門スタッフを治験コーディネータ（Clinical Research Coordinator, CRC）といい、主に看護師、臨床検査技師、薬剤師がその役割を担っている。

臨床検査における治験コーディネータとしての役割は、検査依頼項目・測定条件・施設基準範囲・検査実施日の管理、検体採取から検査データ報告までの進捗管理、検査データの確認と管理、時間外検査への対応などである。また、外部委託している検査項目については、検査データの確認と管理はもとより検体処理（採取容器・血清分離・保存・外部委託先との検体受渡し）の管理も必要である。

(5) その他

救急医療チーム、医療安全管理チーム、褥瘡対策チーム、クリニカルパスなどのチーム医療に係わっている。

肪減少、浮腫、筋肉量の減少などから、栄養評価を主観的に行う。

6）ODA（Objective data assessment）シート（客観的栄養評価シート）

身体計測（体重・身長・上腕三頭筋皮下脂肪厚）、生化学的検査、免疫能検査などから、栄養評価を客観的に行う。

7）長期栄養評価指標としてアルブミン、コレステロール、コリンエステラーゼ、リンパ球数、Hb濃度など、短期栄養評価指標として半減期の短いレチノール結合タンパク、トランスサイレチン、トランスフェリンなどのラピッドターンオーバープロテイン（RTP）が用いられる。

8）アウトブレイクとは特定の地域、グループ、期間に通常の発生レベル以上に感染症が増加することをいう。

9）サーベイランスとは、院内感染についての発生分布や原因に関するデータを継続的、組織的に収集、統合、分析することをいう。

10）タスク・シフト / シェアとは、医師の働き方改革の一つとして、医師に偏在している業務の一部を移管したり、共同実施したりすることをいう。医療従事者がそれぞれの専門性を活かせるよう業務分担を見直すことで、医師の負担軽減と同時にチーム医療の水準を上げることを目指している。

❹　タスク・シフト / シェア[10]の推進と臨床検査技師業務の拡大

　我が国では、2007年から医療スタッフの協働・連携のあり方に関した検討が行われてきた。2017年には医師の働き方改革に関する検討会が発足し、現在、「医療スタッフの協働・連携によるチーム医療の推進」を前提として、医師の業務負担軽減のため他職種へのタスク・シフテシング（業務の移管）が進行している。臨床検査技師の業務に関しては、2021年 5 月に臨床検査技師等に関する法律が改正され（2021年10月 1 日から施行）、臨床検査技師の業務範囲の拡大及び生理学的検査の追加、さらに採血・検体検査・生理学的検査に関する行為の追加が行われた。（表 1 ）また、2021年 9 月には、現行制度の下で実施可能な範囲におけるタスク・シフト / シェアの推進として、臨床検査技師に関して表 2 の行為が示された。

　タスク・シフト / シェアの推進には、医療従事者個々のモチベーションや危機感をはじめとする意識改革が必要とされる。また、医療安全や医療の質の確保の点で、新たな業務を担うこととなった職種においては、あらかじめ必要な教育や研修を行う等の体制の整備が不可欠となっている。タスク・シフト / シェアの推進によって、チーム医療の水準がさらに上昇すると考えられる。

表 1　臨床検査技師等に関する法律施行令の一部を改正する政令等の公布について（医政発0709第 7 号　令和 3 年 7 月 9 日）

業務内容	業務内容の概要
業務の拡大	医療用吸引器を用いて鼻腔、口腔又は気管カニューレから喀痰を採取する行為
	内視鏡用生検鉗子を用いて消化管の病変部位の組織の一部を採取する行為
生理学的検査の追加	運動誘発電位検査
	体性感覚誘発電位検査
	持続皮下グルコース検査
	直腸肛門機能検査
採血、検体採取、生理学的検査に関する行為の追加	採血を行う際に静脈路を確保する行為
	採血を行う際に静脈路を確保し、点滴装置を接続する行為
	採血を行う際に静脈路を確保し、血液成分採血装置を接続、それを操作する行為
	超音波検査のために静脈路を確保し、造影剤注入装置を接続、それを操作する行為

表 2　現行の制度の下で医師から他の医療関係職種へのタスク・シフト / シェアが可能な業務の具体例（医政発0930第16号　令和 3 年 9 月30日）

臨床検査技師
①心臓・血管カテーテル検査、治療における直接侵襲を伴わない検査装置の操作
②負荷心電図検査等における生体情報モニターの血圧や酸素飽和度などの確認
③持続陽圧呼吸療法導入の際の陽圧の適正域の測定
④生理学的検査を実施する際の口腔内からの喀痰等の吸引
⑤検査にかかる薬剤を準備して、患者に服用してもらう行為
⑥病棟・外来における採血業務（平成19年12月28日　医政発1228001厚生労働省医政局長通知で発出済）
⑦血液製剤の洗浄・分割、血液細胞（幹細胞等）・胚細胞に関する操作
⑧輸血に関する定型的な事項や補足的な説明と同意書の受領
⑨救急救命処置の場における補助行為の実施
⑩細胞診や超音波検査等の検査所見の記載
⑪生体材料標本、特殊染色標本、免疫染色標本等の所見の報告書の作成
⑫病理診断における手術検体等の切り出し
⑬画像解析システムの操作等
⑭病理解剖

参考文献
水本清久、岡本牧人、石井邦雄、土本寛二編著（2011）「実践チーム医療論　実際と教育プログラム」医歯薬出版株式会社

（森下芳孝／吉子健一）

Memo

5講　チーム医療における理学療法士の役割

　理学療法士は、疾病または外傷によって手足の運動機能や運動能力が障害された人々の機能回復・能力回復を、運動や物理的手段によって援助する医療専門職である。理学療法士は、リハビリテーション医療チームの一員として、患者、障害者、高齢者の社会復帰を支援する。近年では、地域包括ケアシステムにより、医療・介護・予防の分野から地域での健康づくりを支える役割も担っている。

1　リハビリテーションとは

　リハビリテーションの語源は、ラテン語に由来し、「再び（re）適した状態にする（habilitate）こと」、「本来あるべき状態への回復」などの意味を持つ。中世ヨーロッパにおいては「教会からの破門されたものが許されて、名誉と権利を回復すること」を意味した。

　障害を有する人が、社会的活動に参加して、満足な生活を送るためには、医学的な対応のみでは不十分であり、個人のライフサイクルにも対応する教育的リハ、社会的リハ、職業的リハの取り組みも必要である。その実行場面では、複数の専門職チームが必要である。

(1)リハビリテーションチーム医療の関連職種

　リハビリテーションチーム医療には、リハビリテーション医、理学療法士、作業療法士、言語療法士、技師装具士、臨床心理士、看護師等がある。退院前においては、ケアマネジャーが参加し、小児の場合、学校の教員が院外から参加する場合もある。以上のようにリハビリテーションチーム医療の構成員は、障害の程度や内容に応じて変化する、言わばオーダーメイドのチームといえる。

2　障害とは

　先天的あるいは後天的な理由で、身体機能の一部に障害を生じている状態を指す。身体障害者福祉法は「身体障害者の自立と社会経済活動への参加を促進するため、身体障害者を援助し、及び必要に応じて保護し、もつて身体障害者の福祉の増進を図ることを目的とする」。この法律において、「身体障害者」とは、身体上の障害がある十八歳以上の者であって、都道府県知事から身体障害者手帳の交付を受けたものをいう。

(1)障害モデル

　WHOによる（ICIDH）（図1）に基づき障害を階層分けし、各階層での対策を明らかにしている。例えば下肢切断者の場合、脚がなくなった（機能・形態障

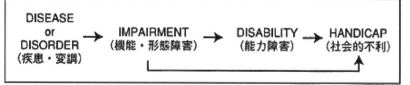

図1　国際障害分類（ICIDH）

害）ので、歩けない（能力障害）。だから学校に通えない（社会的不利）、といった構造になる。これに対して、義足を製作して（機能・形態障害）、装着と歩行練習をし（能力障害）、通学と校内の就学環境を整備し復学できるようにする（社会的不利）といった対策がとられる。

　近年、WHO の障害モデルは、国際生活機能分類（International Classification of Functioning, ICF）（図2）に改定されている。これは障害（失われたもの、マイナス面）だけではなく、生活機能（残されたもの、プラス面）と併せて考える工夫がなされている。

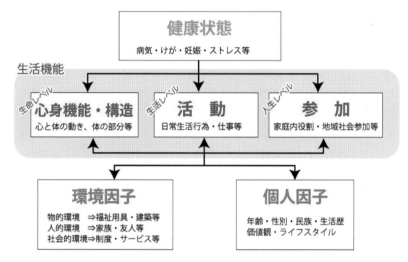

図2　国際生活機能分類（International Classification of Functioning, ICF）

③　理学療法士

　理学療法士及び作業療法士法1965年（昭和40年）「理学療法」とは、「身体に障害のある者に対し、主としてその基本的動作能力の回復を図るため、治療体操その他の運動を行なわせ、及び電気刺激、マッサージ、温熱その他の物理的手段を加えることをいう。」と定義されている。「理学療法士」とは、「厚生労働大臣の免許を受けて、理学療法士の名称を用いて、医師の指示の下に理学療法を行なうことを業とする者をいう。」となっていた。最近では、以下のように、役割の範囲も広がっている。

　理学療法士が、介護予防事業等において、身体に障害のないものに対して、転倒防止の指導等の診療補助に該当しない範囲の業務を行うことがあるが、このように理学療法業務を行うときであっても、理学療法士という名称を使用することは何ら問題ないこと、また、このような診療の補助に該当しない範囲の業務を行う時には、医師の指示は不要であること、と平成25年に厚生労働省の通知に記されている。

④　理学療法士の職域と役割

(1)急性期における理学療法

　外傷の受傷直後、あるいは整形外科手術後等の急性期において実施される理学療法においてはリスクを管理しつつ、早期離床、早期退院を目指す。

⑵回復期リハビリテーションにおける理学療法

　急性期リハビリテーションにおいて家庭復帰が困難な脳卒中等の重度な後遺症が残る場合、急性期病院から回復期病棟に転院し、リハビリテーションを継続する。理学療法の主たる目的も身体機能の回復から日常生活動作能力の再獲得に移行する。

⑶高齢者施設における理学療法

　介護老人保健施設、介護療養型医療施設（療養病床）、デイケア等の通所リハビリテーションでは生活期、維持期と呼ばれ、加齢に伴う緩やかな身体機能の低下に合わせたトレーニングを実施し、寝たきりを予防する。

⑷訪問リハビリテーションにおける理学療法

　家庭復帰を遂げた後の生活期におけるリハビリテーションにおいては、活動性の低下による廃用を防止すると共に、個人の環境に合わせた生活動作の指導、住宅改修の指導を行う。

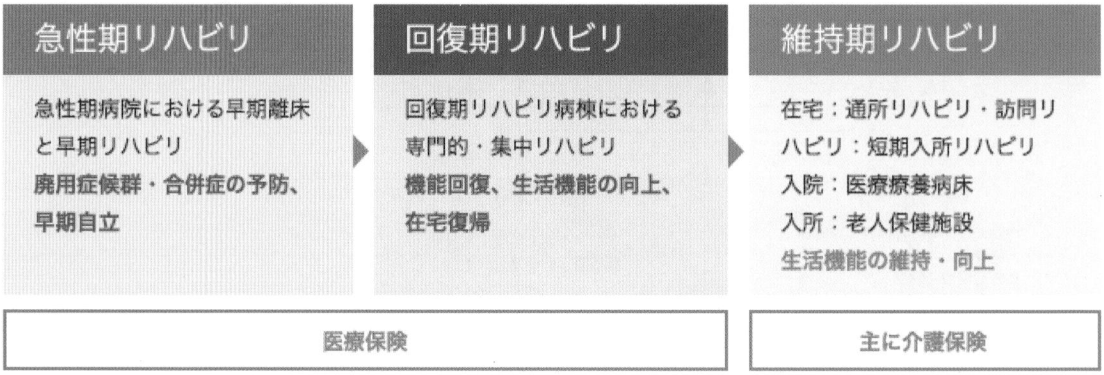

急性期リハビリ	回復期リハビリ	維持期リハビリ
急性期病院における早期離床と早期リハビリ　廃用症候群・合併症の予防、早期自立	回復期リハビリ病棟における専門的・集中リハビリ　機能回復、生活機能の向上、在宅復帰	在宅：通所リハビリ・訪問リハビリ：短期入所リハビリ　入院：医療療養病床　入所：老人保健施設　生活機能の維持・向上
医療保険		主に介護保険

図3　病期に応じたリハビリテーション

⑸地域包括ケアにおける理学療法

　地域包括ケアシステムとは、要介護状態となっても、住み慣れた地域で自分らしい生活を最後まで続けることができるように地域内で助け合う体制のことである。地域包括ケアシステムは、それぞれの地域の実情に合った医療・介護・予防・住まい・生活支援が一体的に提供される体制を目指している。介護保険制度の枠内でだけ完結するものではなく、介護保険制度と医療保険制度の両分野から、高齢者を地域で支えていくものとなる。要介護状態の軽減や悪化の防止だけでなく、高齢者が地域で再び自立して生活することができるようにすることを目的に、要支援者に対し、介護予防サービスを効果的に提供する予防給付と併せて、要支援・要介護状態等となる恐れのある高齢者を早期に把握し、水際で食い止める介護予防事業が重視されている。

⑹小児施設、特別支援学校における理学療法

　脳性麻痺等の身体障害、あるいは発達障害を持った子供の運動療法が主体となる。成人と異なり、発達、療育の視点が求められ、家族、教育職との連携が必要となる。

⑺スポーツ、コンディショニング、フィットネスにおける理学療法

　従来、スポーツ障害の理学療法は医療機関の中のみに限定されてきた。海外では以前より、近年は国内でも少数だが、競技選手のケア、バレエダンサーのコンディショニング、あるいはフィットネス事業者で医療知識を活かしたプログラム

の開発を行う理学療法士もいる。

⑻終末期リハビリテーション（緩和ケア）

　残された時間の中で、廃用症候群の予防改善が可能であり、人にふさわしい日常の可能性を探ることが必要になる。また、機能改善が、日常生活活動の拡大やQuality of life（生活の質）を維持する関わりが可能である。体を動かすことで、痛みや苦痛の軽減、不眠の改善などをはかることができる。

5　障害者のサポーターとしての医療人の役割

　家庭、学校、会社等、社会復帰を遂げた後も、機能障害は後遺症として残っている。社会として障害者を受け入れることをノーマライゼーションと言うが、残念ながら我々の社会では完成しているとは言い切れない。そこで医療人たるものの基本として、障害者の社会参加を応援したい。一般人が気の毒だと同情するのみで終わるところを身体と疾病に関する知識を持った医療人だからできることを考えたい。

　例えば、理学療法士の中には障害者スポーツの支援、指導にかかわっている人達がいる。オリ・パラリンピックへの帯同等の華々しい活躍のほか、本学の学生も県内の障害者スポーツ大会へのボランティア参加を通じ障害者の社会参加をサポートしている。

（成田　誠）

6講　作業療法士とチーム医療

　チーム医療とは、一人の患者に様々な医療専門職が連携し、治療やケアに当たることで、多職種が情報を共有し、総合的に良質な医療を提供することである。そのため、職種間の理解を必要とする。この講義では作業療法と作業療法士の概要を説明し、最後にチームとしての役割について紹介する。

① 作業療法とは

　作業療法は、人々の健康と幸福を促進するために、医療、保健、福祉、教育、職業などの領域で行われる、作業に焦点を当てた治療、指導、援助である。作業とは、対象となる人々にとって目的や価値を持つ生活行為を指す。作業には、日常生活動作（ADL[1)]）、家事、仕事、趣味、遊び、対人交流、休養など、人が営む生活行為と、それを行うのに必要な心身の活動が含まれる。作業には、人々ができるようになりたいこと、できる必要があること、できることが期待されていることなどが含まれる（図1）。したがって、作業療法は「人は作業を通して健康や幸福になる」という基本理念と学術的根拠に基づいている。

・作業療法の対象となる人々とは、身体、精神、発達、高齢期の障害や、環境への不適応により、日々の作業に困難が生じている、またはそれが予測される人や集団を指す。

（日本作業療法士協会　作業療法の定義）

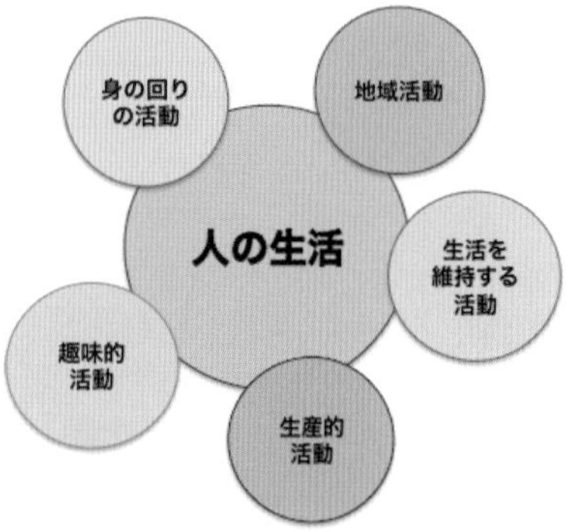

図1　人の生活と活動を支える"作業"

1) **ADL**：日常生活動作（ADL）とは Activities of Daily Living のことで、ADL の Activities は動作、Daily Living は日常生活を指す。日常生活を送るために必要な日常的な動作で、「起居動作・移乗・移動・食事・更衣・排泄・入浴・整容」動作のことを示す。

② 作業療法士になるには

　作業療法士国家試験に合格すると免許が得られる（厚生労働大臣の免許）。国家試験の受験資格を得るには，
(A) 高校卒業後、文部科学大臣または都道府県知事指定の養成施設（短大・専門学校など）で3年以上必要な知識と技能を修得する。
(B) 大学の作業療法士養成課程で4年間修学する。
(C) 外国の相当する学校卒業者または免許所持者で、厚生労働大臣の認定を受ける。

③ 勤務先と職務内容

　作業療法士が働く場所を施設の領域別でみると、1）病院などの医療関連領域、2）介護老人保健施設などの保健・福祉関連領域、3）作業療法士養成施設などがある。2004年度の日本作業療法士協会会員統計によると、領域別の作業療法士割合は、医療関連領域で70.7%、保健・福祉関連領域で22.9%、教育領域で4.7%である。作業療法は生活に問題を持つ、または持つと予想される人すべてを対象とし、疾患・年齢によって「身体障害」「精神障害」「発達障害(小児)」「老年期障害(老人)」の分野に分かれており、主に病気やケガで障害を抱える者と高齢者が多い。

4 障害別作業療法

⑴身体障害分野

　身体障害の作業療法は、脳血管障害・関節リウマチなどの疾病や、交通事故・熱傷などの外傷により、身体機能・高次脳機能などに障害を有するものを対象として、運動機能、ADL や認知・心理機能の改善などを目的とする[2]。

⑵精神障害分野

　精神障害の作業療法は、統合失調症や躁うつ病などにより、社会生活が困難となったものを対象とし、社会生活適応能力、ADL や余暇活動の活用の援助などを目的とする[3]。

⑶発達障害（小児）分野

　発達障害の作業療法は、脳性麻痺や精神遅滞などにより発達に障害を持ったものを対象にし、運動機能の改善、発達促進、ADL の改善などを目的とする[4]。

⑷老年期障害（老人）分野

　老年期障害の作業療法は、高齢や認知症などにより諸機能の低下したものを対象とし、運動機能の維持、ADL や認知機能の維持などを目的とする[5]。

5 医療チームでの役割

⑴障害者が日常生活において自律した生活がおくれるように援助する。

　作業療法士は障害者に対しても社会生活適応能力[6]をつけ、その人らしい生活ができるようになることを援助する。障害者には身体障害者、発達障害[7]、高次脳機能障害[8]などがあるが、これらの病気の治療だけではなく、人間らしい生活を回復することを目指して援助する。

⑵人として障害者に寄り添い、生活への支援を進めていく。

　作業療法士は、対象者に対して作業活動（食事・衣類の着脱・洗面・入浴の ADL、買物・掃除・他の人との交流・余暇活動・仕事などの IADL[9]）を自律して行えるように、生活に適応できるように手助けをする。特にリハビリチームの理学療法士や言語聴覚士と連携することが多い。なかでも理学療法士との連携は重要で、理学療法により基本的な運動能力を回復した人に対し、作業療法士は、応用動作の回復を目指し、保健、福祉、教育など幅広い分野に支援する。医療現場では、「食事・排泄・入浴等の ADL に関する ADL 訓練」、「家事・外出等の IADL 訓練」（表１）、「作業耐久性の向上、作業手順の習得、就労環境への適応等の職業関連活動の訓練」、「福祉用具の使用等に関する訓練」、「住環境への適応訓練」、「発達障害や高次脳機能障害等に対する訓練」を主に行う。

（美和千尋）

表1　機能的自立評価（Functional Independent Measure：FIM）で評価する日常生活動作の項目

項目	
セルフケア	食事，整容，入浴，更衣（上半身），更衣（下半身），トイレ動作
排泄コントロール	排尿，排便
移乗	ベッド，トイレ，風呂，シャワー
移動	歩行，車椅子，階段
コミュニケーション	理解，表出
社会的認知	社会的交流，問題解決，記憶

2）（対象疾患）脳血管障害、パーキンソン病、関節リウマチ、骨折、脊髄疾患、頭部外傷、心臓疾患、上肢切断、熱傷など

3）（対象疾患）統合失調症、気分障害、アルコール依存、神経症性障害、器質性精神障害、薬物依存、摂食障害など

4）（対象疾患）脳性麻痺、精神遅滞、てんかん、学習障害、自閉症、先天性奇形・筋疾患、頭部外傷、脳血管障害など

5）（対象疾患）脳血管障害、認知症、パーキンソン病、骨折など

6）社会生活適応能力：人と関係を築き、社会において役割をもって生活ができること。

7）発達障害：自閉症、アスペルガー症候群その他の広汎性発達障害、学習障害、注意欠陥多動性障害その他これに類する脳機能の障害であってその症状が通常低年齢において発現するもの。

8）高次脳機能障害：脳卒中や事故などにより脳の機能が著しく障害を受け、さまざまな状態を引き起こす。

9）IADL：手段的日常生活動作能力(Instrumental Activities of Daily Living) のことで、排泄、食事、就寝等、日常生活の基本動作 ADL に関連した、買い物・料理・掃除等の幅広い動作のことを言う。薬の管理、お金の管理、趣味活動、公共交通機関関連の利用、車の運転、電話をかけるなども含まれる。

7講　医療機関のソーシャルワーカー（社会福祉士と精神保健福祉士）

　ひとは誰もが、元気で日常生活を営み、幸せな人生を過ごしたいという願いを持って生きている。ところが、現実はなかなか自分の思いどおりにはいかないものである。人生の途中で思わぬ病に罹患して自暴自棄に陥ったり、障害を身に負うことによって精神的に塞ぎ込んだりするのである。そのような状況下では、一人で問題を解決することはもちろん、社会生活を営むことにも困難を極める。その危機的な課題を抱えた当事者の課題に静かに寄り添い、専門的な役割を果たすのが、一般病院の医療ソーシャルワーカーであり、また精神科病院の精神科ソーシャルワーカーである。

① 医療機関のソーシャルワーカー

　1987年に「社会福祉士及び介護福祉士法」が成立し、高齢化社会を担う福祉人材として国家資格を持ったソーシャルワーカーである社会福祉士が誕生した。そして1997年には「精神保健福祉士法」が成立し、精神障害者の保健・福祉分野に特化した国家資格の精神保健福祉士が誕生した。

　2006年に厚生労働省は「医療ソーシャルワーカーとは、保健医療サービスにおいて生活相談を行う社会福祉士である」との見解を示し、2007年の法改正で社会福祉士の定義に「医師その他の保健医療サービスを提供する者その他の関係者との連絡及び調整その他の援助を行うことを業とする者」との文言が追加された。これにより医療ソーシャルワーカーは一般病院等では社会福祉士、精神科病院等では精神保健福祉士が担うことになった。

② 医療ソーシャルワーカー（社会福祉士）

(1)医療ソーシャルワーカーの業務

　「医療ソーシャルワーカー業務指針」[1)]によると、医療ソーシャルワーカーの業務は①療養中の心理的・社会的問題の解決・調整援助、②退院援助、③社会復帰援助、④受診・受療援助、⑤経済的問題の解決・調整援助、⑥地域活動となっている。

　医療ソーシャルワーカーとして社会福祉士は患者・家族との面接を通して信頼関係を築き、患者・家族の不安や心配を受け止め、要望や願いを聞き取り課題や問題を整理することによって、患者・家族と一緒にその解決を図るのが主な仕事である。

(2)チーム医療と医療ソーシャルワーカー

　医療・医療保険制度改革により医療機能の分化と連携が推し進められ、総医療費抑制のために平均在院日数[2)]の短縮が求められている。医療ソーシャルワーカーはチーム医療の一員として院内カンファレンスに参加し、医療職に患者・家族の心情や生活上の課題を情報提供し、早期の退院・転院支援を行う。医療ソーシャルワーカーは病院内にあっては医療職と患者・家族との橋渡し役であり、転退院に際しては最後まで患者・家族に寄り添う相談役である。

(3)地域包括ケアシステム[3)]と医療ソーシャルワーカー

　医療と介護の機能分担と連携強化を図るため、2008年「社会保障国民会議」の最終報告において地域包括ケアシステムの必要性が重要な政策課題に挙げられた。医療・介護を通じた協働体制を地域で構築するものである。医療ソーシャル

1）医療ソーシャルワーカーについては法律上の資格制度はないが、医療ソーシャルワーカー全体について資質の向上を計る必要性から、1988年厚生省健康政策局に医療ソーシャルワーカー業務指針検討会が設けられ、医療ソーシャルワーカー業務指針が取りまとめられた。なお、本業務指針は2002年に改正されている。

2）病院全体で一人ひとりの患者が何日間入院しているかを示す指標。入院医療費の包括払い制度の導入により、患者の入院が長期化すると病院の収入が減額されるため、平均在院日数をいかに短縮するかが、病院の経営を左右する大きなテーマになっている。

3）高齢者の尊厳の保持と自立生活の支援の目的のもとで、可能な限り住み慣れた地域で生活を継続することができるよう、住まい・医療・介護・予防・生活支援を一体的に提供しようとする取り組み。

ワーカーは病病連携・病診連携[4]の要となり、また介護保険制度の居宅介護支援専門員（ケアマネジャー）と連携しながら、患者・家族の在宅療養生活をコーディネートしていく重要な役割を担っている。

4）地域において、核となる病院と地域内の病院や診療所が連携し、患者のその時々の病態に応じ地域の病院や診療所から専門医や医療設備の充実した核となる病院に紹介し、高度な検査や治療を提供し、快方に向かった患者は元の病院や診療所で診療を継続するしくみ。

③ 精神科ソーシャルワーカー（精神保健福祉士）

⑴精神科ソーシャルワーカーの業務

　人はみな、幸せな一生を過ごしたいと考えて日々を送っている。しかし、時に不登校、摂食障害（拒食症・過食症）、うつ病、認知症、統合失調症、PTSD（心的外傷後ストレス障害）など、多くの悲しみに満ちた経験をとおして孤独に陥る経験をすることがある。人が孤独では生きていけないという思いをもつのは、このような時であろう。国家資格を持った精神保健福祉士は、専門的な技術と知識を用いてこのような悲しみの中にたたずむ人に寄り添う仕事をするプロフェッショナルである。

　精神保健福祉士法には、精神保健福祉士が行う援助（業務）として以下の4点を規定している[5]。①地域相談支援の利用に関する相談その他の社会復帰に関する相談、②精神障害者に対する助言や指導、③日常生活への適応のために必要な訓練、④その他の援助である。これらの業務を精神科ソーシャルワーカーとして精神保健福祉士が行うことによって、精神疾患を抱えた当事者（患者・利用者）はその地域で生き生きとした生活ができる基盤を持つことになる。

5）精神保健福祉士法第2条を参照のこと。

⑵チーム医療と精神科ソーシャルワーカー

　精神科医療機関におけるチーム医療は、精神科医、看護師、臨床心理技術者（臨床心理士）、精神保健福祉士、作業療法士などの専門職が情報を共有し提供し合いながら、一人の患者がより良い人生を歩むことができるように支援を行っている。

　精神科ソーシャルワーカーは、医療福祉学的知識および技術や医学的知識をとおして症状を理解し、他のスタッフと連携しながら患者を取り巻く人間関係や社会環境を調整し援助を行う。チーム医療における精神保健福祉士の主な役割は①受診・受療援助、②インテーク（初回）面接、③療養上の調整援助、④経済的な問題の調整援助、⑤家族問題調整援助、⑥就労・就学・住居に関する調整援助、⑦退院援助、⑧集団への援助、⑨日常生活訓練援助、⑩地域活動援助などである。

⑶今後期待される精神科ソーシャルワーカーの役割

　2014年の精神保健福祉法改正において、新たな長期入院の予防及び社会的・長期的入院患者の退院に向けた役割を担う退院後生活環境相談員（精神保健福祉士等）が創設された。国が抱える医療費抑制目的と当事者が抱える課題（長期入院による弊害）とが一致するなか、精神科ソーシャルワーカーが果たすべき役割が明確になってきた。

　また、わが国が抱えるメンタルヘルスに関連する課題に対して、精神保健福祉士への期待は大きい。とくに不登校、ひきこもり、自死、雇用労働者の精神障害、認知症、災害によるPTSD、医療観察法関連、薬物・ギャンブル障害等の嗜癖性障害など、精神保健福祉士が関わる分野はますます多岐に渡るものと考えられる。

（合田盛人）

8講　多職種連携における心理職の役割

医療現場では患者・家族から体の治療に加え、「もっと話を聞いてほしい」「再発への不安にどう向き合ったらよいのか」といった心のケアを求める声が寄せられている。そこで、心のケアの専門家である心理職が医療現場で期待される役割や、他職種と連携したチーム医療への参画のあり方について紹介する。

1）公認心理師の定義（「公認心理師法」第一章第二条より抜粋）

「公認心理師」とは、保健医療、福祉、教育その他の分野において、心理学に関する専門的知識及び技術をもって、次に掲げる行為を行うことを業とする者をいう。

① 心理に関する支援を要する者の心理状態を観察し、その結果を分析すること。

② 心理に関する支援を要する者に対し、その心理に関する相談に応じ、助言、指導その他の援助を行うこと。

③ 心理に関する支援を要する者の関係者に対し、その相談に応じ、助言、指導その他の援助を行うこと。

④ 心の健康に関する知識の普及を図るための教育及び情報の提供を行うこと。

2）一般社団法人日本臨床心理士会（2016）「第7回『臨床心理士の動向調査』報告書」

3）一般社団法人日本臨床心理士会（2014）「2014年度『医療領域における臨床心理士に対するニーズ調査』結果報告書」

4）がん診療連携拠点病院

全国どこでも質の高いがん医療を受けることができるよう、都道府県による推薦に基づき厚生労働大臣が指定する医療機関であり、がんに関する診療体制や研修体制、情報提供、他の医療機関との連携などについて、国が定めた基準を満たしている。がん診療連携拠点病院には、都道府県の中心的ながん診療機能を担う「都道府県がん診療連

1　心理職の資格について

現代社会において心の健康問題は複雑かつ多様化しており、それらへの対応が急務となっている。しかし、これらの問題に対し、他の関係者とも連携しながら心理に関する支援を行う国家資格はこれまで日本にはなかった。そこで、2015年9月に公認心理師法が公布され、心理職としてはわが国初の国家資格である「公認心理師」[1]が誕生した。2018年度に第一回公認心理師試験が実施され、2022年4月1日時点で72,133名が合格している。

一方、民間の心理学関連資格はこれまで複数存在しており、中でも公益財団法人日本臨床心理士資格認定協会が認定する「臨床心理士」は、30年以上の実績がある最も知名度が高い資格であり、2022年4月1日時点で39,576名が臨床心理士として認定されている。

2　医療・保健領域で働く心理職の現状

公認心理師や臨床心理士といった心理職が働く代表的な5つの領域―①教育、②医療・保健、③福祉、④司法・矯正、⑤産業・労働―の中では、医療・保健領域で働く人が最も多く、一般社団法人日本臨床心理士会が行った調査では、全体の28.8%が医療・保健領域で勤務している[2]。医療機関に限定し、心理職がどういった診療科で勤務しているかについても調査されており、その結果、精神科が最も多く、小児科、神経内科がこれに続いている[3]。また、近年では精神科に限らず、慢性疾患や進行性疾患を扱う身体科においても多様な専門職種からなるチーム医療の充実が求められており、中でもがん医療に携わる心理職は増加傾向にある。厚生労働省が定める「がん診療連携拠点病院[4]」の指定要件として、多職種からなる緩和ケアチームを整備することが求められており、緩和ケアチーム内に「医療心理に携わる者を配置することが望ましい」と明記されたことが、がん医療に携わる心理職の増加を後押ししている。

3　医療における心理職の役割

医療現場で心理職に期待される役割は、まずは心のケアのスペシャリストとして、患者や家族への心理的支援を行うことである[5]。精神疾患の症状を呈する患者はもとより、がんや心不全といった身体疾患に罹患することで心のバランスを崩してしまう患者も少なくない。そうした患者に対して心理相談や援助を行い、心理的苦痛を緩和することが求められる。また、患者の家族は「第二の患者」と

も言われ、患者とともに様々な心理社会的苦痛を抱えることになる。よって、家族に対しても患者と同様に心理的支援を行う必要がある。さらに、患者が亡くなった場合、治療の終了に伴って医療機関における家族との直接的なかかわりは途絶えてしまうことが多いが、家族（遺族）に対しても心理的ケア、グリーフケアを提供できる体制を整えておくことも重要である[6]。

　他にも、患者の心理的問題を評価し、医療チームの一員として対処方針の決定に参画することが求められる[5]。例えば、身体愁訴のために身体科を受診した患者の中には、心理的な問題を抱えており、精神科の専門治療を検討すべきケースもある。こうした場合、心理職は面接や心理検査を行い、心理社会的因子が症状の発症や維持にどう影響しているかについて心理学的観点から検討し、精神科への紹介も含めた適切な対処方針を他職種とともに協議、決定することが求められる。

携拠点病院」（都道府県に概ね1カ所）と、「地域がん診療連携拠点病院」（二次医療圏に1カ所程度）とがある。

5）町田いづみ・保坂隆・中嶋義文（2001）「リエゾン心理士―臨床心理士の新しい役割」星和書店

6）鈴木伸一編著（2008）「医療心理学の新展開―チーム医療に活かす心理学の最前線」北大路書房

④ チーム医療における心理職の役割

　鈴木[6]はチーム医療を「患者にかかわる各専門職が、それぞれの専門性を発揮するとともに、互いに連携して、最良の医療を展開すること」と定義し、そのチーム医療における心理職の役割を大きく三つに分類している。

(1)コメディカルスタッフとしての役割

　患者にかかわる専門職の一人として、心理職が専門性を発揮しチームに貢献する。具体的には、①患者との面接や心理検査の結果を踏まえ、患者の心理状態を評価すること（心理学的評価）、②心のしくみについて解説したり、不安やイライラなどへの対処方法について患者に情報提供すること（心理教育）、③患者が抱えるストレスや不安などを受け止め、その緩和のためのケアを行うこと（メンタルケア）、などが挙げられる（図1）。

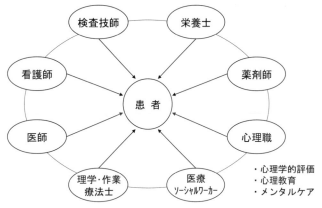

図1　コメディカルスタッフとしての役割[6]一部改

(2)媒介者としての役割

　急速に医療が進歩する中で、患者と医療者との情報格差は広がり、医療者が情報を伝えたことでインフォームドコンセントが成立したと考えても、患者は伝えられた情報を十分理解できず、さらに遠慮や抵抗感といった心理的障壁から医療者に聞き返せないでいることも少なくない。情報格差や心理的障壁によるコミュニケーション不足は、患者と医療者との距離を広げ、患者は不安に感じたり、医療者への不満を募らせる。そこで、こうした患者と医療者との距離を埋める媒介者としての役割を心理職が担うことで、患者に安心感を与え、患者が納得して治療を選択できるように支援する。

　具体的には、①インフォームドコンセントを行った後、患者が少し落ち着いたことを見計らって面談を行い、理解度を確認したり、不安なことや疑問点はないかを確認すること、②患者の理解度や疑問点を確認した上で、必要に応じて医療者側の意図を補足説明すること、③患者の理解度や疑問点、要望などを医療チームにフィードバックするとともに、今後の対応などについて話し合うこと、など

が挙げられる（図 2）。

⑶コンサルタントとしての役割

　医療現場で生じる患者のさまざまな心理社会的問題をすべて心理職が対応することは現実的には難しい。また、医療者と患者との間でトラブルが生じた際、当事者同士がやみくもに事態の収拾を図ろうとすることで余計に互いの溝を深めてしまうこともある。そこで、心理職が客観的な立場から状況を見極め、アドバイザー役として他職種へ役割分担や対応方法をコンサルティングしていくことで、医療チームならびに患者をサポートすることができる。

　具体的には、①医療者と患者がどのような悪循環を形成しているかを見極めること、②患者の状態や心情をどのように理解したらよいかをアドバイスするとともに、医療者側の態度が患者にどのように理解されていたかを整理すること、③問題解決のために、誰が、どのような役割を担うか、そしてどのような方法でかかわっていくかをアドバイスすること、などが挙げられる（図 3）。

（中西健二）

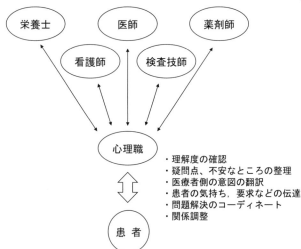

図 2　媒介者としての役割[6]

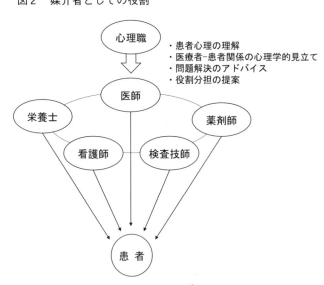

図 3　コンサルタントとしての役割[6]

Memo

9講　鍼灸師とチーム医療

　鍼灸（しんきゅう、はりきゅう）とはどのような治療だろうか。鍼は痛そうだし、灸は熱そうだが、最近は医療のみならず、スポーツ、美容など幅広い分野で利用されている。実は、鍼灸は「古くて新しい治療法」であることを、伝統医学の理論と最新研究から分かったメカニズムを通じて紹介する。

1 鍼灸師とは

　医師以外の者で、はり又はきゅうを業としようとする者は、それぞれ、はり師免許又はきゅう師免許を受けなければならない。文部科学大臣の認定した大学や厚生労働大臣の認定した養成施設において、解剖学、生理学、病理学、衛生学、その他はり師又はきゅう師となるのに必要な知識及び技能を修得し、はり師国家試験又はきゅう師国家試験に合格した者が免許を受けられる。はり師ときゅう師の両方の免許を持つ者は、一般に鍼灸師と呼ばれる。

2 鍼灸の歴史

　鍼灸は、中国に起源をもつ伝統医療で、日本には6世紀の初め飛鳥時代に仏教の伝来より11年遅く、また漢方薬より先に渡来したと言われ、その後、日本において独自の発展を遂げた。現存する中国最古の医学書で、前漢代に編纂された黄帝内経（こうていだいけい）には、すでに多くの鍼灸診療に関する記載がある。これには鍼灸で経穴（つぼ）を刺激して、経絡に働きかけ、臓腑や気・血・津液などの変調を整えて、正常な体へ戻していくと記載があり、現在でもこの理論を用いて鍼灸治療が行われている。

　三重には鍼灸の歴史に深くかかわった人物が2名いる。津市出身の杉山和一は江戸時代に鍼を痛くなく刺す鍼管法（かんしんほう）を発明し、この管鍼法は現在、世界中で使用されている。三重大学医学部の前身である三重県立医学専門学校長の石川日出鶴丸は第二次世界大戦後、鍼灸禁止令を検討していたGHQに対して、鍼灸の科学性を説明し実際に鍼灸の効果を体験させることで、鍼灸を存続させた。

　中国の鍼灸が世界に広がるきっかけになった出来事がある。1972年、アメリカ合衆国ニクソン大統領が中国を訪問したとき、同行したニューヨーク・タイムズの記者が虫垂炎にかかり、鍼麻酔による手術受けた。その経緯を記者自身が報道したところ、アメリカはもとより世界中で話題になった。これを機に鍼麻酔の研究が世界中で行われるようになった。

3 鍼治療はどのようにするの

　細いステンレス製の鍼を経穴に刺入する。刺入方法は、日本では主に管鍼法と言う合成樹脂製の円形の筒（鍼管：しんかん）を用い、ほとんど無痛で刺入する。一部では、中国で行われている鍼管を使わず鍼を直接刺入する撚鍼法（ねんしん

経穴（けいけつ）
一般には「つぼ」とも呼ばれる。体内の異常に応じて体表の特定部位に対応し圧痛（圧して痛みがある）、硬結（周囲と比較して硬い）、皮膚面上のザラツキなどとして現れる反応点をいう。現在、WHOでは国際標準として361個の経穴を公表している。

経絡（けいらく）
気、血、津液が循環する経路をいう。全身に分布し、身体各部を栄養し、機能を発揮させる。

臓腑（ぞうふ）
五臓（肝・心・脾・肺・腎）と六腑（胃・胆・小腸・大腸・膀胱・三焦）をいう。

気・血・津液（き・けつ・しんえき）
気とは人体が生命を維持するための基本的エネルギーの一つ、先天の気（生まれる時に両親から引き継いだエネルギー）と後天の気（生後に呼吸から得られるエネルギーと食事によって得られるエネルギー）が合わさり気を形成する。血は血液のこと。津液は体の中の水分（リンパ液、組織液、唾液、涙など）である。

鍼麻酔（はりますい）
　世界的に研究が進められた結果、刺入した鍼に低周波通電を行うと、2Hzはβエンドルフィン、2/15Hzはエンケファリン、100Hzはダイノルフィンが脳内で放出され、各種疼痛を緩和することがわかっている。

ほう）が行われている。経穴に刺入した鍼は一定の刺激（鍼を上
下したり回旋、振動など）を加え直ぐに抜く方法、10～15分間
刺入したままにしておく置鍼法がある。また、刺入鍼を電極とし
て微弱な低周波通電をする低周波鍼通電療法もあり、鎮痛、筋緊
張緩和、血流改善に効果がある。その他、鍼を刺入せずに皮膚に
接触、押圧する方法もあり、乳幼児の夜尿症、夜泣きなどに効果
がある。

　鍼は1回限りで使い捨ての単回使用鍼（図1）が普及し、感染
症対策にも力を入れている。

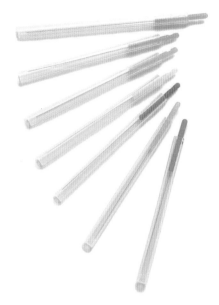

④　灸治療はどのようにするの

　ヨモギの葉からつくられた艾（もぐさ）を用い経穴に熱刺激を
加える。関西地方では「やいと」と呼ばれることもある。方法は、
艾を直接皮膚上に乗せ着火させる直接灸、艾と皮膚の間に空間あ
るいは介在物を入れ行う間接灸がある。直接灸の艾の大きさは糸
状から米粒大のものまである。現在では灸痕が残らないように熱
刺激を電子制御した電子温灸器もある。その他に、刺入した鍼の
鍼柄にそら豆大の艾を取り付け着火する灸頭鍼（きゅうとうしん）
がある。灸は自宅でも出来るので、灸セルフケアを鍼灸師が指導
する場合もある。

図1　単回使用鍼
鍼柄（鍼を持つところ）が鍼の太さに応じて色
分けされている。鍼管を使うことで0.10mmの
細い鍼も刺入することができる。鍼は1回限り
で使い捨てる。

⑤　鍼灸はどのような疾患に効くのか

　WHO（世界保健機構）は鍼が役に立つと下記の疾患を公表している。

【神経系疾患】　◎神経痛・神経麻痺・痙攣・脳卒中後遺症・自律神経失調症・頭痛・めまい・不眠・神経症・
　ノイローゼ・ヒステリー

【運動器系疾患】　関節炎・◎リウマチ・◎頚肩腕症候群・◎頚椎捻挫後遺症・◎五十肩・腱鞘炎・◎腰痛・
　外傷の後遺症（骨折、打撲、むちうち、捻挫）

【循環器系疾患】　心臓神経症・動脈硬化症・高血圧症・低血圧症・動悸・息切れ

【呼吸器系疾患】　気管支炎・喘息・風邪および予防

【消化器系疾患】　胃腸病（胃炎、消化不良、胃下垂、胃酸過多、下痢、便秘）・胆嚢炎・肝機能障害・肝炎・
　胃十二指腸潰瘍・痔疾

【代謝内分秘系疾患】　バセドウ氏病・糖尿病・痛風・脚気・貧血

【生殖、泌尿器系疾患】　膀胱炎・尿道炎・性機能障害・尿閉・腎炎・前立腺肥大・陰萎

【婦人科系疾患】　更年期障害・乳腺炎・白帯下・生理痛・月経不順・冷え性・不妊症

【耳鼻咽喉科系疾患】　中耳炎・耳鳴・難聴・メニエル病・鼻出血・鼻炎・蓄膿・咽喉頭炎・扁桃炎

【眼科系疾患】　眼精疲労・仮性近視・結膜炎・疲れ目・かすみ目・ものもらい

【小児科疾患】　小児神経症（夜泣き、かんむし、夜驚、消化不良、偏食、食欲不振、不眠）・小児喘息・ア
　レルギー性湿疹・耳下腺炎・夜尿症・虚弱体質の改善

　これらのうち、◎神経痛・◎リウマチ・◎頚肩腕症候群・◎頚椎捻挫後遺症・
◎五十肩・◎腰痛及びその他は、日本において医師の同意があれば鍼灸の療養費
治療が認められている。

● ホメオスタシス
恒常性維持機能とも言われ、環
境が変化しても身体の状態を健
康的に保とうとする生体の作用
をいう。

6　鍼灸は何故効くのか

　鍼灸刺激は自律神経系、内分泌系、免疫系等に作用して、ホメオスタシスに働きかけることが分かっている。例えば、鍼灸により知覚神経が刺激されると、延髄、中脳、視床下部が刺激され、その結果、オキシトシンを介した抗ストレス作用、オピオイドを介した鎮痛作用、自律神経を介した内臓調整作用が発揮される（図2）。このうち鎮痛に関しては鍼麻酔でも紹介したように多くの研究が行われ、局所・脊髄・脳レベルに分けた鍼灸鎮痛のメカニズムが解明されている（15、慢性疼痛と鍼灸を参照）。

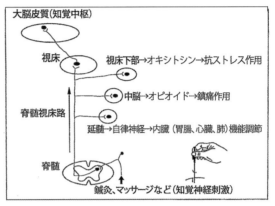

図2　鍼灸刺激による治療メカニズム
鍼灸により知覚神経が刺激されると、延髄、中脳、視床下部が刺激され、抗ストレス作用、鎮痛作用、内臓調整作用が発揮される。

7　チーム医療における鍼灸師の役割

　鍼灸治療は幅広い疾患に対応ができる（5 鍼灸はどのような疾患に効くのかを参照）。そのため、チーム医療の中でもさまざまな関わり方をしている。例えば緩和ケアにおいては、癌性疼痛や抗がん剤による吐気や嘔吐の抑制に関わることが多い。スポーツ領域においては、傷害の予防、治療、コンディショニングまで幅広く関わることが多い。その他、入院患者から眠れない、食欲がない、術後縫合部の痛みが取れない等依頼があれば対応することがある。鍼灸師は医師、薬剤師、看護師、理学・作業療法士、管理栄養士、公認心理師、社会福祉士等の幅広い職種とも適宜協働できるため、各職種が抱える患者に対する悩みがあれば、鍼灸師に相談すると良いだろう。

（鈴木　聡）

Memo

10講　救急救命士とチーム医療

　救急救命士は、命を守るために限られた時間のなかで傷病者の観察・判断・処置を迅速に行い、適切な直近適応の医療機関へ救急搬送を行う医療専門職です。生命が危機的状況化下にある重度傷病者の予後は、救急医療機関に搬送されるまでの間にどのような対応がなされたかによって大きく左右されます。一般の医療は傷病者が医療機関に訪れたときからはじまりますが、救急医療は病院前から開始されることから「プレホスピタルケア」といわれます。また、傷病者に接する可能性が最も高いのは市民であり、救急救命士が到着するまでの間、応急手当や一次救命処置を市民の手によって行うことを「プレアンビュランスケア」といいます。病院前救急医療は、住民が積極的に医療に参加する住民参加型のチーム医療でもあるのです。

1　救急救命士になるには

　救急救命士は厚生労働大臣の免許を受けた国家資格です。救急救命士国家試験の受験資格を得るためには3つの方法があります。

(1)高校卒業後に大学や専門学校で学び、必要な単位を修得し卒業した者

(2)自治体の消防本部が行う消防吏員採用試験を受けて採用され、救急隊員として5年または2000時間以上の実務を経験した後、救急救命士養成所で6ケ月以上の研修を修了した者

(3)自衛官として採用され自衛隊衛生学校で准看護師資格を取得したのち、1年以上の研修を修了した者

2　救急救命処置の範囲について

　救急救命士には「救急救命処置」を業として行うことが認められています。以下の表にはそれぞれの処置を行うために用いる器具なども含めて細かく規定されています。「救急救命処置」は、生命の危機にある重度傷病者の症状の著しい悪化を防止し、又はその生命の危険を回避するために緊急に必要な処置です。

救急救命士による救急救命処置		
一般人でも可能	医師の包括的な指示（救急救命士） 医師による指導・助言（救急隊員）	医師の具体的指示（特定行為）
・自動式除細動器による除細動 ・用手法による気道確保 ・圧迫止血 ・骨折の固定 ・胸骨圧迫 ・呼気吹き込み法による人工呼吸 ・ハイムリック法及び背部叩打法による異物の除去 ・体温・脈拍・呼吸数・意識状態・顔色の観察 ・必要な体位の維持、安静の維持、保温	・口腔内の吸引 ・経口エアウェイによる気道確保 ・バッグマスクによる人工呼吸 ・酸素吸入器による酸素投与 ・特定在宅療法継続中の傷病者の処置の維持 ・自動式心マッサージ器の使用による体外式胸骨圧迫心マッサージの施行 ・鉗子・吸引器による咽頭・声門上部の異物の除去 ・経鼻エアウェイによる気道確保 ・パルスオキシメーターによる血中酸素飽和度の測定 ・ショックパンツの使用による血圧の保持及び下肢の固定 ・血圧計の使用による血圧の測定 ・心電計の使用による心拍動の観察及び心電図伝送 ・聴診器による心音・呼吸音の聴取 ・精神科領域の処置 ・小児科領域の処置 ・産婦人科領域の処置 ・自己注射が可能なアドレナリン製剤によるアドレナリンの投与 ・血糖測定器（自己検査用グルコース測定器）による血糖測定 ・気管内チューブを通じての気管吸引	・乳酸リンゲル液を用いた静脈路確保のための輸液 ・食道閉鎖式エアウェイ、ラリンゲアルマスク及び気管内チューブによる気道確保 ・アドレナリンの投与 ・非心停止低血糖傷病者に対するブドウ糖溶液投与 ・心肺停止傷病者への乳酸リンゲル液投与

＊通知原文の「エピネフリン」という名称をアドレナリンに変更した。
（救急救命処置の範囲について、平成4年3月13日、指第17号、厚生省健康政策局指導課長、最終改正平成26年1月31日、より引用・改変）

3　救急救命士の勤務先

　主な職場は、消防機関、都道府県警察本部、海上保安庁、防衛省などで公安職

として国民の生命や財産を守ることを使命に活躍しています。また、令和3年5月21日には救急救命士法の改正がなされ、医療機関に勤務する救急救命士については、あらかじめ必要な研修を受けることで「重度傷病者が病院若しくは診療所に到着し当該病院若しくは診療所に入院するまでの間」においても救急救命処置が実施できるようになりました。その為、近年は医療機関で雇用される病院救急救命士が増加してきています。

④ 救急救命士の関わる医療チームでの役割

(1)「がん」のチーム医療
　医師との相談の上、人生最後の時を患者が希望する場所で迎えることができるように、終焉の地への転送サービスを行う。また、ふるさとや孫の結婚式に赴くサービスも実施する。

(2)栄養サポートチーム
　在宅療養継続中の傷病者のトラブルの処置を行う。
①経管栄養による誤嚥、注入困難、チューブ内の血液およびチューブ抜去などの管理を行う。
②中心静脈栄養のカテーテル抜去を行います。

(3)感染症対策チーム
　感染症に罹患した、あるいは疑いが極めて強い傷病者に対して、専門医療機関や隔離病棟への搬送サービスを行う。

(4)救急医療チーム
　救急現場に救急自動車で駆けつけ、傷病者の「重症度」を判断し、適切な医療機関へと搬送する。必要があれば、医師の具体的な指示の下、救急救命処置を行う。

(5)緩和ケアチーム
　医師との相談の上、人生最後の時を患者が希望する場所で迎えることができるように、終焉の地への転送サービスを行う。また、ふるさとや孫の結婚式に赴くサービスも実施する。

(6)口腔ケアチーム
　生命を脅かす緊急事態である窒息に際して、器具（喉頭鏡、マギール鉗子）を用いて気道の異物を取り除く。

(7)呼吸サポートチーム
①在宅酸素療法適応の慢性閉塞性肺疾患患者の急変時に酸素を投与する。
②気管切開患者の気管切開口周囲の壊死による出血に対して、止血処置および吸引と酸素投与を行う。

(8)精神科リエゾンチーム
　精神的な混乱や不合理な言動、自殺未遂などが起こった時に、精神科領域の救急救命処置を行う。

(9)リハビリテーションチーム
　急性期からリハビリテーション期への移行に際して転院が必要となった患者の後方病院への転院搬送を行う。患者の病態に応じた搬送体位や搬送経路を考え、患者搬送計画を立てる。

（鈴木哲司）

参考文献
・チーム医療推進協議会：いま、「チーム医療」を知っていただくために　医歯薬出版株式会社 2014
・救急救命士標準テキスト編集委員会：改訂第10版救急救命士標準テキスト へるす出版 2020

11講　臨床工学技士とチーム医療

チーム医療を支えるいのちのエンジニア：臨床工学技士

　臨床工学技士は医療機器の高度化に伴い、医療機器の操作・保守管理を行う医学と工学の知識を備えた専門技術者である。医師の指示の下、生命維持管理装置の操作及び保守点検を行い、医師をはじめ看護師などと共にチーム医療の一員として生命維持をサポートしている。

① 臨床工学技士について

(1)臨床工学技士の業務

　臨床工学技士とは、医学と工学の知識を兼ね備えた医療技術者である。医師の指示の下に生命維持管理装置[1]の操作及び保守点検を行うことを主な業務としている。具体的には、呼吸管理部門、手術管理部門、血液浄化管理部門、循環器治療部門、高気圧酸素治療、医療機器安全管理、医療機器管理部門など広範囲にわたっている。

(2)教育内容

　臨床工学技士は、「基礎医学」「臨床医学」などの医学分野、「電気・電子工学」「物性工学」「機械工学」などの工学分野、生命維持管理装置に関する専門分野など、医学と工学の広範な知識を学ぶ必要がある。

(3)臨床工学技士が活躍する分野

　　①大学病院、総合病院、在宅部門など
　　　　血液透析室、内視鏡検査室、ER（Emergency Room：救急治療室）、手術室、心臓カテーテル検査室、ICU（Intensive Care Unit：集中治療室）、医療機器管理センター、在宅医療　研究・教育　など
　　②医療機器関連企業：製造、販売、研究開発、保守関連など
　　③教育・研究機関：大学、研究所、養成校など

(4)認定制度

　臨床工学技士はさまざまな領域で活躍しており、各領域の業務内容に対する責務を負っているが、指導的立場で専門的治療の対処をするためには、より高度な知識を持った人材が必要となる。そのため、日本臨床工学技士会は、専門臨床工学技士[2]認定制度を取り入れている。臨床工学技士の国家資格取得と充分な実務経験が前提であり、該当する講習会を履修後、検定試験に合格すると認定資格が付与される。臨床現場における質の高い治療と技術の向上・発展および患者の安全を確保するために、認定資格取得を積極的に押し進めている。

　その他関連学会においても、専門性の高い業務に従事可能な能力と、よりよい医療サービスを提供できる人材を育成する制度[3]があり、多くの臨床工学技士がこれらの認定を取得し活躍している。

② 医療チームの構成と役割

　臨床工学技士法に「臨床工学技士は、その業務を行うに当たっては、医師その他の医療関係者との緊密な連携を図り、適正な医療の確保に努めなければならない」と記載されている。臨床工学技士が関わるチーム医療多岐にわたり役割も大きい。代表的な医療チームを以下に示す。

(1)呼吸療法サポートチーム（RST: Respiratory Support Team）

　　①内容と構成：臨床工学技士が関わる呼吸管理には、人工呼吸器装着や在宅呼吸療法患者などを対象とし、呼吸療法の質向上および安全管理、早期離脱支援を目的としている。構成メンバーは、医師、看護師、理学療法士、管理栄養士、臨床工学技士などである。

1）生命維持管理装置とは、人の呼吸、循環又は代謝機能の一部を代替または補助を目的とする装置である。代表的な装置として、人工呼吸器、人工心肺装置、人工透析装置がある。人工呼吸器は、呼吸機能が停止、あるいは低下した患者に対し、呼吸機能を機械的に代行する装置である。人工心肺装置は、心臓を停止させて行う手術の際、体外循環によって血液循環とガス交換を行う装置である。人工透析装置は、腎臓の機能が低下した患者に対し、老廃物や余分な水分を体の中から取り除くために使用される。

2）血液浄化専門臨床工学技士、不整脈治療専門臨床工学技士、呼吸治療専門臨床工学技士、高気圧酸素治療専門臨床工学技士、手術関連専門臨床工学技士、内視鏡業務専門臨床工学技士、心・血管カテーテル専門臨床工学技士

3）透析技術認定士、体外循環技術認定士、3学会合同呼吸療法認定士、臨床ME専門認定士、臨床高気圧酸素治療技師、臨床高気圧酸素治療装置操作技師、消化器内視鏡技師、日本アフェレシス学会認定技士、心血管インターベンション技師

②役割：臨床工学技士は人工呼吸器に関する専門知識を身につけており、RSTにおいて果たす役割は大きい。医師の指示のもとに人工呼吸器の各種設定や日常点検、動作確認などを行う。常に適切な呼吸管理の維持に努め、質の高い呼吸療法を行う。また、病院内で勉強会や講習会を開催し、呼吸管理に関して各医療職と連携を取り情報を共有する。

(2)医療機器安全管理委員会

①内容と構成：医療機器について、購入から廃棄、保守点検・管理や機器の安全情報について、各医療職と情報交換を行う。構成メンバーは、各部門の管理職員（医師、看護部門、診療放射線部門、臨床検査部門、臨床工学部門など）で構成される。

②役割：院内の医療機器を総合的に管理する医療機器管理室の業務を担っており、医療機器の購入から廃棄までの管理や、安全操作のための院内研修会を行い、操作ミスなど医療安全全般の管理を行う。

(3)血液浄化療法サポートチーム

①内容と構成：血液浄化療法の中でも、特に血液透析治療に関与することが多く、透析装置の管理操作や直接患者に穿刺や血圧測定等も行う。また、治療条件、薬剤管理、栄養管理など総合的なサポートを行う。構成メンバーは、医師、看護師、臨床工学技士、管理栄養士、薬剤師、診療放射線技師などである。

②役割：血液透析治療に使用する医療機器の操作・保守点検・管理、血管穿刺、患者管理および食事管理などの指導を行い適切な治療条件に対しアドバイスを行う。血液浄化療法に関する研修会等を開催し、合併症、副作用等の情報を提供する。

(4)心臓カテーテルチーム

①内容と構成：心臓カテーテル室では、造影剤を使用して心臓や冠状動脈の働き・形態を調べ治療を行う。使用する機器は、X線透視装置、EPS（Electrophysiology Study：電気生理学的検査）、IVUS（Intravascular Ultrasound：血管内超音波）、アブレーション[4]装置、生体情報モニタなどがある。構成メンバーは、医師、看護師、診療放射線技師、臨床検査技師、臨床工学技士などである。

②役割：医療機器の操作・保守点検・管理を行う。緊急時には、補助循環であるIABP（Intra-aortic Balloon Pumping：大動脈内バルーンパンピング）、ECMO（Extracorporeal membrane oxygenation：体外式膜型人工肺）、除細動器、ペースメーカなどの操作を行う場合もあり、臨床工学技士による日々の機器管理は重要である。

(5)周術期管理チーム（手術室）

①内容と構成：各種手術における臨床工学技士の役割は、麻酔器の管理や多くの生体情報モニターの管理など多岐にわたる。また、心臓血管外科手術における人工心肺装置操作は、直接患者の「命」を預かる重要な業務でありチーム医療として患者管理を行う。構成メンバーは、医師、看護師、診療放射線技師、臨床検査技師、臨床工学技士などである。

②役割：周術期管理とは、術前から術後までの患者管理である。臨床工学技士は人工心肺操作において、術前に対象患者の基礎データの共有を行い、麻酔医、執刀医らと術中の患者管理等を検討する。また、術後は主治医や担当看護師と連携を取りながら、チームとして患者管理を行う。

③ 臨床工学技士の展望

近年、医用工学の進歩は目覚ましく、医療機器・技術は、高度化・多様化している。また、人工知能やIoMT（Internet of Medical Things）[5]、メタバース（Metaverse）[6]と言ったデジタル分野も医療に導入されている。そのため、臨床工学技士の業務は、医療機器管理および安全管理だけでなく、患者管理など医療マネジメント分野や、最先端の治療技術やデジタル技術、患者管理技術に対する深い知識が求められている。　　　　　　　　　　（川合真子 / 山田康晴）

4）アブレーション（心筋焼灼術）とは、カテーテルを用いて不整脈の原因となっている異常な電気興奮の発生箇所を焼き切る治療のことである。

5）あらゆるものをインターネットに接続し、医療情報や患者情報などのデータの蓄積と分析によって、患者に提供される医療精度やサービスの向上に使用される技術

6）コンピューターネットワークの中に構築された「3次元の仮想空間」で、アバターが遠隔クリニックなどを受信してコミュニケーションをとる技術。

12講　チーム医療論と医療情報工学

　チーム医療とは、専門性の異なる複数の医療従事者が複眼的に一人の患者を見ることによって、異なる視点があることをお互いに理解し、対等に連携することでその患者に最も合った医療ケアを実現するものである[1]。ここで重要なことは、「患者中心の医療の実現」と「対等に連携する」ことである。そのためには、１人の患者の医療に携わる全ての人が同じ目的を共有し、協働する意識を持ち、お互いに十分な意思疎通を図らなくてはならない。

　チーム医療論とは、どのようにすればこの目的を達成することができるかに関する実学問であり、それを支えるのが医療情報工学なのである。

1）チーム医療とは何か、細田満和子著、日本看護協会出版会（2021）

2）日本語と外国語、鈴木孝夫著、岩波新書（1990）

3）ICD-10
WHO が作成する国際疾病分類コード。次期バージョン ICD-11が既に作成され近々移行される予定である。

4）DICOM 規格
医用画像の生成や通信に用いられる標準規格である。

5）HL 7
システム間で医療情報を交換するときの標準規約である。

6）個人情報保護法
2003年に成立し2005年に全面施行された後、2015年と2020年に改正されている。

1　チーム医療を支えるのは情報共有の環境

　チーム医療では、いろいろな職種の人たちが一人の患者の診断・治療に協働して携わる。そのとき、全員が同じ場所で同じ時刻に働いているわけではない。ここで重要なことは情報の共有であり、共有した情報を正しく理解することである。医療情報は、同じデータであっても使う人や対象となる患者によってその意味が異なるという多くの側面を持ったデータである。情報を作る場合、誰がその情報を使うかを念頭に置き、正しく伝える工夫が必要である。その情報は内容が正しく、かつ分かりやすいことが求められる。自分の常識は他人の非常識かもしれないと意識し、常識を共有してチーム医療を円滑に進めてほしい。

　皆さんが目指す医療専門職には、要点を押えた簡潔で分かりやすい文章を作る能力が求められる。また、情報を共有するためのツールとして電子カルテシステムが普及してきたが、これを有効に利活用する能力も求められている。

2　標準化（内容を正確に伝えるために）

　あなたは、虹は何色、と聞かれたらどう答えるだろうか？多くの人は７色と答えるだろう。でも、国が変れば６色だったり４色だったりする[2]。

　ICT と聞くと何と考えるだろうか？医療系なら Infection Control Team だろうし、情報系なら Information and Communication Technology だろう。

　情報を共有する、といった時に、言葉・文字は伝わっても、その意味するところまで正しく伝わっているとは限らないことに留意が必要である。コード化（ICD-10[3]、医薬品コード等）や標準規格化（DICOM 規格[4]、HL7[5]等）を推進するのは、情報を正しく伝えるための工夫なのである。

　残念ながら電子カルテに記録される全てのデータが標準化されているわけではなく、特に、各医療専門職が記載する所見類はフリーテキストで書かれることが多く、「内容を正確に伝える」努力が求められている。

3　個人情報保護と個人情報の利活用

　プライバシー保護と個人情報保護は共通要素があるものの異なる概念である。プライバシーとは基本的人権の一部であって、過去には「そっとしておいてもらう」消極的な権利と理解されていたが、今日では「自分の情報は自分で管理する」権利、すなわち自己情報コントロール権を意味するようになっている。

　一方、個人情報は、個人情報保護法[6]で定義されたもので、当該情報に含まれ

る氏名、生年月日その他の記述等により特定の個人を識別することができるものとされている。本法は個人情報の有用性を認め、その利活用を推進するにあたり、個人の権利・利益を保護することを目的として制定された。個人情報保護委員会が発行するパンフレットの図[7]に象徴的に示されるようにバランスの取れた対応が必要とされる。

患者の診療情報は、個人情報保護法で言う「要配慮個人情報」であって、特に保護に留意すべき情報であるが、患者の診療のみならず、医学・医療の発展に資する貴重な情報でもあって、チーム医療で情報を共有するにあたって最も大事な視点である。

7）個人情報の利活用と保護に関するハンドブック、個人情報保護委員会
https://www.ppc.go.jp/files/pdf/personal_280229sympo_pamph.pdf

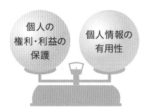

④ データサイエンス力（技術者にだけ求めるものではない）

データから必要とする情報を取り出す力、すなわちデータサイエンス力を養うことも求められている。近年、医療機関は極めて厳しい経営環境におかれている。しかし、診療過程で発生するほとんどすべてのデータがデータベース化されてビッグデータとして管理され、分析可能な状況になりつつあるので、経営管理目的のみならず、医学・医療に関する新たな知識抽出もこれから要求される能力となる。

⑤ 情報セキュリティへの配慮

ランサムウェア[8]への感染により病院業務が停止したニュースは医療専門職にとって他人ごとではない。病院情報システムを利用する者全てに、個人情報保護やシステムの安全に対する大きな責務があることを認識する必要がある。

そのためにも、情報管理部門はその利活用を支援すべく、厚生労働省が策定する「医療情報システムの安全管理に関するガイドライン」を遵守しながら医療情報システムの開発・管理・運営を担っている。

以上のように、チーム医療を支えているのが医療情報工学であり、これをさらに発展させるのが医療健康データサイエンス学科の使命と考えている。

（内藤道夫）

8）ランサムウェア
コンピュータウィルスの一種で、感染するとデータが全て暗号化され、その解除のために多額の金銭を要求される。

13講　チーム医療における薬剤師の役割

　薬物という"物"と"情報"がセットとなって医薬品が成立する。薬剤師の業務には、"物"としての薬を取り扱う業務【医薬品の調剤、供給管理、品質管理など】と、"患者志向"で医薬品の"情報"を臨床応用【薬学的ケア、副作用回避、医師への処方提案など】していく業務がある。薬剤師は医療チームの一員として、常に薬学的な視点から薬物療法を捉え、安全安心な薬物療法を支援していく必要がある。

① チーム医療における薬剤師の役割

　薬剤師には、薬の専門家として薬物療法全体をマネジメントしていく役割が求められている。処方設計[1)]、患者への説明と薬剤使用時の副作用モニタリングを通して、医薬品の適正使用に貢献していく必要がある（図1）。薬剤師が薬物療法全体を見守っていれば、医師や他の職種は、それぞれの専門領域でその特性を活かすことが可能となる。

> 1）処方設計：患者にとって最も有効かつ安全な処方を医師とともに考える

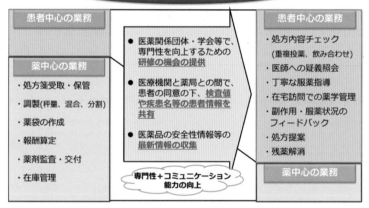

図1　これからの薬剤師に求められている業務内容（患者のための薬局ビジョン概要より一部改変）

② チーム医療で薬剤師に求められるコミュニケーション・スキル

　チーム医療では、様々な職種と連携を取りながら患者をサポートすることになる。そこで必要なスキルがコミュニケーション・スキルである。単なる"おしゃべり"としてのコミュニケーションではなく、安全安心な薬物療法を遂行するための情報収集を意識したコミュニケーション・スキルが求められる。他の職種の業務内容をよく理解し、医療ミスや副作用発現など未然に防ぐことを目的とした『報告・連絡・相談（ほうれんそう）』に関するスキルなどを磨いておく必要がある。

3 プレアボイドに活かす臨床検査値の活用スキル

プレアボイドとは、Prevent and avoid the adverse drug reaction（薬による有害事象[2)]を防止・回避する）という言葉を基にした造語である。病院勤務の薬剤師による薬学的管理の結果、患者不利益（副作用など）を回避もしくは軽減した事例を“プレアボイド”と称して報告を収集している。副作用などの兆候を捉える情報源として検査値が多く活用されている（図２）。薬物療法に関連する検査値情報の活用は、臨床検査技師や看護師との連携にも極めて有用である。

2）有害事象：因果関係の有無を問わず医薬品の使用により生じた好ましくない有害な反応を指す。一方で副作用は、医薬品との因果関係が否定できない有害な反応のことである。

内容	件数	割合
検査値	381	31.2%
初期症状指導以外の患者の訴え	229	18.8%
初期症状指導による患者の訴え	218	17.9%
薬　歴	190	15.6%
フィジカルアセスメント	114	9.3%
その他	79	6.5%
TDM	9	0.7%
合計	1,220	100.0%

図２　プレアボイド発見の端緒・重複データ含む
（日本病院薬剤師会雑誌　vol 58 No. 3 2022）

令和４年９月11日より、オンライン資格確認等システムにおいて薬局に勤務する薬剤師も患者同意のもとで、検査値などを含む最新の診療情報を閲覧しながら服薬指導などが行えるようになった（図３）。医療チームにおける情報共通ツールとして臨床検査値の役割がますます大きくなってくるであろう。

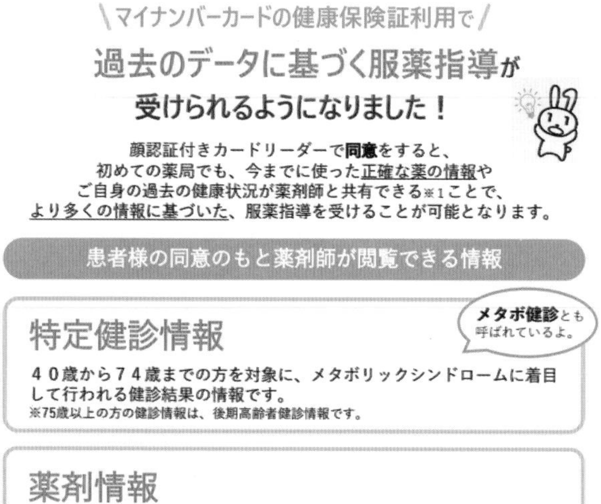
＼マイナンバーカードの健康保険証利用で／
過去のデータに基づく服薬指導が
受けられるようになりました！
顔認証付きカードリーダーで同意をすると、
初めての薬局でも、今までに使った正確な薬の情報や
ご自身の過去の健康状況が薬剤師と共有できる※1ことで、
より多くの情報に基づいた、服薬指導を受けることが可能となります。
患者様の同意のもと薬剤師が閲覧できる情報
メタボ健診とも呼ばれているよ。
特定健診情報
40歳から74歳までの方を対象に、メタボリックシンドロームに着目して行われる健診結果の情報です。
※75歳以上の方の健診情報は、後期高齢者健診情報です。
薬剤情報
医療機関で投与されたお薬や薬局等で受け取ったお薬の情報です。
※注射・点滴等も含みます。

図３　オンライン資格確認等システム（厚生労働省）

4 医療チームにおける薬剤師の役割

⑴褥瘡管理チーム（PUT：Pressure Ulcer Care Team）

PUTは、医師、看護師、薬剤師、理学療法士、管理栄養士などで構成される。薬剤師は、褥瘡の病態に応じた外用薬やドレッシング材（創傷被覆剤）[3)]の選択や使用方法などを助言する役割を担う。

3）ドレッシング剤（創傷被覆剤）：傷を保護するための被覆・保護材

⑵緩和ケアチーム（PCT：Palliative Care Team）

　PCT は、主として医師、看護師、薬剤師、医療ソーシャルワーカー、管理栄養士などで構成される。薬剤師は、医療用麻薬の選択や処方設計、副作用防止対策、医薬品情報提供などを行う。

⑶栄養サポートチーム（NST：Nutrition Support Team）

　NST は、主として医師、歯科医師、看護師、薬剤師、管理栄養士などで構成される。薬剤師は、静脈栄養療法[4]や経腸栄養療法[5]に関する薬剤の選択、処方設計や無菌的な薬剤の調整を行います。

⑷感染制御【感染対策チーム（ICT：Infection Control Team）、抗菌薬適正使用支援チーム（AST：Antimicrobial Stewardship Team）】

　ICT と AST は、主として医師、看護師、薬剤師、臨床検査技師などで構成される。ICT は感染の予防、AST は感染の治療を主な目的としている。感染予防面で薬剤師は、消毒薬の適正使用、耐性化防止を目的とした抗菌薬使用状況把握などの役割を担う。感染治療面で薬剤師は、抗菌薬の選択や投与設計、副作用モニタリングなどの役割を担っている。

5　医療チームの中で活躍するために

　医療の進歩は著しく、医療チームにおいて薬剤師が期待される職務を果たすためには、薬剤師免許取得後から生涯にわたる継続研修が必須である（図4）。また、ある特定の専門領域において業務を遂行できる高度な能力や適性を備えていることの客観的証明として、資格証書（Credentials）を取得している薬剤師が活躍している。専門資格認定を取得した薬剤師が活躍することで、チーム医療における薬物療法の質のさらなる向上が期待できる。

（八重徹司）

4）静脈栄養療法：口から食べられない場合、栄養輸液などを静脈内に投与する方法

5）経腸栄養療法：消化管機能があり、かつ消化管が安全に使用できる場合は、生理的な投与経路である経腸栄養が第1選択となる。

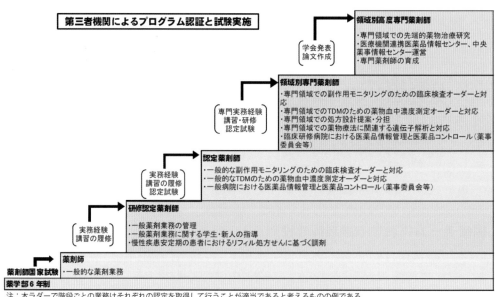

図4　専門薬剤師になるための道のり（日本学術会議2008年8月28日：薬学委員会専門薬剤師分科会作成資料）

Memo

14講　看護職とチーム医療

　看護は、生活している人を対象とする。人がより良く生活できるように、健康障害やヘルスプロモーションに対して看護支援を行うことである。家庭での生活、地域での生活、職場や学校での生活など様々であり、人の健康状態も異なるため、看護師、保健師、助産師、養護教諭などの看護職が、人の生活の場に応じた看護を展開する。そして、人の QOL の維持向上を目標に、他職種とともにチーム医療を実践することである。

1　看護職の役割

　公益社団法人日本看護協会と国際看護師協会の看護の定義を表1に示す。看護とは、あらゆる年代の個人、家族、集団、地域社会を対象とし、健康の保持増進、疾病の予防、健康の回復、苦痛の緩和を行い、生涯を通してその最後まで、その人らしく生を全うできるように支援を行うことである。

2　看護職の資格と業務制限

　看護職とは、保健師、助産師、看護師、准看護師のことを指す。看護師資格を有する養護教諭を含む場合もある。看護職の資格は、「保健師助産師看護師法（1948年制定、以下、保助看法と略す）」に定められている。

　この法による看護師とは、傷病者若しくはじょく婦に対する療養上の世話又は診療の補助を行うことを業とする者をいう（第五条）。「療養上の世話」と「診療の補助」の具体的な中身については議論があり、特に「診療の補助」の解釈については時の行政判断による。2014年の保助看法の一部改正により、特定行為研修を受けることで医師の包括的指示のもと、手順書の作成によって人工呼吸器やドレーンの管理などの一部の行為が実施できることとなった。

　保健師とは、保健師の名称を用いて、保健指導に従事することを業とする者をいう（第二条）。助産師とは、助産又は妊婦、じょく婦若しくは新生児の保健指導を行うことを業とする女子をいう（第三条）。保健師、助産師、看護師は、国家試験に合格し、厚生労働大臣の免許を受けなければならない（第七条）。

　准看護師とは、都道府県知事の免許を受けて、医師、歯科医師又は看護師の指示を受けて、前条（第五条）に規定することを行うことを業とする者をいう（第六条）。

　保助看法による業務制限として、保健師でない者は、保健師またはこれに類似する名称を用いて、第二条に規定する業をしてはならない（第二十九条）。助産師でない者は、第三条に規定する業をしてはならない。ただし、医師法の規定に基づいて行う場合は、この限りでない（第三十条）。看護師でない者は、第五条に規定する業をしてはならない。医師法又は歯科医師法の規定に基づいて行う場合は、この限りでない。また、保健師及び助産師は、看護師資格を有することが必要であり、前第五条に規定する業を行うことができる（第三十一条）。

3　看護職の業務範囲の拡大と質の向上

　高齢化の急速な進展、疾病構造の変化の中で、質の高い看護職を確保する必要があった。看護の質を向上させるための方策として、1995年に日本看護協会が、専門看護師と認定看護師を制度化した（表2参照）。また、先に

表1　看護の定義

専門職団体	看護の定義
日本看護協会（JNA、2007年）	広義には人々の生活の中で営まれるケア、すなわち家庭や近隣における乳幼児、傷病者、高齢者や虚弱者等への世話等を含むものをいう。狭義には保健師助産師看護師法に定められるところにのっとり、免許交付を受けた看護職による、保健医療福祉のさまざまな場で行われる実践をいう。
国際看護師協会（ICN、日本看護協会国際部訳、2002年）	あらゆる場であらゆる年代の個人および家族、集団、コミュニティを対象に、対象がどのような健康状態であっても、独自にまたは他と協働して行われるケアの総体である。看護には、健康増進および疾病予防、病気や障害を有する人々あるいは死に臨む人々のケアが含まれる。また、アドボカシーや環境安全の促進、研究、教育、健康政策策定への参画、患者・保健医療システムのマネージメントへの参与も、看護が果たすべき重要な役割である。

医学書院系統看護学口座、看護学概論基礎看護学①22頁より

述べたように、看護師の特定行為研修制度が創設された。この研修制度を受講し認定された看護師は、気管カニューレの交換やドレーン類の抜去など、21区分38行為の特定行為を医師の包括的な指示の下で行うことができる。

4 看護教育の大学教育化

1990年代後半から看護教育の大学教育化が急激に進んだ。2022年度の看護系大学の数は、280大学296課程、修士課程は205課程、博士課程は108大学111課程に上る。看護の専門的な能力を備えた看護師の養成という社会のニーズの高まりから、2001年看護師などの人材確保の促進に関する法律の下、看護職の教育水準が高まっている。

5 チーム医療の中での看護職の役割

看護職は、診療の補助から療養上の世話まで幅広い業務に係る。療養者やその家族と接する機会も多く、信頼関係を築きやすい立場にあり、チーム医療のキーパーソンとしての役割が期待されている。

〈療養者家族に対して〉

看護職は、日常的に療養上の世話を行っている。療養者を観察し、身体的な苦痛の把握に加え、心理面の変化に早期に気づく立場にいる。そのため、身体・精神・社会・スピリチュアルな側面を考慮し、全人的な視点から療養者と家族のアセスメントを行い、適切な医療やケアにつなげる役割がある。また、療養者と家族が自分の意向や思いをうまく伝えられない場合には、看護師が代弁者、擁護者となって医療者への橋渡し役を担う。療養者家族がチーム医療を理解できていない場合には、各職種の専門性や役割を説明する。さらに、療養者家族の苦痛や直面している問題の解決に向けてチーム内で情報共有や方向性を話し合っていることを伝え、療養者家族の安心につなげるという役割がる。

〈医療者に対して〉

看護職は、療養者や家族の情報を把握しやすい立場にあるため、医療チームの間をつなぎ目標を共有して円滑にケアが提供されるようチーム内をマネジメントする役割がある。例えば、医師の病状や治療の説明に対し、理解が不十分な場合には補足して療養者の理解を促す、療養者や家族の不安や悩みなど、必要な情報がチームメンバーに共有されるよう、タイムリーに話し合える場の設定を行うなど、チームメンバーの調整役としての役割がある。

6 施設の枠を超えた地域医療の連携

病院や施設内の多職種連携は、そこに雇用されている職種をチームメンバーとする。しかし、地域包括ケアのチーム医療では、地域に存在する保健医療福祉機関の従事者や地域住民をチームメンバーとする。チーム医療の形や連携に参画する職種の多様さは、療養者の背景により変化する。望ましいチーム医療とは固定的なものではなく、療養者のニーズを充足するためにふさわしい職種が臨機応変にチームメンバーとなる。また、療養者に関わる看護職の資格や教育背景、どのような診療の補助技術をもっているのかを把握した上で連携を行う必要がある。

(松井妙子)

表2 専門看護師・認定看護師の資格要件と専門分野

教育課程名	資格審査要件	資格名
専門看護師	資格審査要件は、看護系大学院修士課程修了者で日本看護系大学協議会が定める専門看護師教育課程基準の所定の実務研修が通算5年以上あり、うち3年間以上は専門看護分野の実務研修であること。5年ごとの資格更新が必要である。	日本看護協会が認定する資格名は13分野。①がん看護②慢性疾患看護③母性看護④小児看護⑤老人看護⑥精神看護⑦家族支援看護⑧感染症看護⑨地域看護⑩急性・重傷者看護⑪在宅看護⑫遺伝看護⑬災害看護
認定看護師	特定行為研修を組み込んでいない場合は600時間以上、特定行為研修を組み込んでいる場合は800時間程度と規定されている。5年ごとの資格更新が必要。	日本看護協会の認定看護分野は19分野。①クリティカルケア②緩和ケア③皮膚・排泄ケア④がん薬物療法看護⑤在宅ケア⑥感染管理⑦糖尿病看護⑧生殖看護⑨新生児集中ケア⑩腎不全看護⑪手術看護⑫乳がん看護⑬摂食嚥下障害看護⑭小児プライマリケア⑮認知症看護⑯脳卒中看護⑰がん放射線療法看護⑱呼吸器疾患看護⑲心不全看護

医歯薬出版、田中幸子編、看護学概論、第5版、看護継続教育139-144頁より

15講　医師とチーム医療

　厚生労働省は、「チーム医療とは，医療に従事する多種多様な医療従事者が、各々の高い専門性を前提に、目的と情報を共有し、業務を分担しつつも互いに連携・補完し合い、患者の状況に的確に対応した医療を提供すること」と定義し、その有用性は明らかとして、推進する政策をすすめている。

はじめに

　医療機関では、様々な医療専門職が、それぞれの専門知識と経験をもとに、入院中や外来通院中の患者に対して、患者の人生観を尊重しつつ、その生活の質 Quality of Life（QOL）の維持・向上をはかり、患者の療養を支えている。

　「チーム医療」は、これらの医療専門職が、互いに理解しあって、その目的と情報を共有し、連携し、補完しあい、患者と共に、患者とその家族の QOL が向上することを実現するための医療である。

　チーム医療の結果、
- 患者の治療結果の改善
- 医療事故の減少
- 医療費の削減
- 医療従事者の仕事の満足度の向上

が確認されている。

　現在、実際の医療現場で、感染対策チーム（ICT）、呼吸ケアチーム、栄養サポートチーム（NST）、褥瘡対策チーム、緩和ケアチーム、認知症ケアチーム、糖尿病ケアチーム、周術期管理チーム、排尿ケアチーム、など、多数の医療チームが組織されて活躍している。

① チーム医療の必要性・利点

　医学や医療技術が飛躍的に発展する中で、現在、日本の医療は、非常に厳しい状況に直面している。団塊の世代が75歳以上の後期高齢者となる2025年問題のように、少子高齢化社会が急速にすすみ、さらに、患者の社会的・心理的な観点及び生活への十分な配慮が求められるようになり、それらは、医師や看護師の許容量を超えた責務となっている。

　個々の患者が持つ傷病はそれぞれ違うが、多くの患者が身体的な苦痛と同時に、心理的な問題、精神的な問題や社会的な問題を抱えている。例えば、薬に対する不安や退院後の食事はどうすればよいのか、運動量はどの程度すればよいのか、合併症の発症や病気の再発はしないのか、また、入院費の支払い、仕事への復帰についての問題、退院後の家族介護の不安など、様々な問題がある。患者やその家族がこれらの問題に適切に対処し、きちんと問題解決を行わなければ、退院はもちろん、社会復帰の障害となる。

チーム医療の利点

　チーム医療は、各医療専門職の限界を超えて、患者の医療のサポートを促進で

きるので、医師単独や、あるいは1人の医療専門職だけでは得られない利点が期待される。

  1）疾病の早期発見・回復促進・重症化予防等，医療の・生活の質が向上する
  2）医療の効率性の向上による医療従事者の負担の軽減する
  3）医療の標準化・組織化を通じた医療安全の向上する　など

  2009年、厚生労働省は「チーム医療の推進に関する検討会」を立ち上げ、日本の医療の実情に即した医師と看護師等との協働・連携の在り方を検討した。その報告書に基づいて、チーム医療推進会議での医療専門職の協働・連携の継続的な話し合いが続けられた。そして、社会保障審議会医療部会で新しい法律案として取りまとめられ、2014年に「地域における医療及び介護の総合的な確保を推進するための関係法律の整備等に関する法律」が成立し、2015年4月から施行されている。

  医師や看護師等の数を飛躍的に増やすのが難しい中、より効率的で最良の医療を提供するための方策として、複数の医療専門職が、それぞれ多方面の専門的な立場から、患者や家族への援助を行なうことができるチーム医療が、その解決策として位置付けられているのである。

2　医師とは何か ―我が国の医療における医師の責任―

  医師以外の医療専門職にとっても、医師という職種について、その歴史的経緯もふくめて、あらためて理解しておくことが、チーム医療の推進に有用なことであるので、まず、医師について概説する。

  医師は、医術を仕事にする専門職で、日本では医師法のもと、契約に基づき患者の診察と診断を行い、また、診断に基づいて治療としての処方や手術を行う。医師以外の者が、医行為を行うことは原則として禁止されている。

  医師は、一般に「お医者さん」とか「医者」と呼ばれているが、専門分野ごとに「内科医」、「外科医」や「小児科医」とも呼ばれることもある。また、医師の分類としては、患者と直接に診療に当たる臨床医、医学を研究する研究医、保健所や厚生労働省などの役所で公衆衛生や政策に関わる医系技官、という分類もできる。ほとんどの医師は臨床医であるが、臨床医についても、病院などで雇用されている勤務医と、自ら管理者でもある開業医にわけることができる。

  以下に、医師法の条文の一部をあげる。

医師法

第1条（医師の義務）医師は、医療及び保健指導を掌ることによって公衆衛生の向上及び増進に寄与し、もつて国民の健康な生活を確保するものとする

第19条（応召の義務）診療に従事する医師は、診察治療の求があった場合には、正当な事由がなければ、これを拒んではならない

第20条（無診察診療の禁止）医師は、自ら診察しないで治療をし、若しくは診断書若しくは処方箋を交付し、自ら出産に立ち会わないで出生証明書若しくは死産証明書を交付し、又は、自ら検案をしないで検案書を交付してはならない

第22条（処方箋交付義務）医師は、患者に対し治療上薬剤を調剤して投与する必要があると認めた場合には、患者又は現にその看護に当っている者に対して処方せんを交付しなければならない。ただし、患者又は現にその看護に当っている者が処方せんの交付を必要としない旨を申し出た場合及び次の各号の一に該

当する場合においては、この限りでない。（以下略）

第23条（療養指導の義務）医師は、診療をしたときは、本人又はその保護者に対し、療養の方法その他保健の向上に必要な事項の指導をしなければならない。

第24条（診療録記載義務・保管義務）医師は、診療をしたときは、遅滞なく診療に関する事項を診療録に記載しなければならない

2　前項の診療録であって、病院又は診療所に勤務する医師のした診療に関するものは、その病院又は診療所の管理者において、その他の診療に関するものは、その医師において、五年間これを保存しなければならない

などと規定されている。

　また、診療所や病院などの医療機関の施設基準に関する法律である医療法では、医療機関の管理者は医師でなければならない、とされており、医師以外の者が管理者になることは禁止されている。

　このような法体系のもと、我が国の医療の実践が行われてきたことから、医療機関で患者に対して行われている診療行為の最終的な責任は医師にある、ということになる。

③ パターナルな医療における医師とチーム医療の阻害要因

　チーム医療は、まだ、多くの医療機関で十分に導入されていないのが現状であるが、その理由として、医療機関の経済的な理由や人材不足、多職種間の充分な相互理解を可能にする教育環境が整っていない、などのほか、そもそも、適切なリーダーシップを発揮できる職種が少ないことが考えられる。

　かつては一人の医師が中心となって、患者の診療を行っていたが、そのような医療では、患者の診療に携わる医師、つまり、主治医が、医療遂行の権限をもち、大きな責任を負って、患者の診療を進めていた。医師同士においても、「無断併診の禁止」などと言われ、主治医が決まっている患者には、他の医師が主治医に無断で診療を行うことは、医の倫理に反し、不適切とされていた。

　医師が絶大な権限を持つ、そのような医療の場では、患者に対してはもちろん、他の医療専門職に対しても、パターナルな態度で接する医師が普通であり、患者は当然、他の医療専門職が、その専門知識と経験から、特定の患者の診療についての意見やアドバイスを、主治医などの医師に行うことは容易ではなかった。

　現在では、医師を養成する医学部医学科においても、チーム医療の重要性や適切なリーダーシップの必要性が教育されるようになってきているが、最近まで、そのような教育内容は医学部の教育カリキュラムの中に組み込まれていなかった。つまり、現在、医療現場にいる医師の多くは、医学生のときにチーム医療を学ぶ機会はなく、また、医療チームにおける適切なリーダーシップを理解している医師も多くないのである。

　これが、医療において、チーム医療が進まない阻害要因の一つとしてあげられる。

④ チーム医療における医師の役割 ―王様ではなく、マネージャー―

　チーム医療では、薬剤師、看護師、救急救命士、放射線技師、管理栄養士、理学療法士、作業療法士、検査技師、臨床工学技士、医療ソーシャルワーカー、医

療事務担当者など、医療に関わるさまざまな専門職が、患者の病状に応じてチームを組み、意見を交換しながら患者の置かれている状況を分析し、患者が心身ともに安定して、その診療がスムーズに進行するようサポートする。そこでは、チームのメンバー全員が各分野の専門家で、それぞれ、医師にはない知識や経験、技能を持ち、それらを出し合って、患者にとって最善の医療を探り、実践していくのがチーム医療である。

しかし、さきほど述べたように、我が国の医療制度に関する法体制では、患者への直接診療の最終責任が医師に帰結しているため、チーム医療においても、患者への直接な診療行為と関連しているものであれば、医師がチームのリーダーとしての責任を負わざるを得ない場合が多い。

医療チームのリーダーには、チームを構成するメンバーの知識や経験から、意見を引き出し、チームに相乗効果が生まれるよう、チームを運営するマネジメントの力量が求められる。患者はもちろん、他の医療専門職にも、耳を傾ける「傾聴」、相手の立場に立って相手の気持ちを理解する「共感」に加え、現状と過去の診療経過から、将来を予想する「先見力」が必要とされる。医療チームのリーダーは「王様ではなく、マネージャー」なのである。

⑤ チーム医療を推進するために必要なこと
―チーム医療の出発点とゴール―

チーム医療を進めるにあたり、医療機関によって、医療専門職等のマンパワーやその医療機関の担当責務、また、周辺の人口構成など、置かれている状況が異なるため、それぞれ求められている医療のニーズにそったチーム医療を展開する必要がある。

医療現場でチーム医療を実践するには、医療専門職を十分に配置できるだけの経済的な基盤や人材確保、充分な教育環境の整備等が大前提となる。施設によって基準を満たし、チームを適切に運用していれば医療報酬上の加算となることも多くあり、また、加算にはならずとも、患者診療に必要性の高いチームもある。

チーム医療として以前から実践されてきたものに「栄養サポートチーム（NST）」がある。これは、1970年代から欧米に普及し始め、1990年後半からわが国にも導入されるようになった。また、体位変換や姿勢、食事摂取等によって褥瘡を予防する「褥瘡対策チーム」も、栄養状態との関連が深いこともあり比較的早い時期から導入され、実績をあげてきている。

表1　診療報酬請求が認められている医療チームの例

在宅NST (在宅栄養サポートチーム)	●内科主治医　　●管理栄養士 ●歯科医師　　●歯科衛生士 ●精神科医　　●看護師 ●理学療法士　　●鍼灸マッサージ師 ●薬剤師（外部）　など
メンタルサポートチーム	●主治医　　●精神科医 ●看護師　　●薬剤師（外部）
創傷チーム	●主治医　　●皮膚科医 ●形成科医　　●看護師　　●管理栄養士
緩和ケアチーム	●主治医　　●緩和ケア医　　●麻酔科医 ●精神科医　　●看護師　　●薬剤師（外部）

現在医療現場において取り組まれているチーム医療については、各医療専門職間の情報共有の方法と各職種の配置方法によって分類することができ、それぞれ

の医療現場の特性に応じた取り組みが行われている。

チーム医療は、情報共有の方法と職種の配置方法によって、下記の2つに分類できる。

- 患者の診療に直接関わる専門職が、カンファレンス等において情報を共有（急性期医療の中核部分や回復期リハビリテーション病棟等）
- 患者の診療に直接関わる専門職を、電子カルテやクリニカルパス等を通じて情報を共有して支援（在宅医療や急性期医療の周辺部分等）

チーム医療の基本的な考え方は、様々な医療現場で共通するもので、具体的な実践内容は、患者の診療経過、つまり、急性期、回復期、維持期、在宅期において、それぞれ異なることから、必要とされる医療専門職にも違いがある。各ステージにおけるチーム医療を推進するには、さらに、各々のチーム医療が連携する仕組みの構築が必要で、そして、それは、全人的医療という観点、医療機関の役割分担から考えて、病院内だけでなく、病院を超えた医療機関の間や、医療介護に関する諸機関との社会的連携も必要となる。

6　まとめ

チームワークを良好に維持するためには、各医療専門職の能力向上に加え、情報伝達や共有のシステム構築、教育体制の整備などが課題とされている。

問題点
1）各医療専門職の技量が均一化されていない
2）各医療専門職間のコミュニケーションが不十分なことがある
3）チーム医療の理解不足　など

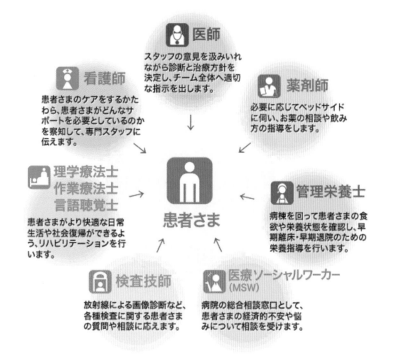

図1　患者と患者の診療を支える医療専門職のモデル図

また、チーム医療の出発点とゴールは、患者とその家族の「QOLの向上」であり、患者や家族の側の理解と協力が必要とされることから、チーム医療では、患者と家族は重要なメンバーとして、チームの中心に位置付けられなければならない。医療専門職側が積極的に患者やその家族から情報収集するだけでなく、患者側からも診療や療養に関する疑問や悩み、希望などを、医療者側に躊躇なく伝えてもらえることが、優れた医療チームの条件となる。

　「チーム医療」と「多職種連携（IPW）」について、整理してみると、「多職種連携（IPW）」は、異なる医療専門職からなるチームのメンバー、あるいは異なる機関・施設が、患者とその家族の利益を第一に、総合的・包括的な保健医療福祉ケアを提供するため、相互尊重，互恵関係による協働実践を行うこと、またその方法・過程とされる。すなわち，「チーム医療」とは、医療機関内における「多職種連携」ということにほかならない。

　みなさんも、将来、医療専門職として、チーム医療に参加し、患者の診療とその生活をサポートする立場となる。医療チームの他のメンバーとの情報共有、意見交換など、積極的にチームメンバーとしての責務を果たし、患者の診療とその家族のQOLが向上することに貢献できるよう、しっかりと専門知識を獲得し、と同時に、コミュニケーション能力も高めていってもらいたい。

（中井桂司）

執筆者及び講義担当者一覧（五十音順）

氏名（敬称略）	著者及び講義担当者	担当の（部‐章‐講）
赤塚　結子	鈴鹿医療科学大学薬学部薬学科教授、医師	2‐3‐5
有馬　寧	鈴鹿医療科学大学保健衛生学部鍼灸サイエンス学科教授、医師	2‐3‐2
伊奈田宏康	鈴鹿医療科学大学薬学部薬学科教授、医師	2‐3‐7
今井　寛	三重大学病院 救命救急・総合集中治療センター長、教授	3‐6‐5
江角　悠太	志摩市民病院院長、医師	3‐6‐4
及川　伸二	三重大学大学院医学系研究科准教授	3‐5‐3
大西　健児	鈴鹿医療科学大学保健衛生学部救急救命学科教授、医師	1‐2‐7、2‐4‐3
大橋　健二	鈴鹿医療科学大学非常勤講師	1‐1‐5
小川眞里子	三重大学名誉教授、東海ジェンダー研究所理事	3‐5‐1、3‐5‐2
川合　真子	鈴鹿医療科学大学医用工学部臨床工学科助教、臨床工学技士	4‐7‐11
河尻　純平	鈴鹿医療科学大学看護学部看護学科助教	3‐5‐7
川西　正祐	鈴鹿医療科学大学客員教授、薬剤師	3‐6‐1
葛原　茂樹	前鈴鹿医療科学大学看護学部看護学科教授、大学院医療科学研究科長、医師	1‐2‐3、2‐4‐5、3‐6‐3
熊取　厚志	鈴鹿医療科学大学保健衛生学部臨床検査学科教授、臨床検査技師	2‐3‐4
合田　盛人	鈴鹿医療科学大学保健衛生学部医療福祉学科医療福祉学専攻准教授	4‐7‐7
佐々木良元	鈴鹿医療科学大学看護学部看護学科教授、医師	1‐2‐3、2‐4‐5
鈴木　宏治	鈴鹿医療科学大学薬学部薬学科教授、副学長、薬剤師	1‐1‐7
鈴木　聡	鈴鹿医療科学大学保健衛生学部鍼灸サイエンス学科准教授、はり師、きゅう師	4‐7‐9
鈴木　哲司	鈴鹿医療科学大学保健衛生学部救急救命学科教授　救急救命士	4‐7‐10
笠島　茂	三重大学大学院医学系研究科公衆衛生・産業医学分野教授、医師	3‐5‐5
髙瀬幸次郎	医療法人社団主体会主体会病院院長、医師	2‐4‐7
谷口　清州	独立行政法人国立病院機構三重病院病院長、医師	3‐6‐6
鎮西　康雄	鈴鹿医療科学大学客員教授	1‐1‐4
堤　智斉	鈴鹿医療科学大学薬学部薬学科准教授、薬剤師	2‐3‐1
栃谷　史郎	鈴鹿医療科学大学保健衛生学部放射線技術科学科准教授	2‐3‐3
都丸　敦史	三重大学医学部呼吸器内科助教、医師	2‐4‐6
豊田　長康	鈴鹿医療科学大学学長、医師	1‐1‐1
内藤　道夫	鈴鹿医療科学大学医用工学部医療健康データサイエンス学科、システム管理技術者、システムアナリスト	4‐7‐12
中井　桂司	鈴鹿医療科学大学保健衛生学部救急救命学科教授、医師	1‐2‐5、2‐4‐2、3‐6‐3、4‐7‐15
中川　大河	三重弁護士会、弁護士	3‐6‐7
中西　健二	鈴鹿医療科学大学保健衛生学部医療福祉学科臨床心理学専攻准教授、公認心理師・臨床心理士	4‐7‐8
中原　博紀	三重大学附属病院呼吸器内科助教、医師	2‐4‐6
那須　史男	元鈴鹿医療科学大学医用工学部臨床工学科教授	2‐3‐2
成田　誠	鈴鹿医療科学大学保健衛生学部リハビリテーション学科理学療法学専攻准教授、理学療法士	4‐7‐5

氏名(敬称略)	著者及び講義担当者	担当の (部 - 章 - 講)
二井　英二	鈴鹿医療科学大学保健衛生学部リハビリテーション学科理学療法学専攻教授、医師	2 - 4 - 4
西田　圭吾	鈴鹿医療科学大学薬学部薬学科教授、薬剤師	2 - 3 - 7
東川　正宗	鈴鹿医療科学大学保健衛生学部救急救命学科教授、医師	2 - 4 - 1
平工　雄介	福井大学学術研究院医学系部門教授、医師	3 - 6 - 2
福田八寿絵	鈴鹿医療科学大学薬学部薬学科教授、底力教育センター長、薬剤師	1 - 1 - 2、1 - 1 - 3、1 - 1 - 6、2 - 2 - 6
藤原　芳朗	鈴鹿医療科学大学保健衛生学部医療福祉学科医療福祉学専攻教授、社会福祉士	3 - 5 - 6
藤原　正範	日本福祉大学ソーシャルインクルージョン研究センター研究フェロー、社会福祉士	3 - 5 - 4
前沢　忠志	三重大学病院高度生殖医療センター、医師	1 - 2 - 1
松井　妙子	鈴鹿医療科学大学看護学部看護学科教授　看護師	4 - 7 - 14
松浦　信	鈴鹿医療科学大学保健衛生学部医療福祉学科医療福祉学専攻教授	3 - 5 - 4
松浦　佳苗	鈴鹿医療科学大学保健衛生学部放射線技術科学科准教授、診療放射線技師	4 - 7 - 2
松原　新	鈴鹿医療科学大学保健衛生学部医療福祉学科医療福祉学専攻教授	3 - 5 - 7
丸山　一男	鈴鹿医療科学大学保健衛生学部救急救命学科教授、医師	2 - 3 - 6
丸山　淳子	鈴鹿医療科学大学医用工学部臨床工学科教授、医師　公認心理師	2 - 3 - 5
美和　千尋	鈴鹿医療科学大学保健衛生学部リハビリテーション学科作業療法学専攻教授、作業療法士	4 - 7 - 6
森下　芳孝	鈴鹿医療科学大学保健衛生学部医療栄養学科教授、臨床検査技師	4 - 7 - 1、4 - 7 - 4
八重　徹司	鈴鹿医療科学大学薬学部薬学科教授、薬剤師	4 - 7 - 13
矢田　公	鈴鹿医療科学大学客員教授、医師	1 - 2 - 2
山田　康晴	鈴鹿医療科学大学医用工学部臨床工学科准教授	4 - 7 - 11
吉子　健一	鈴鹿医療科学大学保健衛生学部臨床検査学科教授、臨床検査技師	4 - 7 - 4
吉村　智春	鈴鹿医療科学大学医療栄養学科准教授、管理栄養士、健康運動指導士	4 - 7 - 3
渡部　秀樹	鈴鹿医療科学大学看護学部看護学科教授　医師	1 - 2 - 4

医療人の基礎知識

発行日　第1版 2014年3月31日　　第2版 2017年3月31日
　　　　第3版 2020年3月31日　　第4版 2023年3月31日

編　集　鈴鹿医療科学大学
　　　　医療人底力教育センター

発行者　濱　　千　春

発行所　三重大学出版会

　　　　〒514-0062
　　　　三重県津市観音寺町579-13
　　　　TEL：059-227-5715
　　　　email/mpress01@bird.ocn.ne.jp
　　　　HP/mpress.stores.jp

印刷所　西濃印刷株式会社